Das Gelöbnis des Bodhisattva

Die trügerischen Begierden
sind unerschöpflich.
Ich gelobe, sie alle zu überwinden.
Fühlende Wesen
gibt es unzählige.
Ich gelobe, sie alle zu erlösen.
Die Wahrheit ist unmöglich
zu erklären.
Ich gelobe, sie zu erklären.
Der Weg des Buddha
ist unerreichbar.
Ich gelobe, ihn zu erreichen.

INHALTSVERZEICHNIS

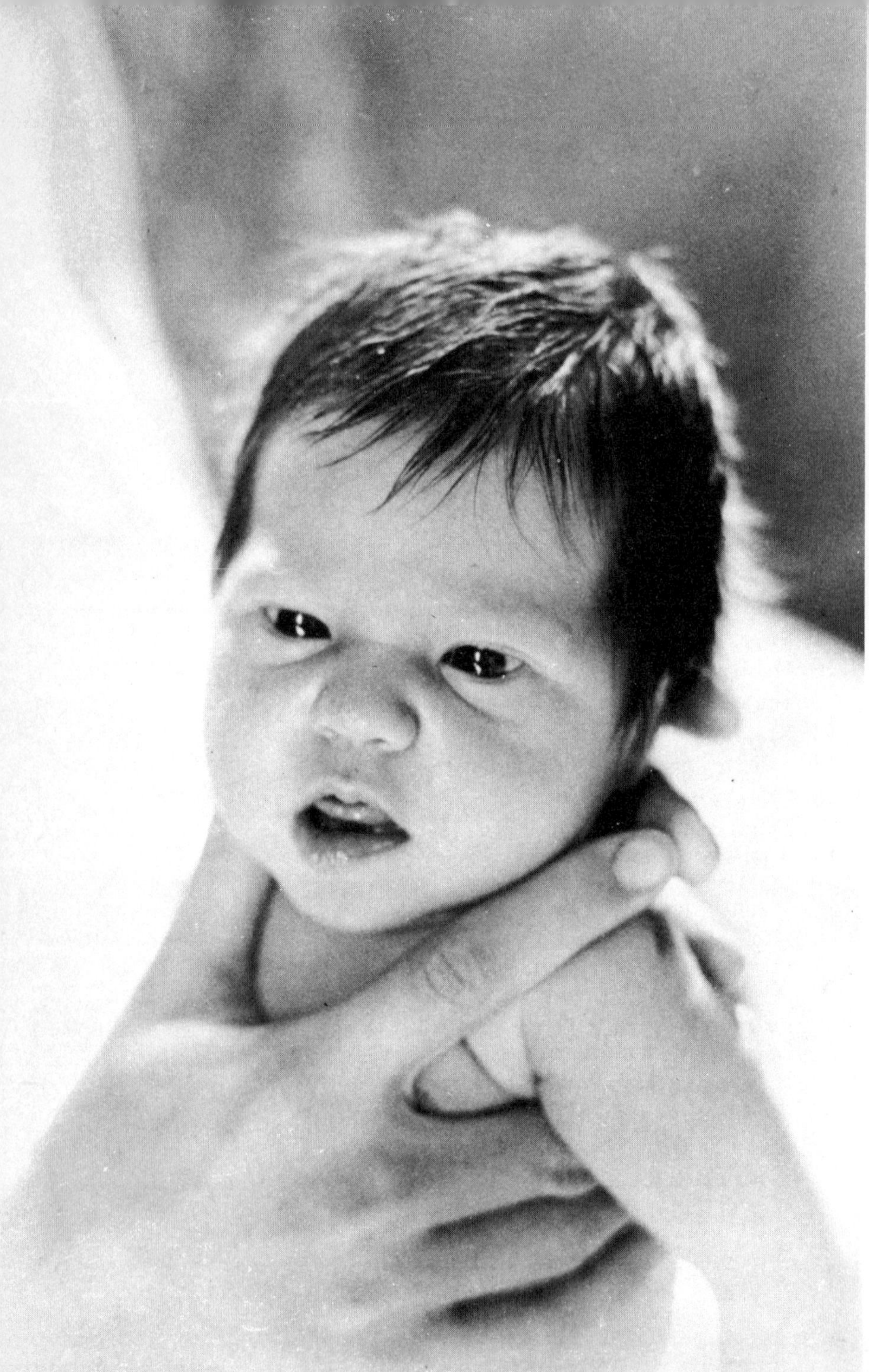

ANLEITUNGEN FÜR HEBAMMEN

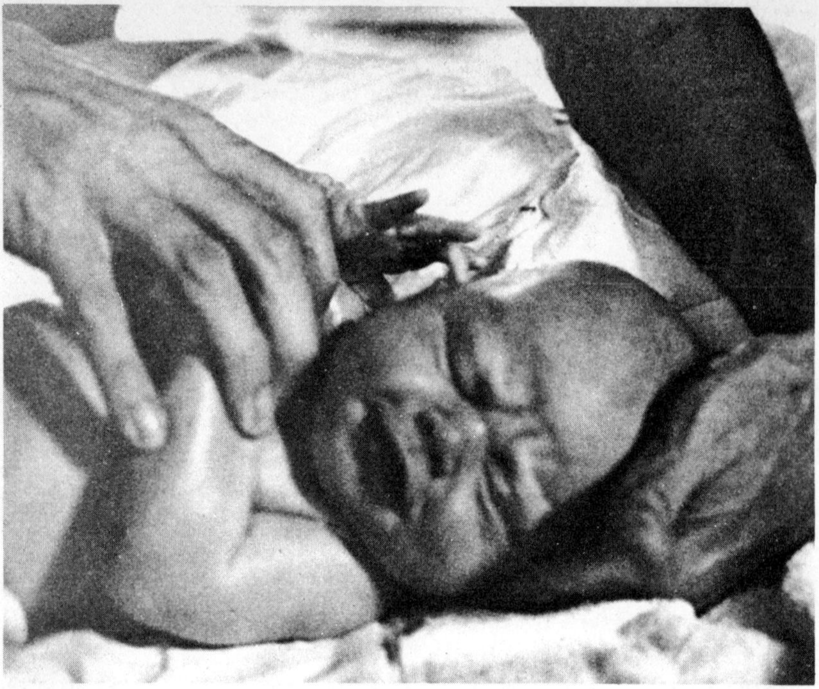

Stephen und Paul Benjamin

Die Spirituelle Hebamme

Dieses Buch befaßt sich mit spiritueller Energie. Es beruht auf Beobachtungen, die wir bei über 750 Geburten gemacht haben. Wir sind dabei auf Gesetze gestoßen, die ebenso konstant sind wie die Gesetze im Bereich der Physik, der Elektrizität und der Astronomie und deren Einfluß auf den Geburtsverlauf nicht unterschätzt werden darf.

Die Hebamme und der Arzt, die bei einer Geburt dabei sind, müssen beweglich genug sein um herauszufinden, wie diese Gesetze wirken und lernen, in ihrem Rahmen zu arbeiten. Schwangere und gebärende Frauen sind Elementarkräfte, ebenso wie Schwerkraft, Gewitter, Erdbeben und Orkane Elementarkräfte sind. Um zu verstehen, welchen Gesetzen die sie durchströmende Energie folgt, muß man sie wegen ihrer Großartigkeit lieben und respektieren, während man sie gleichzeitig mit der Exaktheit eines echten Wissenschaftlers studiert.

Hebammen oder Geburtshelfer müssen verstehen, wie die Geburtsenergie fließt – ohne ein solches Verständnis wären sie wie ein Physiker, der keine Ahnung von der Schwerkraft hat.

Jede Geburt ist Heilig. Ich glaube, daß eine Hebamme religiös sein muß, weil die Energie, mit der sie umgeht, Heilig ist. Sie muß wissen, daß die Energie anderer Menschen geheiligt ist.

Die spirituelle Geburtshilfe geht davon aus, daß jede Geburt die Geburt des Christuskindes ist. Es ist die Aufgabe der Hebamme, ihr Bestes zu geben, damit Mutter und Kind diese Reise gesund und lebendig überstehen und dafür zu sorgen, daß das Sakrament der Geburt Heilig bleibt. Die Hebamme muß sich selbst geloben, daß sie ihre Energie zu hundert Prozent auf die Mutter und das Kind, das sie entbindet, ausrichten wird, bis sie sicher ist, daß beide die Reise gut überstanden haben. Das bedeutet, daß das Wohlergehen von Mutter und Kind für sie Vorrang haben muß, und zwar vor ihrem eigenen Wohl und dem ihrer Familie, wenn sie irgendwann eine solche Wahl treffen muß.

Eine spirituelle Hebamme ist verpflichtet, allen Kindern, die ihr anvertraut sind, dieselbe Liebe entgegenzubringen, unabhängig von deren Größe, Gestalt oder Hautfarbe und wer auch immer die Eltern des Kindes sein mögen. Wir sind alle Eins.

Das Kind vor dir ist genau wie dein Kind. Wir sind alle Eins.

Mit religiös meine ich, daß sie in ihrem ganzen Leben Mitgefühl zum Ausdruck bringen muß. Ihre Religion muß sich in der Praxis zeigen, an den Entscheidungen, die sie tagtäglich, die sie in jeder Minute trifft. Sie darf nicht nur Theorie sein. Wer sich wirklich um Menschen kümmern will, kann daraus keinen Halbtagsjob machen.

Bei einer Geburt können phantastische physische Veränderungen erfolgen, die man nur als wundervoll bezeichnen kann, im wahrsten Sinne des Wortes. Diese alltägliche Begegnung mit Wundern – alltäglich in dem Sinne, daß sie durch ihre Gewöhnlichkeit nicht abgewertet werden, sondern ihre Heiligkeit voll erkannt werden kann –, dieses Vertrautsein mit Wundern muß zu den Hilfsmitteln der Hebammentätigkeit gehören. Es kann große Veränderungen bewirken, wenn Menschen ein paar Worte miteinander wechseln oder die Hebamme die Mutter oder das Baby so berührt, daß sich starke physische Veränderungen ergeben.

Damit diese Berührung so machtvoll ist, wie sie es sein muß, muß die Hebamme dafür sorgen, daß sie stets in einem Zustand der Gnade ist. Sie muß ein spirituelles Gelöbnis ablegen, ebenso wie ein Jogi, ein Mönch oder eine Nonne ein inneres Gelöbnis im Hinblick auf jeden Teilbereich ihres Lebens ablegen müssen. Auch das Gelöbnis der Hebamme muß sich auf alle Aspekte ihres Lebens beziehen, wenn ihre Berührung machtvoll sein soll. Ein Mensch, der nach Regeln lebt, die einem Leben in Wahrheit und Mitgefühl entsprechen, befindet sich in Übereinstimmung mit dem Millionen von Jahren alten Geburtsprozeß.

Wenn die Hebamme feststellt, daß sie sich nicht immer so verhält, als wären wir alle eins, muß sie diese Verhaltensweisen ändern und durch ein besseres Verhalten ersetzen. Eine Hebamme muß sich ständig darum bemühen, mitfühlend und offen zu sein und einen klaren spirituellen Weg vor Augen zu haben, denn Liebe, Mitgefühl und eine spirituelle Vision sind die wichtigsten Hilfsmittel in ihrem Beruf. Sie muß wissen, daß sie über einen freien Willen verfügt und sich ändern kann, wenn es erforderlich ist. An dieser spirituellen Disziplin muß sie festhalten, um für ihre Arbeit geeignet zu sein, ebenso wie ein Olympia-Sportler seine physische und geistige Disziplin aufrecht erhalten muß, um in Spitzenverfassung zu bleiben.

Für diejenigen, die das Wesen der Shakti, des weiblichen Prinzips, verstehen, ist es offensichtlich, daß sie von Gott mit ausgezeichneten Selbstregulierungsmechanismen ausgestattet worden sind. Wir sind die vollkommene Blüte eines vor Urzeiten begonnenen Experiments: jeder lebende Mensch kann auf eine lückenlose Linie von Vorfahren zurückblicken, die in der Lage waren, Kinder zur Welt zu bringen, und diese Linie reicht Millionen von Jahren zurück. In dieser Hinsicht sind wir sozusagen die Auslese. Der spirituellen Hebamme stehen deshalb jederzeit die wirklichen Hilfsmittel ihres Berufs zur Verfügung: eine jahrmillionenalte, gottgegebene Einsicht und Intuition, die sie zusätzlich zu und oft auch anstelle von im Krankenhaus eingesetzter Technik, Medikamenten und Geräten verwendet.

Eines der wertvollsten Hilfsmittel der Hebamme ist ein so gründliches Wissen über die feine Physiologie des menschlichen Körpers wie es auf dem Gebiet des Joga besteht. Die spirituelle Hebamme bewirkt in einer Frau Bewußtseinszustände, die physische Energieumwandlungen von großer Kraft, großer Schönheit und großer Nützlichkeit möglich machen.

"Als Hebamme gehst du das Risiko ein, daß dein Herz bricht – aber das macht nichts, denn auf diese Weise kann viel Liebe herausströmen. Du wirst dadurch eine bessere Hebamme."

– Stephen

Zwar kann auch eine unverheiratete Frau, die kein eigenes Kind hat, eine gute Hebamme sein, aber die Glaubwürdigkeit einer Hebamme ist wesentlich größer, wenn sie verheiratet ist und selbst ein Kind geboren hat. Ihr Beruf macht es außerdem erforderlich, daß sie eine gute Eheberaterin ist.

Sie muß ein Paar durch eine Geburt hindurchleiten können, indem sie gute Gefühle ermutigt und unterstützt und erkennt, wann ein Paar sich über eine Sache aussprechen muß. Sie muß dazu in der Lage sein, einem Paar zu zeigen, wie sie einander Energie geben können, wenn sie Hilfe brauchen. Um all dies tun zu können, muß sie ihren Mann wirklich kennen und lieben, muß

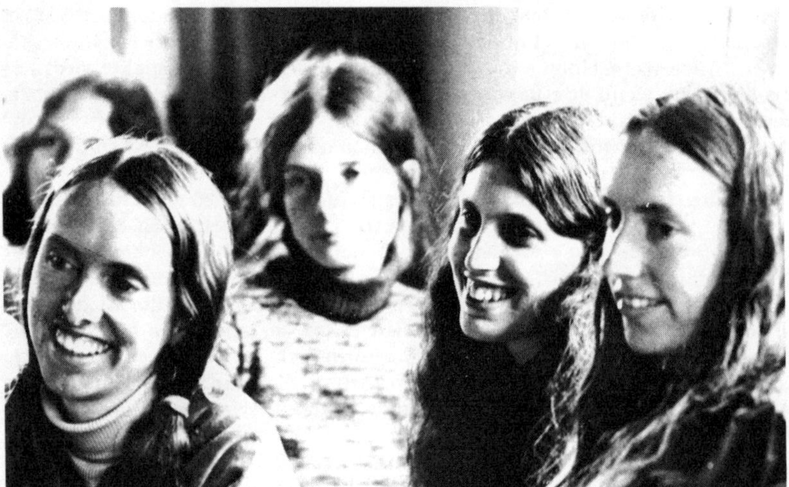

sein bester Freund sein und ihm viel geben können. Wenn sie eine stabile, ehrliche und liebevolle Beziehung zu ihrem Mann hat, weiß sie aus eigener Erfahrung, was eine Ehe zu einer guten Ehe macht, und was sie sagt, klingt wahr. Wenn sie selbst ein Kind geboren hat, kann sie normalerweise besser nachempfinden, was es bedeutet, wenn sie zu einer Frau in den Wehen sagt: "Ich weiß, daß du es schaffen kannst. Ich habe dasselbe empfunden wie du."

Eine Hebamme muß sich intensiv mit Physiologie und Medizin befassen. Sie sollte ständig Artikel und Bücher aus diesen Fachgebieten lesen um dazuzulernen, sollte immerzu auf der Suche nach neuer Information sein. Sie darf nie glauben, daß sie alles weiß, was es zu wissen gibt. Etwas Neues, das sie gestern gelernt hat, kann schon morgen von lebenswichtiger Bedeutung sein.

Eine Hebamme muß große Liebe zu anderen Frauen empfinden. Sie weiß, daß alle Frauen, sie selbst inbegriffen, manchmal so elementar wie das Wetter und die Gezeiten sind und die Hilfe und das Verständnis der anderen Frauen brauchen. Die Vorstellung, daß alle Frauen Schwestern sind, ist nichts Abstraktes für sie.

Die spirituelle Hebamme versucht, einen Weg zu finden, wie sie ihre Arbeit ausüben kann, ohne Geld dafür zu verlangen, denn das macht es leichter, dafür zu sorgen, daß Geburten spirituell bleiben. Ihr Mann beziehungsweise die Gemeinschaft, in der sie lebt, könnten sie finanziell unterstützen. Wenn sie Frauen unentgeltlich hilft, ist sie moralisch gesehen in einer besseren Position, wenn sie mit einer Frau über deren Einstellung reden muß.

Im Zen-Buddhismus spricht man vom "ursprünglichen Gesicht" eines Menschen. Der Zen-Meister könnte zu einem Schüler sagen: "Zeige mir dein ursprüngliches Gesicht." Eine Hebamme ist besonders privilegiert, weil sie das ursprüngliche Gesicht eines jeden Kindes zu sehen bekommt, das mit ihrer Hilfe auf die Welt kommt. Die Schönheit und Reinheit des Energiefeldes, das jedes Kind ausstrahlt, das mit dem angemessenen Respekt behandelt wird, ist überwältigend und unvergeßlich.

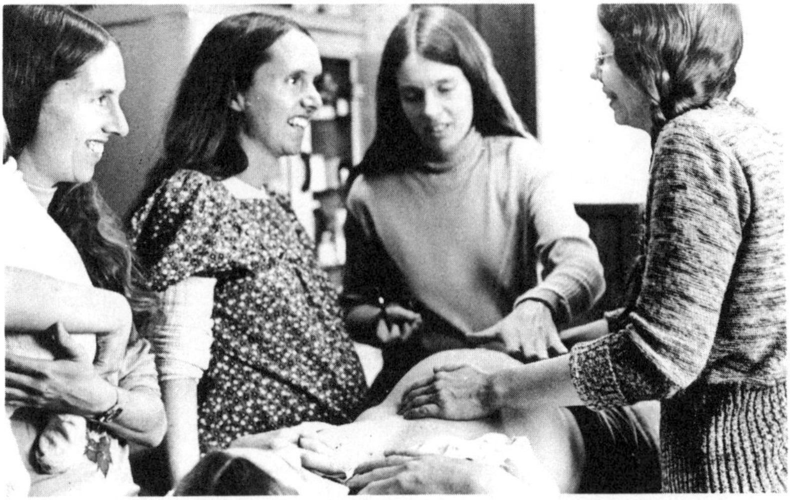

1.
DIE ANATOMIE DER MUTTER

DAS WEIBLICHE BECKEN

Der Beckengürtel ist ein kräftiger Knochenring, der mittels der Wirbelsäule das Gewicht des oberen Teils des Körpers stützt und dieses Gewicht auf die Beine überträgt. Der Beckengürtel enthält und schützt die Fortpflanzungsorgane sowie Därme, Blase und Rektum. Bei der Geburt muß das Baby diesen Knochengürtel passieren. Du mußt die Anatomie des Beckens kennen, damit du weißt, was du wissen mußt, um Babys entbinden zu können.

Knochen, Gelenke und Bänder des Beckens

Das Becken besteht aus vier Knochen:
den beiden Hüftbeinen
dem Kreuzbein und
dem Steißbein (Lateinisch "os coccygis")

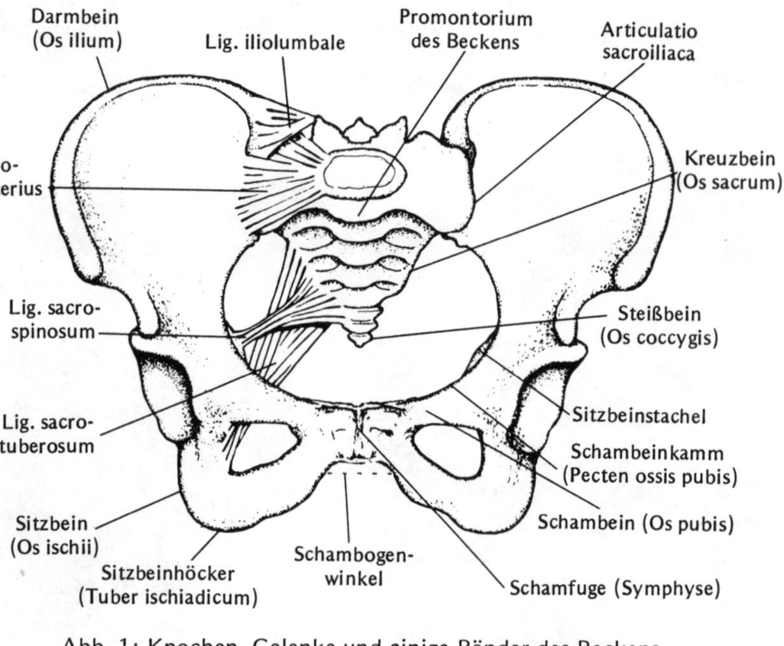

Abb. 1: Knochen, Gelenke und einige Bänder des Beckens

Das Hüftbein

Das Hüftbein setzt sich aus drei Knochen zusammen: dem Darmbein, Os ilium, dem Sitzbein, Os ischii und dem Schambein, Os pubis. Bei einem Kind sind diese drei Knochen durch Knorpel getrennt, aber bis etwa Mitte Zwanzig verschmelzen sie miteinander. Das Darmbein ist der obere schaufelförmige Teil. Den Darmbeinkamm, den oberen gebogenen Rand des Hüftbeins, kann man direkt unterhalb der Taille ertasten. Das Darmbein hat außerdem eine große vertiefte Innenfläche. Das Sitzbein bildet den unteren hinteren Teil des Hüftbeins, es besteht aus zwei Flügeln. Der untere Teil des Sitzbeins, der Sitzbeinhöcker oder "Tuber ischiadicum", ist der Teil, auf dem man sitzt. Die Sitzbeinhöcker kann man unter den Muskeln der Pobacken ertasten und so auf die Entfernung zwischen ihnen schließen. Kurz oberhalb der Sitzbeinhöcker, ein wenig nach hinten und innen gelegen, befindet sich je ein spitzer Vorsprung, die Sitzbeinstachel. Man kann sie von innen her ertasten. Die Entfernung zwischen ihnen ist von großer Bedeutung für die Bestimmung der Maße des Beckenausgangs. Das Schambein ist ein kleiner Knochen, der aus einem Körper und zwei Ästen besteht. Der obere Ast verbindet sich entlang des Schambeinkamms mit dem Darmbein, während der untere Ast mit dem unteren Teil des Sitzbeins verschmilzt. Beide Schambeine sind durch die Schamfuge (Symphysis pubica) miteinander verbunden, die die Spitze des Schambogenwinkels bildet.

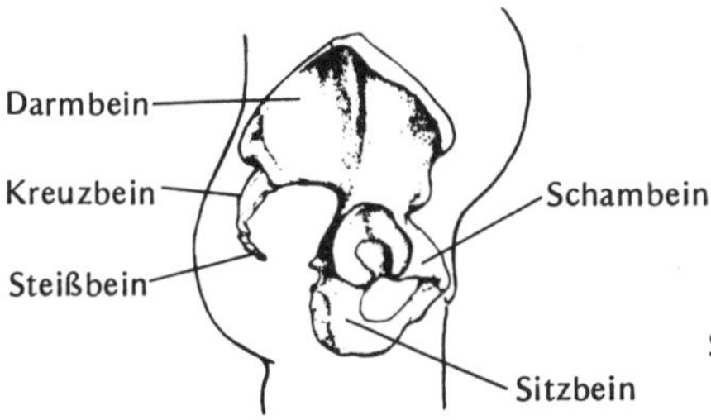

Abb. 2: Äußere Seite des rechten Hüftbeins

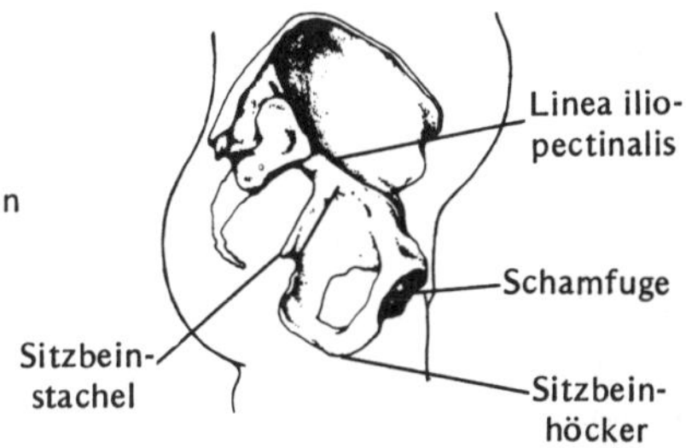

Abb. 3: Innere Seite des linken Hüftbeins

Das Kreuzbein

Das Kreuzbein liegt zwischen den beiden Hüftbeinen und bildet die Rückseite des Beckens. Es ist ein keilförmiger Knochen, der aus fünf miteinander verschmolzenen Wirbeln besteht. Der erste dieser fünf Wirbel wölbt sich auf der Innenseite ziemlich stark vor. Diese Vorwölbung nennt man das Promontorium des Beckens. Das Promontorium des Beckens ist wichtig zur Bestimmung der Größe des Beckeneingangs, seine Vorwölbung ist bei allen Frauen stark unterschiedlich ausgeprägt.

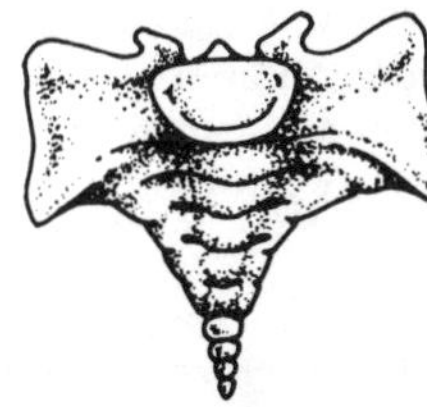

Abb. 4: Kreuzbein und Steißbein

Das Steißbein

Die vier kleinen Wirbel, die unmittelbar unter dem Kreuzbein liegen, und nach unten hin jeweils kleiner werden, bilden das Steißbein oder den "Os coccygis". Die Steißbeinwirbel sind miteinander verschmolzen.

Articulatio sacroiliaca

Ein nur wenig bewegliches Gelenk zwischen dem Kreuzbein und dem Darmbein.

Schamfuge (Symphysis pubica)

Ein aus Knorpel bestehendes Gelenk, das zwischen den beiden Schambeinen liegt.

Kreuzbein-Fortsatz-Gelenk

Hierbei handelt es sich um ein Scharniergelenk zwischen dem Kreuzbein und dem Steißbein, das es dem Steißbein erlaubt, sich ein wenig nach hinten zu bewegen, wenn sich der Kopf des Babys auf dem Weg aus dem Becken am Steißbein vorbeischiebt. Einige Frauen fühlen sich nach der Entbindung erst dann wieder richtig wohl, wenn kräftiger Druck auf ihr Steißbein ausgeübt wird, wodurch es in seine gewohnte Form zurückgedrückt wird.

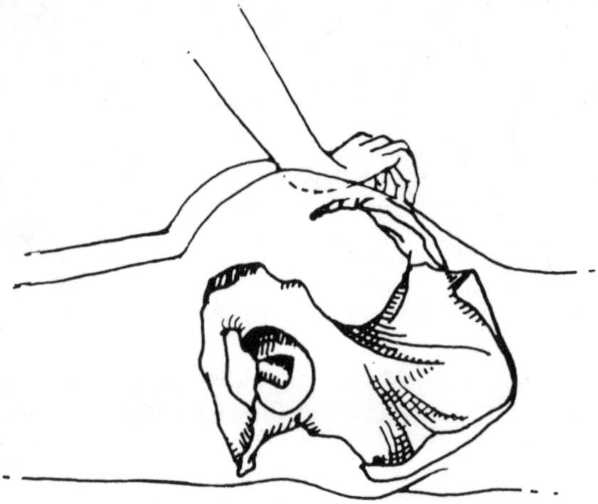

Abb. 5: Druckausübung auf das Steißbein

Es ist wichtig zu wissen, daß der Beckengürtel, das Articulatio sacroiliaca und die Schamfuge durch kräftige Bänder verstärkt werden, durch die das Becken große Stärke und Stabilität erhält. Diese Knochen haben immer eine beschränkte Bewegungsfähigkeit, die allerdings während der Schwangerschaft stark zunimmt, wenn die Bänder sich durch die Hormone Progesteron und Relaxin entspannen und so ziemlich stark nachgeben können, wenn es bei der Geburt erforderlich ist.

Das Becken als Ganzes

Das Becken wird durch einen Knochenkamm in einen breiten oberen und einen schmaleren unteren Abschnitt unterteilt. Der obere Abschnitt, das sogenannte große Becken, ist für die Hebamme nicht von Bedeutung, da es beim Geburtsprozeß keine Rolle spielt. Mit dem unteren Abschnitt, dem kleinen Becken, muß die Hebamme gut vertraut sein, da dies der Teil des Beckens ist, durch den sich der Kopf des Kindes hindurchbewegen muß.

An der Rückseite des kleinen Beckens liegt das Kreuzbein, die Seiten werden von den Sitzbeinhöckern gebildet, an der Vorderseite liegt das Schambein. All diese Knochen sind miteinander zu einem ziemlich unnachgiebigen Knochenring verbunden.

Das kleine Becken besteht aus drei Teilen: 1) einem Rand oder dem *Beckeneingang*, dem ersten Abschnitt, durch den sich der Kopf des Babys hindurchbewegen muß; 2) einem gewölbten Innenraum oder der *Beckenhöhle*, durch die sich das Baby als nächstes bewegt und 3) dem *Beckenausgang*, dem letzten knochigen Teilstück, durch das das Kind hindurch muß.

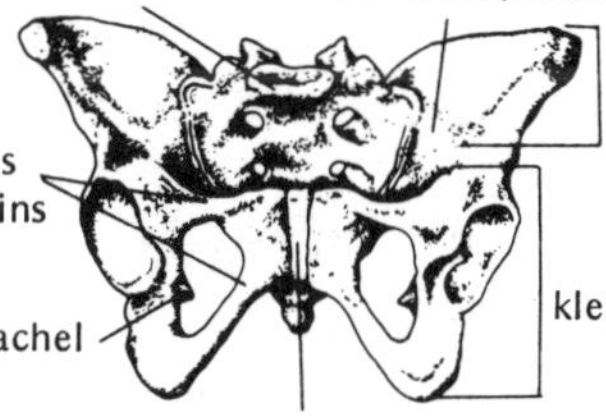

Abb. 6: Das kleine Becken

Für die Bestimmung der Maße des kleinen Beckens ist es von Nutzen sich vorzustellen, das Becken würde auf unterschiedlichen Ebenen von geraden Linien durchzogen.

Der Beckeneingang

Die Ebene des Beckeneingangs ist folgendermaßen begrenzt:

1. vorne durch den oberen inneren Rand der Schamfuge und die Schambeine;
2. an den Seiten durch die rechte und linke Linea iliopectinalis;
3. hinten durch das Promontorium des Beckens und die Flügel des Keuzbeins.

Die Beckenhöhle

Die Beckenhöhle ist der mittlere Abschnitt des kleinen Beckens, zwischen Beckeneingang und Beckenausgang gelegen. Sie ist ein gewölbter Durchgang, der vorne niedriger (4,5 cm), hinten tiefer (12 cm) ist und folgendermaßen begrenzt wird:

1. vorne durch die Schambeine;

2. an den Seiten von den Sitzbeinhöckern und den Bändern, die an einem Ende an den Seiten des Kreuzbeins und am anderen Ende an den Sitzbeinstacheln befestigt sind;
3. hinten durch die Höhle vor dem Kreuzbein und die Articulatio sacroiliaca.

Der Beckenausgang

Der Beckenausgang ist der letzte Knochendurchgang, den das Baby passieren muß. Er wird folgendermaßen begrenzt:

1. vorn durch den Schambogenwinkel;
2. an den unteren Seiten durch die Sitzbeinhöcker und die Bänder, die sich zwischen Kreuzbein und Sitzbeinhöckern erstrecken
3. hinten durch das untere Kreuzbein.

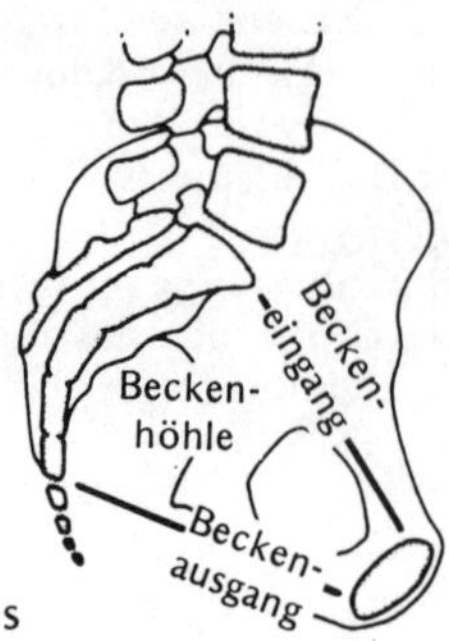

Abb. 7: Meßlinien des kleinen Beckens

Wichtige Maße

Nachfolgend werden die wichtigsten Maße angegeben, die die Hebamme bei der Bestimmung der Größe des mütterlichen Beckens überprüfen muß.

1. Conjugata diagonalis

Die Conjugata diagonalis erstreckt sich von der Unterseite des Schambogens bis zur Mitte des Promontoriums. Dieser Durchmesser ist für die Geburt nur von indirekter Bedeutung, insofern als er der Hebamme hilft, die Conjugata vera zu bestimmen (siehe Abb. 10), durch die sich der Kopf des Kindes hindurchschieben muß. Die Conjugata diagonalis sollte etwa 12,5 cm betragen.

2. Die Conjugata vera

Die Conjugata vera erstreckt sich vom Promontorium zur oberen Rückseite der Schamfuge. Da sowohl das Promontorium als auch die Innenseite der Schamfuge ein wenig in die Beckenhöhle hineinragen, ist – von vorn nach hinten gesehen – an dieser Stelle der kürzeste Durchmesser, durch den sich der Kopf des Kindes hindurchbewegen muß. Die Conjugata vera kann man bestimmen, indem man von der Conjugata diagonalis 1,5 cm abzieht. Sie sollte also etwa 11 cm betragen. Bei diesem Maß gibt es immer ein wenig Spielraum, je nach der Größe von Mutter und Kind und je nachdem wie gut die Mutter auf die Geburt vorbereitet ist. Selbst wenn die Conjugata vera nur 8,5 cm beträgt, kann trotzdem noch eine natürliche Geburt erfolgen, vorausgesetzt, die Mutter ist tapfer und geduldig, das Baby nicht unverhältnismäßig groß, die Geburtswellen sind stark und die Schwingungen gut.

Abb. 8: Bestimmung der Conjugata diagonalis

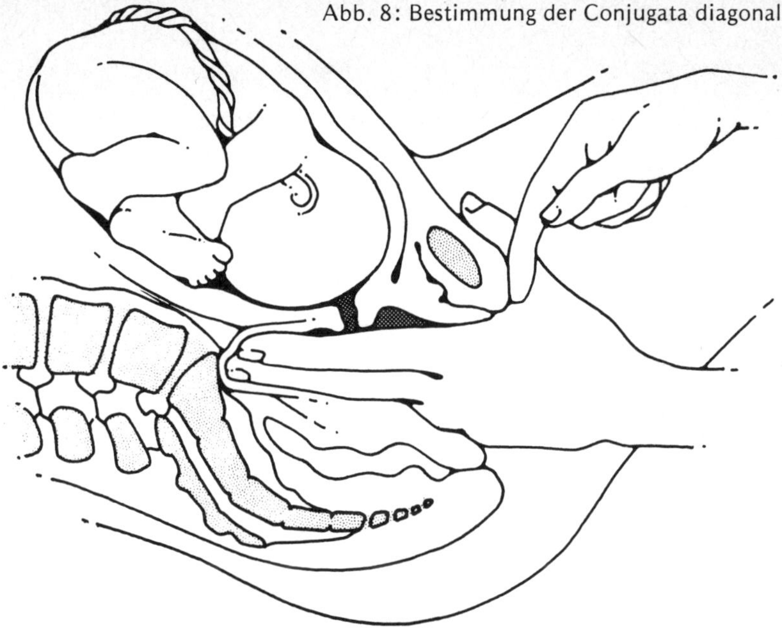

3. Der Abstand zwischen den Sitzbeinhöckern

Dieser Abstand wird auch Beckenausgangsmaß genannt. Er sollte 8 cm oder mehr betragen, d.h. groß genug sein, daß du deine Faust zwischen die Knochen zwängen kannst, wenn die Mutter mit angezogenen Beinen auf dem Rücken liegt.

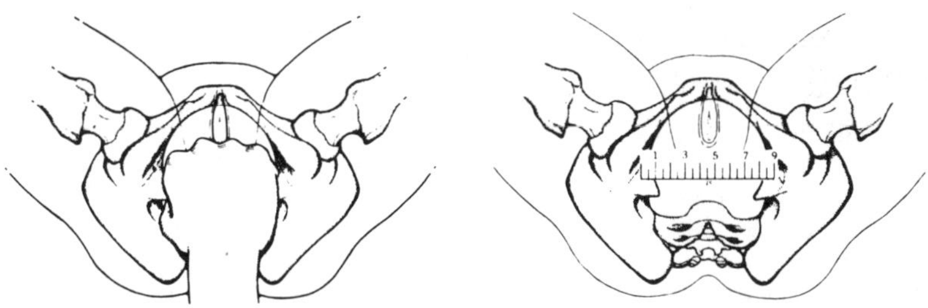

Abb. 9: Messung des Abstands der Sitzbeinhöcker

4. Der Schambeinwinkel

Der Schambeinwinkel kann durch ertasten mit den Fingern bestimmt werden. Er wird als “weit” bezeichnet, wenn er größer als 90° ist, als “mittel”, wenn er 90° beträgt und als “klein” bei weniger als 90°.

5. Der Abstand zwischen den Sitzbeinstacheln

Die Sitzbeinstachel sind die kleinen Vorwölbungen auf beiden Seiten der Innenwand des Beckens, etwa auf halben Weg zwischen den Sitzbeinhöckern und dem Steißbein gelegen. Du kannst sie spüren, wenn du mit deinen Fingern die innere Wölbung des Beckens nachfährst. Fühle nach, wie spitz sie sind und wie weit sie vorstehen, und schätze die Entfernung zwischen ihnen. Sie ist normalerweise größer als 10,5 cm.

6. Der Abstand zwischen dem Schambein und der Spitze des Kreuzbeins (Eingang zum kleinen Becken, Begriff aus der Geburtshilfe).

Diese Entfernung wird vom unteren Innenrand des Schambeins bis zum Scharniergelenk zwischen Kreuzbein und Steißbein gemessen. Sie sollte 11,5 cm betragen. Achte auch auf Länge und Wölbung des Kreuzbeins. (Beziehe dich auf Abb. 10)

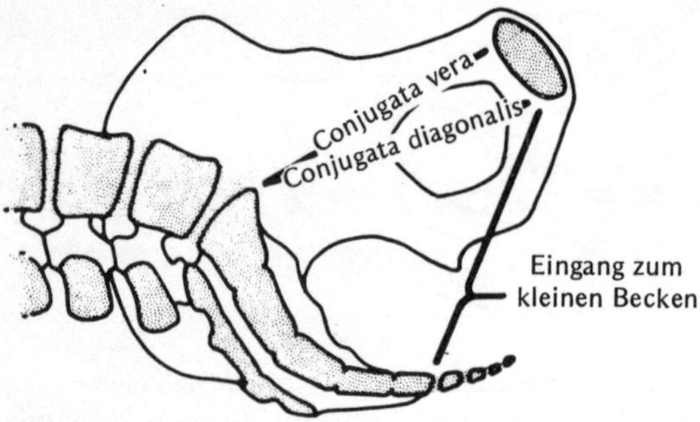

Abb. 10: Wichtige Maße

Aufgrund des Prozesses der natürlichen Auslese über Millionen von Jahren ist das Becken der meisten Frauen reichlich groß genug, um ein normal großes Kind zu gebären. Die Frauen, deren Becken nicht groß genug war, konnten sich nicht fortpflanzen.

Gelegentlich magst du auf eine Frau treffen, deren Becken infolge von Krankheit, Unfall oder Vererbung enger oder flacher ist als normal. Rachitis in der Kindheit kann sich auf die Beckengröße auswirken. Achte deshalb darauf, wenn du in einer Gegend entbindest, in der die Menschen unterernährt sind. Wenn du Zweifel hast, ob die Beckenmaße einer Frau für eine natürliche Entbindung ausreichend sind, sprich mit dem Arzt. Welcher Babykopf noch durch welches Becken hindurchpaßt, lernst du am besten durch sorgfältiges Aufpassen, gutes Gespür und Erfahrung. Dein eigenes Schätzungsvermögen funktioniert besser als jedes Meßgerät, wenn du sorgfältig geübt hast.

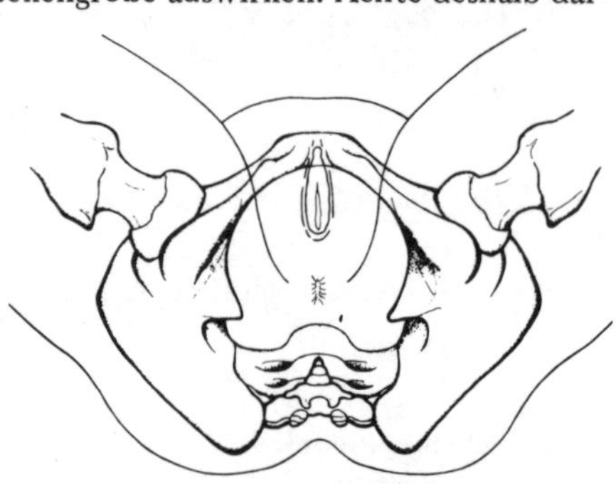

Abb. 11: Der Beckenausgang von unten gesehen

DIE GEBÄRMUTTER

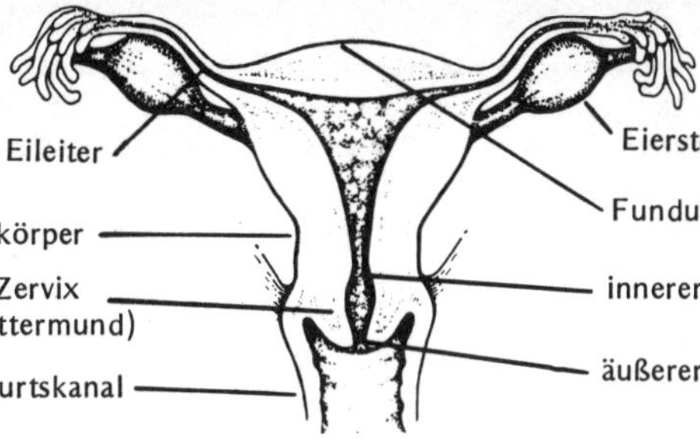

Abb. 12: Gebärmutter, Eierstöcke, Eileiter und Geburtskanal

Die Gebärmutter, oder der Uterus, ist ein hohles, in der Beckenhöhle gelegenes Organ, das hauptsächlich aus Muskeln besteht. Man kann sie sich in drei Abschnitte unterteilt vorstellen:

1. der **Fundus** (die Kuppe der Gebärmutter)
2. der **Körper** ("corpus"), der den Hauptteil darstellt und
3. die **Zervix** (der Muttermund oder Gebärmutterhals), ein enger Kanal am Ende des Uterus, mit einer Öffnung nach oben, dem "inneren Muttermund" ins Innere des Uterus und einer Öffnung nach unten, dem "äußeren Muttermund" in den Geburtskanal. Die Zervix besteht hauptsächlich aus Bindegewebe und ist mit Muskelfasern durchsetzt.

Die Gebärmutterwand hat drei Schichten:

1. Eine äußere Schicht, das **Perimetrium**, der Bauchfellüberzug der Gebärmutter – dieselbe Membran, die auch die Unterleibsorgane überzieht und die Bauchhöhle auskleidet. Diese Schicht überzieht die Gebärmutter, die Seiten ausgenommen.
2. Eine dicke mittlere Schicht, die aus drei Muskelfaserschichten besteht – das **Myometrium.**
3. Eine innere Schicht, das **Endometrium**, die sich zyklisch ändernde Schleimhaut der Gebärmutter. Sie besteht aus vielen Blutgefäßen und enthält viele schlauchförmige Drüsen, die bis in die Schicht des Myometriums hineinragen.

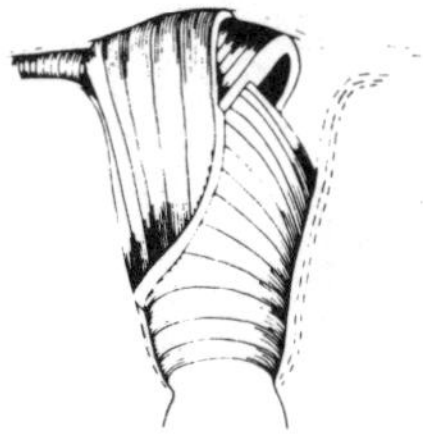

Abb. 13: Muskelschichten des Myometriums der Gebärmutter

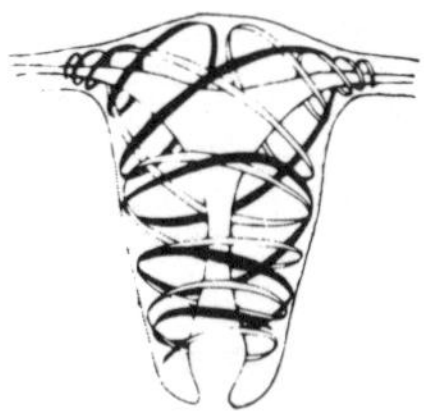

Abb. 14: Zirkulär angeordnete innere Muskelschicht des Myometriums

Das Myometrium weist die folgenden drei Schichten auf:

1. eine äußere Schicht längs verlaufender Muskelfasern;
2. eine mittlere gefäßreiche Schicht, deren Muskelfasern ein Netzwerk bilden;
3. eine innere Schicht, die aus zirkulären Muskelzügen aufgebaut ist.

Diese drei Muskelschichten haben die Funktion, sich zusammenzuziehen und Baby und Plazenta aus Gebärmutter und Geburtskanal hinauszudrücken. Die Kontraktionen dieser Muskeln dienen auch dazu, die bei der Ablösung der Plazenta von der Gebärmutterwand eröffneten Blutgefäße abzuklemmen.

Wachstum der Gebärmutter während der Schwangerschaft

Im Verlauf der Schwangerschaft wächst die Gebärmutter von der Größe einer kleinen Birne (7,5 cm lang, 5 cm breit und 2,5 cm tief) zur Größe einer dicken Wassermelone heran (28 cm x 24 cm x 21 cm). Das Gewicht der Gebärmutter nimmt von 60 Gramm auf 1000 Gramm am Ende der Schwangerschaft zu. Gegen Ende der Schwangerschaft ist die Gebärmutter von einem ziemlich festen Organ zu einem dünnwandigen Sack geworden, der immerhin muskulös genug ist, um Baby und Plazenta, die insgesamt neun Pfund oder mehr wiegen, hinauszudrücken.

Ungewöhnliche Uterusbildungen

Gebärmutter mit Scheidewand

Bei dieser Art von Gebärmutter teilt eine Scheidewand von jeweils unterschiedlicher Stärke das Innere der Gebärmutter in zwei einzelne Teile.

Doppelte Gebärmutter

Manchmal werden statt einer zwei Gebärmütter gebildet – jede mit einem eigenen Muttermund versehen. In solch einem Fall kann der Geburtskanal entweder zweigeteilt sein, oder es kann zwei völlig getrennte Geburtskanäle geben. (Wir haben eine Frau mit doppelter Gebärmutter auf der Farm, die auf beiden Seiten ein Kind ausgetragen hat.)

Gebärmutter mit zwei Hörnern

Bei dieser Art von Gebärmutter ist nur ein Muttermund vorhanden, aber die Kuppe ist in zwei Teile geteilt.

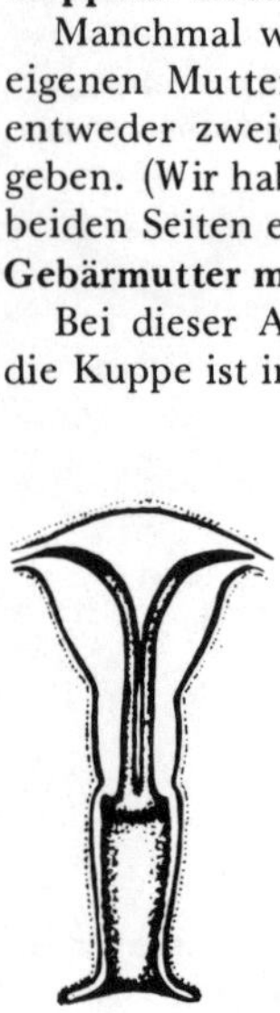

A.
Gebärmutter
mit
Scheide-
wand

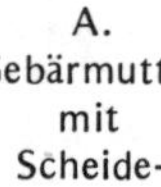

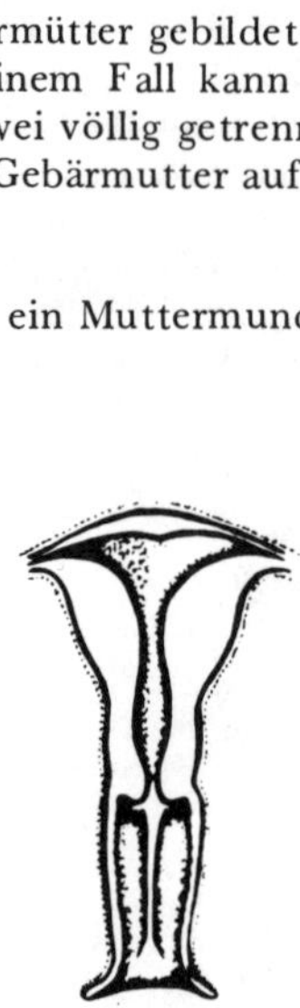

B.
Geburtskanal
mit
Scheide-
wand

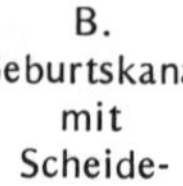

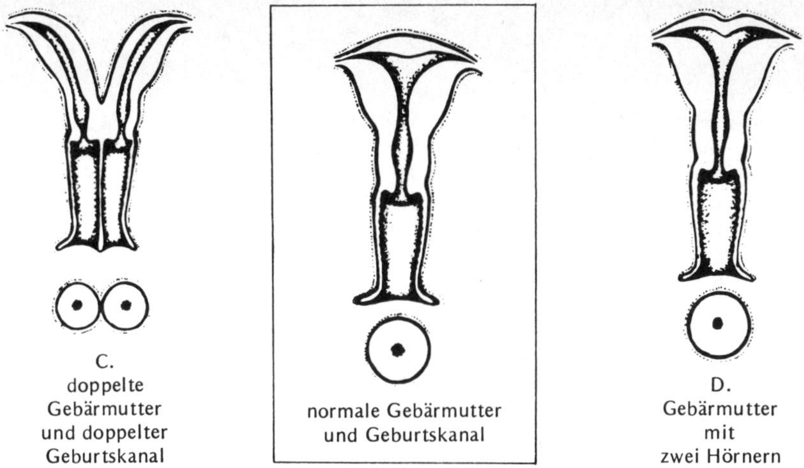

Abb. 15: Ungewöhnliche Uterusbildungen

DIE MUSCHI

Es ist wichtig, daß die Hebamme Beschaffenheit und Gewebe der äußeren weiblichen Geschlechtsteile kennt. Ich benutze das Wort "Muschi" statt des lateinischen Begriffs "Vagina", weil ich es freundlicher finde. Ich glaube, daß Hebammen freundlich sein müssen. Aber du kannst es durch das Wort ersetzen, das dir persönlich am passendsten erscheint.

Wenn irgendeins dieser Worte anstößig auf dich wirkt, solltest du bei dir selbst nachschauen, denn es sind nur Worte.

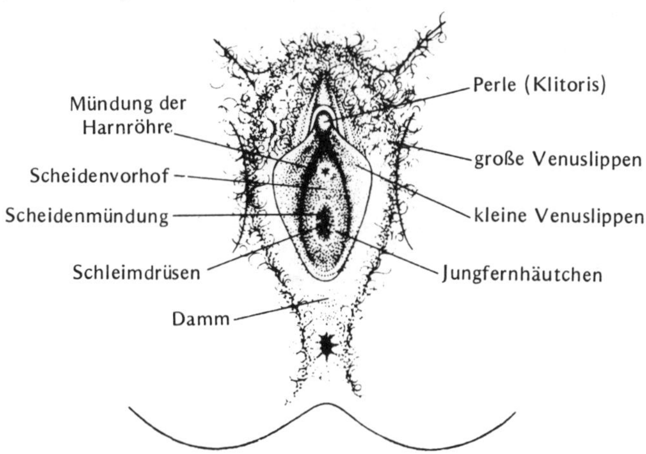

Die großen Venuslippen [Labia majora]

Das sind die beiden fettgepolsterten Hautfalten zu beiden Seiten der Öffnung zur Muschi.

Die kleinen Venuslippen [Labia minora]

Diese sehr dehnbaren Haufalten, die zwischen den großen Venuslippen liegen, sind bei allen Frauen unterschiedlich groß. Wenn eine Frau bei der Entbindung reißt, ist es am wahrscheinlichsten, daß dies am untern Ende der kleinen Venuslippen geschieht (am hinteren Scheidenhäutchen).

Die Perle [Klitoris]

Die Perle ist ein kleines, sehr sensibles Organ aus Schwellgewebe am vorderen Ende der kleinen Venuslippen.

Der Scheidenvorhof

Der Scheidenvorhof ist das Gewebe, das man sieht, wenn man die kleinen Venuslippen auseinanderspreizt. Hier liegen die Mündung der Harnröhre und des Geburtskanals.

Die Mündung der Harnröhre

Sie liegt unterhalb der Perle. Die Harnröhre verläuft von hier ungefähr 3,5 cm bis zur Blase hinauf. Neben und kurz hinter der Mündung der Harnröhre befinden sich zwei kleine Drüsenschläuche, die "Skene-Gänge".

Die Scheidenmündung [Introitus]

Sie befindet sich zwischen den kleinen Venuslippen und unterhalb der Harnröhrenmündung.

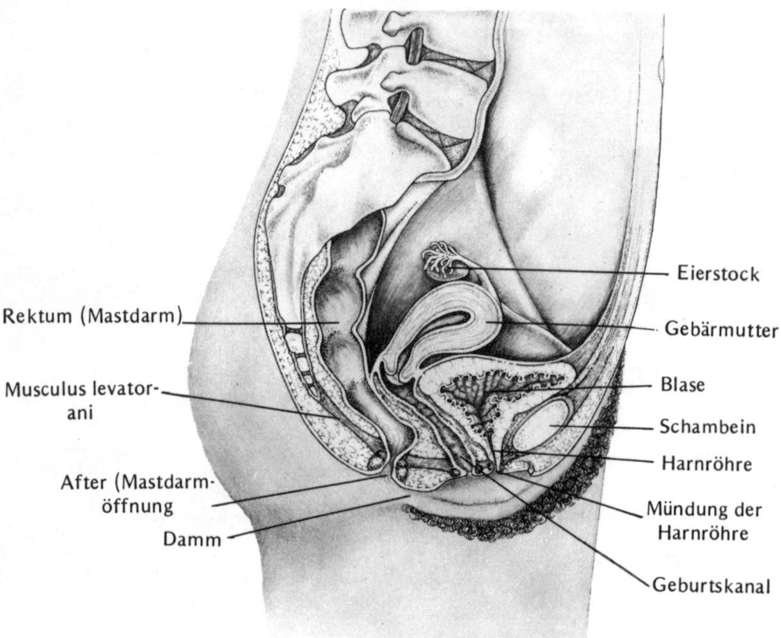

Abb. 17: Die Organe im Becken der Frau

Das Jungfernhäutchen [Hymen]

Dabei handelt es sich um eine dünne Membran, die die Scheidenmündung teilweise verschließt. Sie wird beim ersten Geschlechtsverkehr, spätestens mit der Geburt des ersten Kindes zerrissen.

Der Damm

Als Damm bezeichnet man den aus sehr dehnbaren Muskelsträngen bestehenden Teil zwischen Mastdarmöffnung und Muschi.

Die Schleimdrüsen ["Bartholinsche Drüsen"]

Bei den "Bartholinschen Drüsen" handelt es sich um zwei schleimabsondernde Drüsen, die sich zu beiden Seiten und kurz hinter der Öffnung zur Muschi befinden. Sie liegen zwischen den kleinen Venuslippen. Sie sondern den Schleim ab, der den Geburtskanal gleitfähig macht.

Der Geburtskanal

Die Beschaffenheit des Geburtskanals sollte dir vertraut sein. Der Geburtskanal ist mit einer sehr faltenreichen Haut ausgekleidet, was ihn äußerst dehnbar macht. Er führt von der Mündung hinauf zur Gebärmutter, die oberhalb der Muschi liegt, nach hinten versetzt. Die vordere Wand des Geburtskanals ist etwa 7,5 cm dick, die hintere Wand etwa 10 cm.

Der Bereich um den Geburtskanal herum wird über sehr kleine Gefäße mit Blut versorgt. Es kommt also zu keinem großen Blutverlust, selbst wenn während der Entbindung ein Riß oder ein Dammschnitt erfolgt. Ein Riß weiter oben bei den kleinen Venuslippen oder im Bereich der Perle ist ziemlich schmerzhaft und sollte deshalb durch einen winzigkleinen Dammschnitt verhindert werden, beziehungsweise dadurch, daß der Damm sorgfältig gestützt wird, während der Kopf des Babys durchtritt.

DER BECKENBODEN

Der Begriff *Beckenboden* bezieht sich auf die Anordnung der Muskeln, Bänder und Faszien (Bindegewebe), die eine Art Diaphragma, eine Scheidewand, bilden, durch die die Beckenhöhle vom darunterliegenden Dammbereich getrennt wird. Diese Muskeln und Bänder halten die Organe des Beckenraumes, ermöglichen auch die Schließmuskelfunktion der den Beckenraum durchziehenden Röhren – Harnröhre, Geburtskanal und Mastdarm – und geben bei der Geburt genug nach, um ein voll ausgetragenes Baby durchzulassen.

Wenn diese Muskeln durch die Geburt geschwächt und stark gedehnt sind, können unwillkürliche Kontraktionen der Unterleibsmuskeln, wie sie

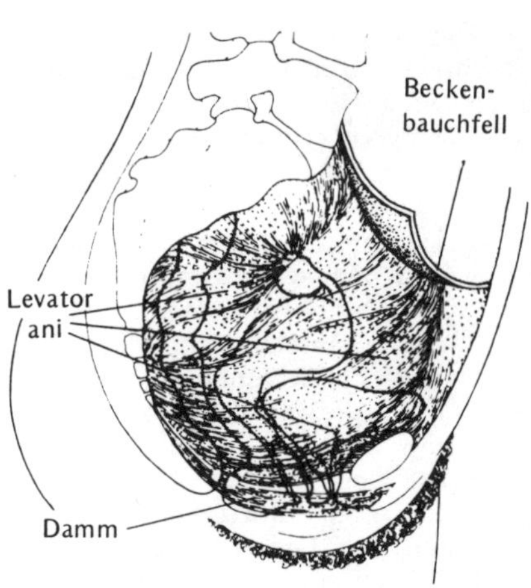

Abb. 18:
Muskelschichten des Beckenbodens

beim Husten und Niesen erfolgen, zu unwillkürlichem Pinkeln führen. Aber der Beckenboden ist erstaunlich elastisch, und wenn nach einer Entbindung entsprechende Übungen gemacht werden, gibt es keinen Grund, warum er nicht seine frühere Beschaffenheit wiedererlangen sollte.

Der Beckenboden besteht aus mehreren Schichten. Von oben nach unten gesehen sind das:

Das Beckenbauchfell. Dieser Bauchfellüberzug hängt über Gebärmutter und Eileitern wie ein Tuch über einer Leine. Vorn bedeckt er das obere Ende der Blase, hinten bildet er eine Tasche hinter dem Gebärmutterhals und läuft dann weiter zum Mastdarm. Das die Eileiter überziehende Bauchfellgewebe heißt *Ligamentum latum.* Diese Bänder sind keine Bänder im eigentlichen Sinn des Wortes, da sie keinerlei Organe stützen.

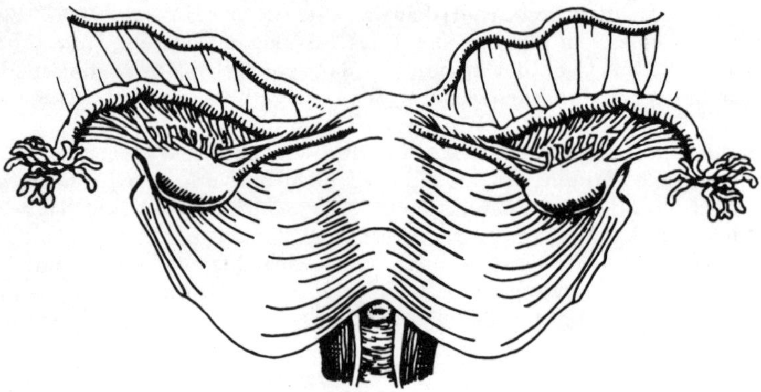

Abb. 19: Das Beckenbauchfell

Die Beckenfaszien sind das Bindegewebe zwischen den Organen des Beckenraums. Es handelt sich dabei um das gleiche Gewebe, in konzentrierter Form, aus dem auch die kräftigen, die Gebärmutter stützenden Bänder bestehen.

Die Verankerungsbänder der Gebärmutter. Dazu gehören das breite Mutterband, die Schambein-Gebärmutterhals-Bänder und die Gebärmutter-Kreuzbein-Bänder.

Die *breiten Mutterbänder* reichen vom Gebärmutterhals und Geburtskanal zu den Seitenwänden des Beckens. Sie bilden die Hauptverankerungsbänder der Gebärmutter.

Die *Schambein-Gebärmutterhals-Bänder* erstrecken sich vom Gebärmutterhals zum Schambein – sie laufen unter der Blase durch.

Die *Gebärmutter-Kreuzbein-Bänder* gehen vom Gebärmutterhals aus, ziehen sich um den Mastdarm herum und sind an der Vorderseite des Kreuzbeins befestigt.

Die *runden Mutterbänder* gehen von der Gebärmutterkuppe aus, laufen durch den Leistenkanal und die vordere Bauchwand und enden in den äußeren Venuslippen. Sie tragen dazu bei, die Gebärmutter in der richtigen Position zu halten.

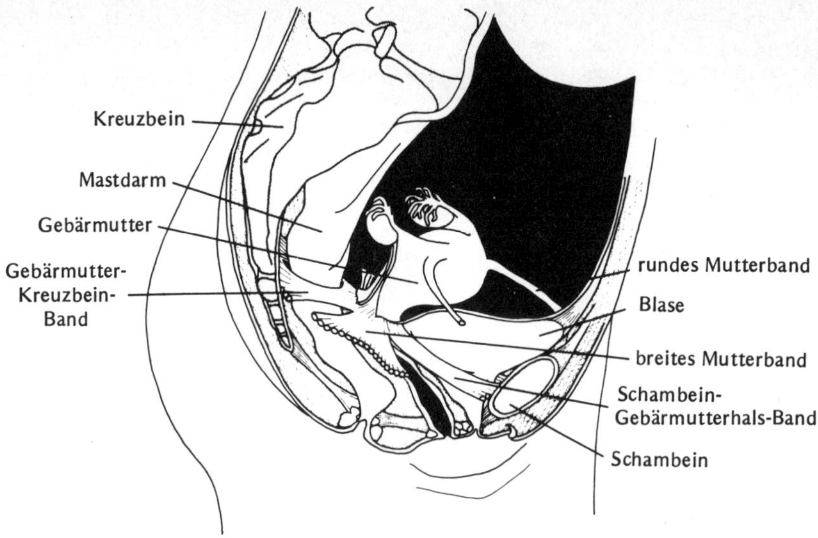

Abb. 20: Die Verankerungsbänder der Gebärmutter

Die tiefen Muskelschichten. Die Muskeln der tiefen Muskelschicht werden einzeln beschrieben, aber aus praktischen Erwägungen sei bereits hier gesagt, daß sie eine durchgehende Muskelplatte bilden, die als Schlinge vom knochigen Becken ausgehend die Organe des Beckenraums stützt. Diese Muskeln werden als *Levator-ani*-Muskeln bezeichnet, sie sind die Hauptkraft des Beckenbodens. Sie entspringen an der Rückseite des Schambeins und ziehen sich hinüber zu den Sitzbeinstacheln, um die Muschiöffnung und den Darmausgang herum und über Steißbein und unteres Kreuzbein, wo sie befestigt sind. Die Muskeln des Levator ani unterteilen sich auf jeder Seite in drei einzelne Muskeln (Musculus pubococcygeus, M. iliococcygeus und M. ischicoccygeus).

Der *M. pubococcygeus* selbst besteht wiederum aus drei Teilen: dem M. pubovaginalis, dem M. puborectalis und dem eigentlichen M. pubococcygeus.

Die Fasern des *M. pubovaginalis* gehen über in die Muskeln der Harnröhrenwand und laufen dann in einer Schleife um den Geburtskanal (die Vagina) herum. Sie enden an den Seiten und der Rückwand des Geburtskanals sowie in der Mitte des Damms. Diese Muskeln dienen als Stütze und zugleich Schließmuskel für den Geburtskanal, der seinerseits dazu beiträgt, die Gebärmutter und die ihr anhängenden Teile wie Blase, Harnröhre und Mastdarm zu stützen.

Die Fasern des *M. puborectalis* bilden hinter dem After (mit seinen inneren und äußeren Schließmuskeln) und dem Mastdarm eine Schlinge. Diese Muskelfasern sind an den Seiten und der Rückwand des Analkanals zwischen den inneren und äußeren Schließmuskeln befestigt und verbinden sich mit den Muskelfasern der Schließmuskeln.

Als den eigentlichen *M. pubococcygeus* bezeichnet man die Muskelfasern, die hinten an den Seitenrändern des Steißbeins und vorne an der Rückseite des Schambeins befestigt sind. Dieser Muskel arbeitet in Verbindung mit dem Schließmuskel des Afters.

Die beiden Muskeln *iliococcygeus* und *ischiococcygeus* kommen bei der Geburt weniger zum Einsatz als die oben beschriebenen Muskeln, aber sie tragen mit dazu bei, die Beckenorgane zu stützen.

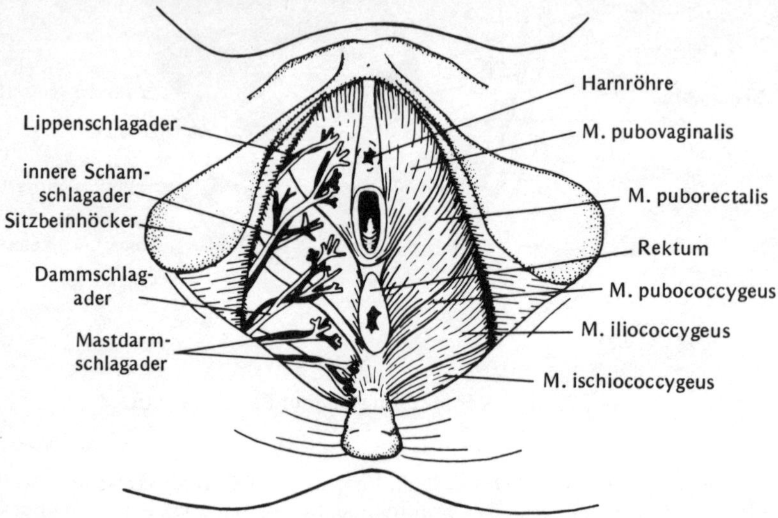

Abb. 21: Tiefe Muskelschicht und Blutgefäße

Das Perineum

Als Perineum bezeichnet man den rautenförmigen Abschnitt direkt unterhalb des Beckenbodens. Er ist folgendermaßen begrenzt:

oben durch den Beckenboden – durch die Muskeln des Levator ani und coccygei;
an den Seiten durch die Knochen und Bänder des Beckenausgangs;
unten durch die Haut und Faszien der Muschi.

Zum Perineum gehören:

Die oberflächlichen Beckenmuskeln (Mm. perinei superficialis): Diese Muskeln sind relativ klein, tragen aber zur Stärkung des Beckenbodens bei sowie auch zusätzlich zur Schließmuskelfunktion von Harnröhrenmündung, Geburtskanal und After.

Die beiden *bulbocavernosus-Muskeln* erstrecken sich vom Dammkörper um die Muschi herum zur Perle. Sie können sich um die Muschi herum zusammenziehen oder öffnen.

Die beiden *ischiocavernosus-Muskeln* laufen von den Sitzbeinhöckern hinüber zur Perle. Das von diesen Muskeln ausgehende Bindegewebe, oder die Faszien, ziehen sich über den Schambogen und bilden das Ligamentum triangulare. Dieses Band trägt zur Stützung des Blasenhalses bei.

Die *quer verlaufenden Dammuskeln* erstrecken sich vom Dammkörper zu den Sitzbeinhöckern.

Der *äußere Schließmuskel des Afters* umschließt das Darmende und kontrolliert das Öffnen und Schließen des Afters.

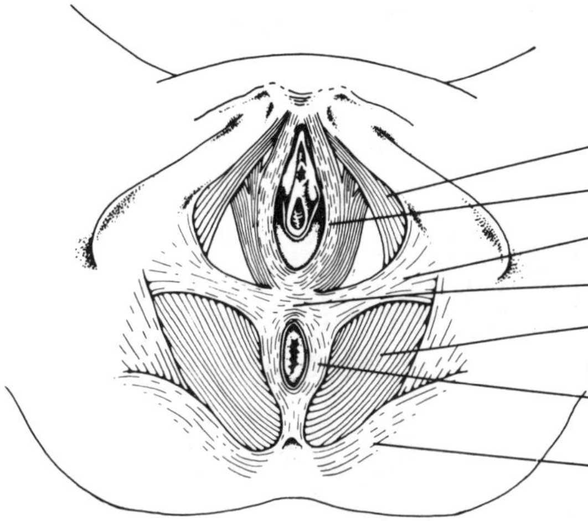

Abb. 22: Die oberflächlichen Dammuskeln

Der **Damm** oder Dammkörper ist eine keilförmige Platte aus Muskeln und Bindegewebe, die zwischen dem unteren Ende der Muschi und dem oberen Rand des Afters liegt. Der Damm wird aus den folgenden Muskeln gebildet, die an dieser Stelle zusammenlaufen: a) äußerer Schließmuskel des Afters, b) Musculus transversus perinei superficialis und M. transversus perinei profundus und c) M. bulbocavernosus.

2.
DAS BABY UND SEIN VERSORGUNGSSYSTEM

EMPFÄNGNIS SOWIE WACHSTUM UND ENTWICKLUNG DES BABYS IN DER GEBÄRMUTTER

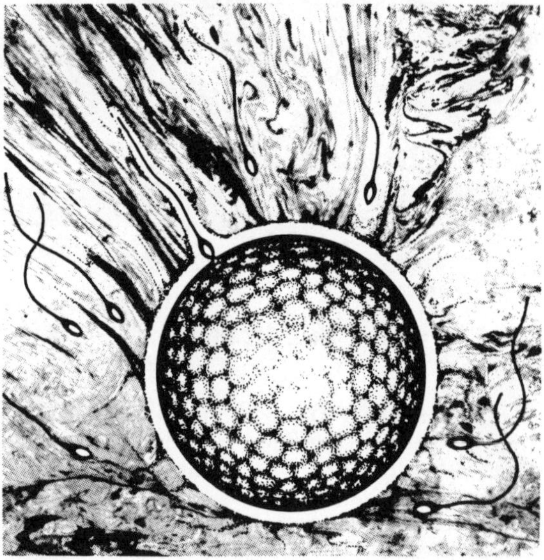

Die Empfängnis oder Befruchtung erfolgt dann, wenn ein Spermium (die männliche Geschlechtszelle) in ein Ei (die weibliche Geschlechtszelle) eindringt. Dies findet normalerweise in den Eileitern der Mutter statt. Sobald die Befruchtung erfolgt ist, kann keine der anderen 300.000.000 Spermazellen, die zusammen mit der einen, die es geschafft hat, ausgestoßen wurden, mehr in das Ei eindringen. Wenn Ei und Spermium miteinander verschmelzen, werden die erblichen Charakteristika (wie Geschlecht, Haut-, Haar- und Augenfarbe) des Babys bereits festgelegt.

Nach der Befruchtung teilt sich das neu entstandene Baby (oder die Zygote) auf ihrem Weg durch den Eileiter zur Gebärmutter wieder und wieder. Wenn das Ei vier Tage nach der Befruchtung in der Gebärmutter ankommt, sieht es aus wie eine kleine Zelltraube, ähnlich wie eine mikroskopisch kleine Maulbeere. Dort nistet es sich in der Gebärmutterschleimhaut ein.

Die äußeren Zellen der Traube haben inzwischen ihre Arbeit aufgenommen, die darin besteht, das sich entwickelnde Baby zu ernähren. Aus ihnen bildet sich später die Plazenta. Das Baby entwickelt sich nach und nach aus den inneren Zellen. Zwei Wochen nach der Empfängsnis besteht das "Baby" aus drei Zellschichten. Das Ektoderm, oder die äußere Schicht, entwickelt sich zu Nervensystem, Haut, Haaren und Nägeln. Das Mesoderm, oder die mittlere Schicht, bildet Bindegewebe, Harntrakt, Knochen und Muskeln, und aus der Endodermis, oder der inneren Schicht, entstehen Auskleidung des Darmtrakts, Leber und andere Organe.

In der *dritten Woche* nach der Befruchtung kann man Kopf- und Schwanzende des Babys (oder Embryos) unterscheiden.

Ab der *vierten Woche** hat das Baby einen gerundeten kleinen Körper, mit Kopf und Rumpf. In der vierten Woche beginnen auch Rückenmark und Gehirn Form anzunehmen, und die Rückenknochen, die sie schützen, fangen an sich zu entwickeln. Gesicht und Kehle beginnen zu wachsen. Augen, Ohren, Nase und Mund sind im Ansatz vorhanden. Die Entwicklung der meisten Organe hat begonnen – Magen, Därme, Leber und Nieren. Der Embryo hat Blutgefäße, Blut und ein Herz, das etwa am 25. Tag zu schlagen beginnt. Am Körper bilden sich kleine Knospen, die später zu Armen und Beinen werden. Der kleine Körper ist so weit nach vorn gebeugt, daß sein Kopf fast das Schwanzende berührt. Gegen Ende der vierten Woche ist das Baby vom Kopf bis zur Schwanzspitze gemessen etwa 8 mm lang.

Abb. 23: Das Baby in der 4. Woche

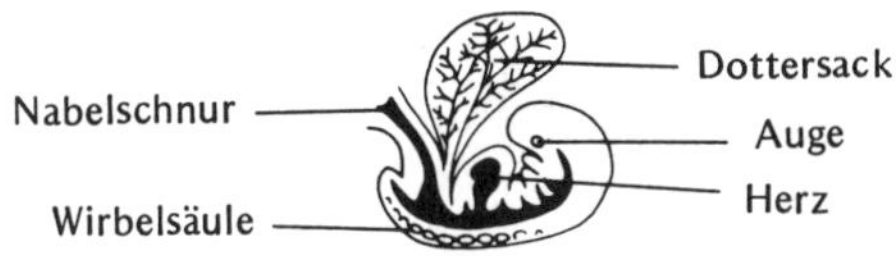

Abb. 23a: Vergrößerte Ansicht des Babys in der 4. Woche

In der *sechsten Woche* ist der Embryo etwa 13 mm lang. Arme, Beine und Gesichtszüge sind dabei sich zu entwickeln. Zu Beginn dieser Woche fangen die Finger an sich zu entwickeln und einige Tage später auch die Zehen. Arme und Beine werden länger. Die ersten Reflexe setzen ein. Das Baby hat Arme, Ellbogen, Finger, Zehen und Knie. Die Hautlinien an Handflächen und Fußsohlen werden sichtbar. Das Gehirn regelt bereits die Funktionen der anderen Organe. Die grundlegende Ausstattung ist vorhanden, sie braucht nur noch weiter entwickelt und verfeinert zu werden. Der Schwanz ist fast verschwunden. Die Arme sind lang genug, um das Gesicht anzufassen, aber zu kurz, um sich gegenseitig zu berühren. Der Schädel wird allmählich härter. Es ist ein vollständiges Skelett aus Knorpel vorhanden, das später hart und knochig werden wird.

Ab der *siebten Woche* reagiert das Baby auf Berührung – wenn man seine Handfläche berühren könnte, würde es die Hand schließen. Wenn man sein Augenlid berühren könnte, würde es das Lid schließen.

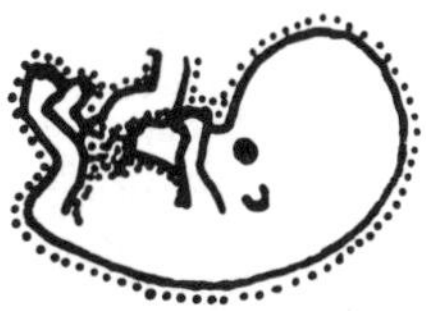

Abb. 24: Das Baby in der 8. Woche

*Die durchschnittliche Länge der Schwangerschaft beträgt 266 Tage, oder neun Monate, von der Empfängnis bis zur Geburt. In der Medizin setzt man den ersten Tag der letzten Periode als Schwangerschaftsbeginn, etwa zwei Wochen vor der Befruchtung. Das erhöht die Dauer der Schwangerschaft auf 280 Tage, gleich 40 Wochen oder zehn Mondmonate. Wir rechnen hier den Zeitpunkt der Empfängnis als Schwangerschaftsbeginn.

In der *zehnten Woche* beginnen sich an den kurzen kleinen Fingern Nägel zu bilden. Auf dem Kopf wachsen die ersten Haare, die oberen Augenlider und die Augenbrauen entstehen. Man kann jetzt allmählich Jungen und Mädchen voneinander unterscheiden. Die Nieren scheiden geringe Mengen an Harn aus.

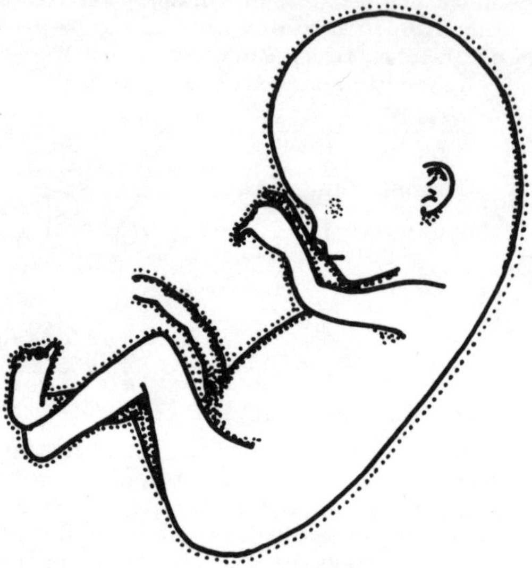

Abb. 25: Das Baby in der 12. Woche

In der *zwölften Woche* ist das Baby von Kopf bis Fuß gemessen etwa 75 mm lang und ca. 28 Gramm schwer. Die jetzt geschlossenen Augen entwickeln sich weiter. Das Baby wird langsam aktiv. Es kann seine Arme und Beine beugen und bewegen, seinen Mund öffnen und schließen und seinen Kopf drehen. Es kann jetzt schlucken, schluckt ab und zu etwas Fruchtwasser und pinkelt gelegentlich ein klein wenig.

In der *vierzehnten Woche* füllt das Baby den ganzen Uterus aus. Ein zarter Flaum, Lanugo oder Wollhaarflaum genannt, beginnt am ganzen Körper zu wachsen. Das Baby hat jetzt Fingerabdrücke. Man kann Jungen und Mädchen ohne Schwierigkeiten unterscheiden. Es sind sogar bereits Unterschiede zwischen dem männlichen und dem weiblichen Becken ausgebildet. Die Knochen werden langsam härter. Dieser Prozeß beginnt in der Mitte jedes Langknochens und setzt sich zu beiden Seiten fort. Er ist erst um das zwanzigste Lebensjahr herum vollständig abgeschlossen. Die Mutter kann jetzt vielleicht erstmals die Bewegungen des Kindes spüren.

Im *vierten Schwangerschaftsmonat* ist das Baby 18 - 20 cm lang und etwa 150 Gramm schwer.

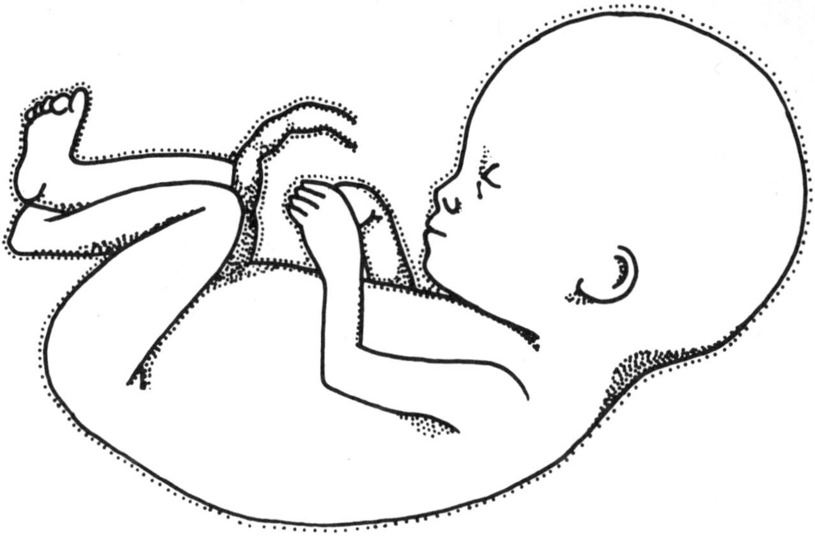

Abb. 26: Das Baby im 4. Monat

Im *fünften Monat* ist das Baby etwa 25 cm lang und um die 500 Gramm schwer. Das Kopfhaar beginnt zu wachsen. Die Haut ist faltig und weniger durchsichtig als vorher. Das Baby beginnt, ein wenig Fett zu speichern. Auf der Haut des Babys erscheint allmählich ein wenig Käseschmiere – ein dicker, weißer, kremiger Belag, der die Haut schützt. Das Baby macht erste Atembewegungen. Einige Frauen können es jetzt spüren, wenn ihr Baby Schluckauf hat.

Im *sechsten Monat* ist das Baby 30 – 32 cm lang und ungefähr 700 Gramm schwer. Seine Augen sind wieder geöffnet. Wird das Baby in diesem Stadium geboren, versucht es zu atmen. Es hat eine geringe Überlebenschance.

Im *siebten Monat* ist das Baby etwa 35 cm lang und gut 3 Pfund schwer. Von jetzt an nimmt es pro Woche etwa 250 Gramm zu. Das Baby kann jetzt saugen und hat vielleicht schon die Angewohnheit, am Daumen zu lutschen. Es hat gute Überlebenschancen, wenn es jetzt geboren wird.

Im *achten Monat* ist das Baby etwa 40 cm lang und um die 6 Pfund schwer. Es wird dicker, und die Haut wird glatter. Wenn es jetzt geboren wird, sind seine Überlebenschancen ausgezeichnet.

Im *neunten Monat* ist das Baby ungefähr 45 cm lang und um die 7 Pfund schwer. Es ist rundlich und hat eine glatte Haut, auf der normalerweise nur wenig Käseschmiere ist. Es ist bereit für die Geburt.

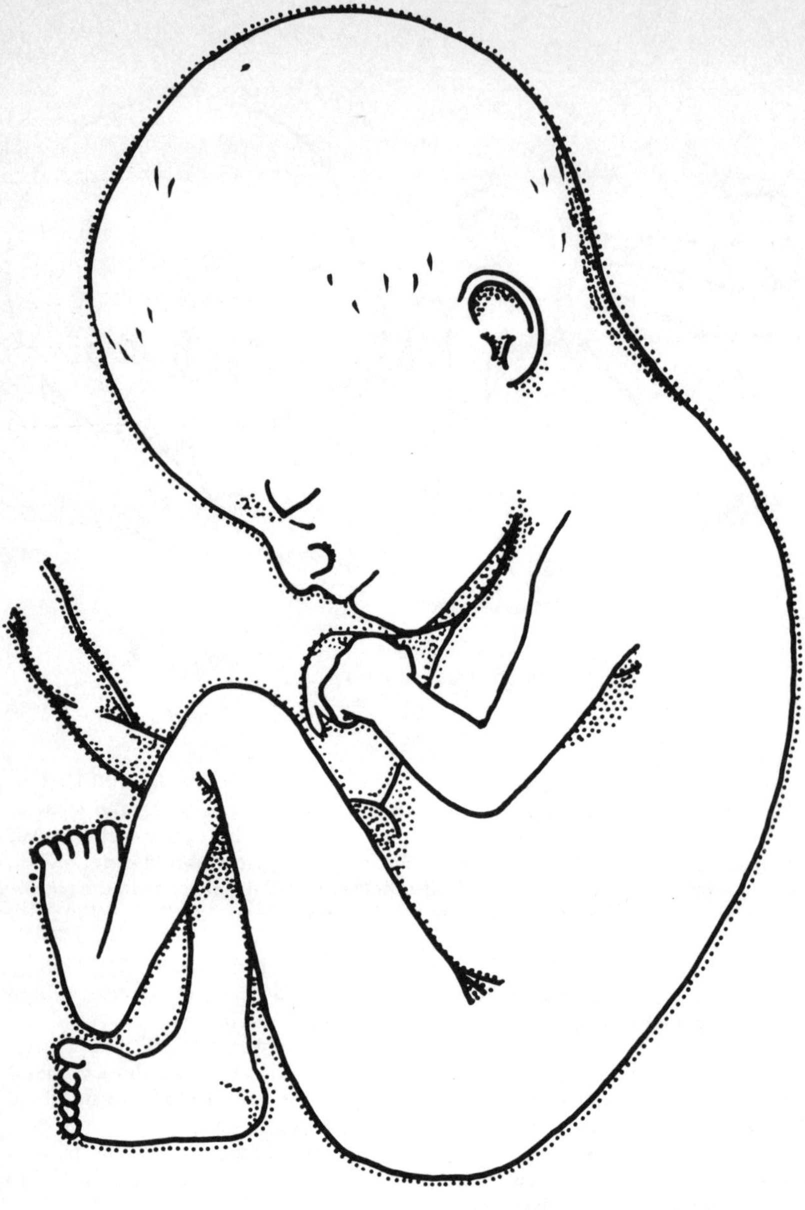

Abb. 27: Das Baby im 5. Monat

DER KOPF DES BABYS

Der Kopf des Babys ist im allgemeinen der größte und am wenigsten zusammendrückbare Körperteil, den du entbinden mußt. Deshalb mußt du über seinen Aufbau Bescheid wissen.

Teile des Schädels

Den Schädel kann man sich als aus drei Teilen bestehend vorstellen:

Schädeldecke (enthält den größten Teil des Gehirns)
Gesicht
Unterkiefer

Die Gesichts- und Unterkieferknochen sind miteinander verbunden und hart und können deshalb nicht zusammengedrückt werden. Die Knochen der Schädeldecke dagegen sind aufgrund ihrer Beweglichkeit zusammenpressbar.

Die Schädeldecke (Cranium) ist aus mehreren Knochen zusammengesetzt:

dem Hinterhauptsbein, zwei Scheitelbeinen, zwei Schläfenbeinen, zwei Stirnbeinen

Die sieben Knochen der Schädeldecke sind miteinander und mit den Gesichts- und Unterkieferknochen an den Schädelnähten mittels Membranen verbunden. Dadurch wird es möglich, daß sich die Schädelknochen während des Geburtsprozesses teilweise übereinanderschieben, ohne daß das Baby Schaden erleidet.

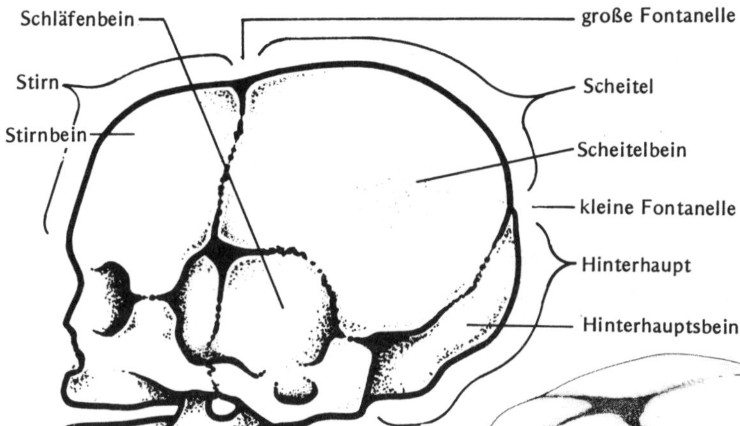

Abb. 28a: Der Schädel des Babys — Knochen, Fontanellen und Bereiche

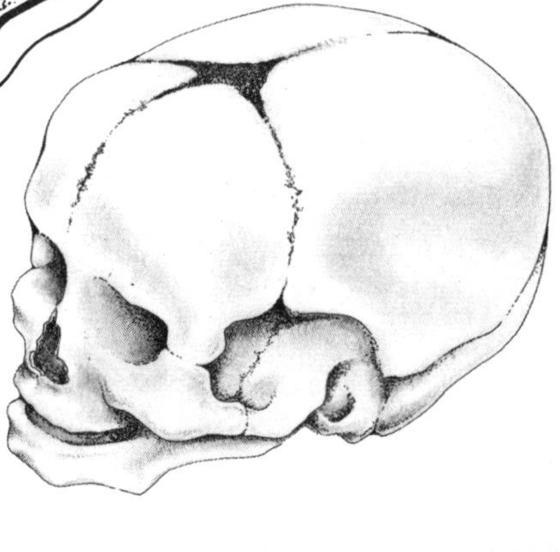

Abb. 28b: Der Schädel des Babys

Schädelnähte

Die Schädeldecke hat vier Nähte. Sie bestehen aus weichem, faserigem Gewebe. Wenn du weißt, wo sie zu finden sind, kannst du die Lage des kindlichen Kopfes im Mutterleib bestimmen. Die vier Schädelnähte sind:

- die Stirnnaht, die die Stirnbeine miteinander verbindet;
- die Pfeilnaht, die die Scheitelbeine miteinander verbindet;
- die Lambdanaht, zwischen Hinterhauptbein und den beiden Scheitelbeinen gelegen; und
- die Kranznaht, die die Stirnbeine mit den vorderen Rändern der Scheitelbeine verbindet.

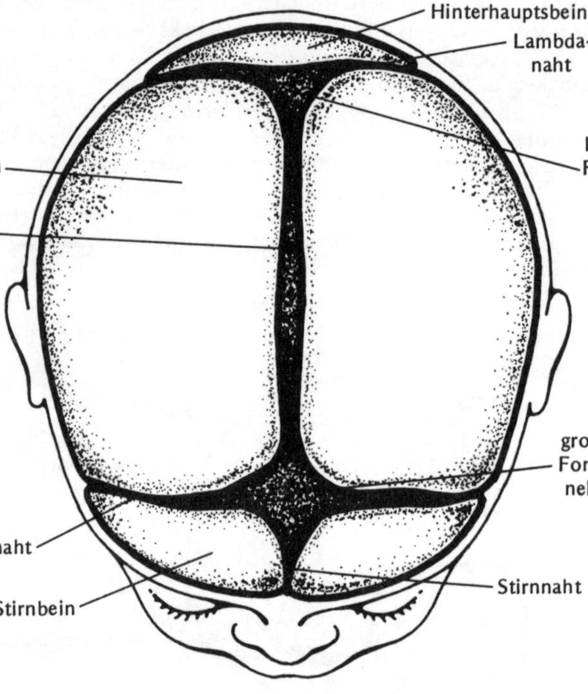

Abb. 29: Schädel des Babys von oben gesehen

Fontanellen

Als Fontanellen bezeichnet man die membranhäutigen Knochenlücken, wo sich die Schädelnahte kreuzen. Du mußt zwei kennen: die große und die kleine Fontanelle. Das hilft dir, die Lage des Babys zu bestimmen.

Die größere Stirnfontanelle ("Bregma") wird allmählich kleiner, hat sich aber erst ganz geschlossen, wenn das Kind 16 - 18 Monate alt ist. Sie ist rautenförmig, 2 bis 2 1/2 cm breit und 3 bis 4 cm lang. Du kannst sie vaginal ertasten, wenn das Kind im Mutterleib mit dem Gesicht nach unten liegt.

Die kleine oder Hinterhauptsfontanelle ist viel kleiner und dreieckig. Sie schließt sich im Alter von 6 bis 8 Wochen. Bei einer Scheitellage des Babys kannst du sie normalerweise vaginal ertasten.

Überschiebung der Schädelknochen

Damit ist die Veränderung der kindlichen Schädelform gemeint, die erfolgt, wenn die beweglichen Schädelknochen, die durch Membranen lose miteinander verbunden sind, sich übereinanderschieben und so den Schädelumfang verkleinern. Bei diesem Vorgang schieben sich Stirn- und Hinterhauptsbeine unter die Scheitelbeine. Eventuell rutscht auch eins der beiden Scheitelbeine über das andere.

Das eigentliche Volumen des Schädels verändert sich nicht, wenn die Schädelknochen übereinander geschoben werden. Wird der Schädelumfang in einer Richtung zusammengedrückt, dehnt er sich zum Ausgleich in eine andere Richtung aus.

Bei der Geburt ist die Membran in den Knochennähten und Fontanellen noch vorhanden. Mit Einsetzen der Verknöcherung verschwinden diese Membranlücken zwischen den Schädelknochen dann schließlich.

Abb. 30: Überschiebung der Schädelknochen

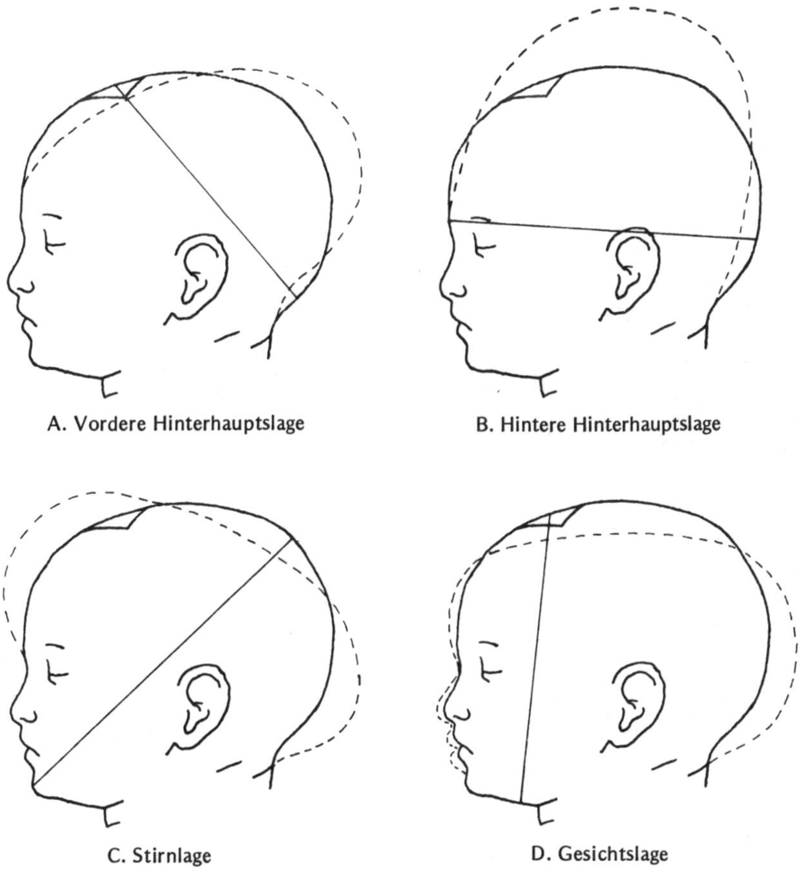

DIE PLAZENTA

Gegen Ende der Schwangerschaft ist die Plazenta, oder der Mutterkuchen, ein blaurotes, rundes, flaches, fleischiges Organ mit einem Durchmesser von etwa 15 – 20 cm. Sie ist 3 cm dick und hat etwa 1/6 des Gewichts des Babys. Die Plazenta besteht aus Gewebe, das sowohl von der Mutter als auch vom Baby stammt. Bei Mehrlingsschwangerschaften kann mehr als eine Plazenta vorhanden sein, je nachdem wieviele befruchtete Eier sich in die Gebärmutterschleimhaut eingenistet haben.

Die Plazenta hat zwei Oberflächen:

– die Oberfläche auf der mütterlichen Seite ist uneben, rot und sieht fleischartig aus. Diese Seite ist in der Schwangerschaft an der Gebärmutterwand befestigt;
– die fetale Seite ist mit einer weißen glatten glänzenden Membran überzogen. Der Membranüberzug besteht eigentlich aus zwei Membranen, dem Chorion und dem Amnion, die sich über den äußeren Rand der Plazenta hinaus fortsetzen und die Fruchtblase bilden, die das Baby und das Fruchtwasser enthält. Die Nabelschnur entspringt auf dieser Seite der Plazenta.

Abb. 31: Die Plazenta

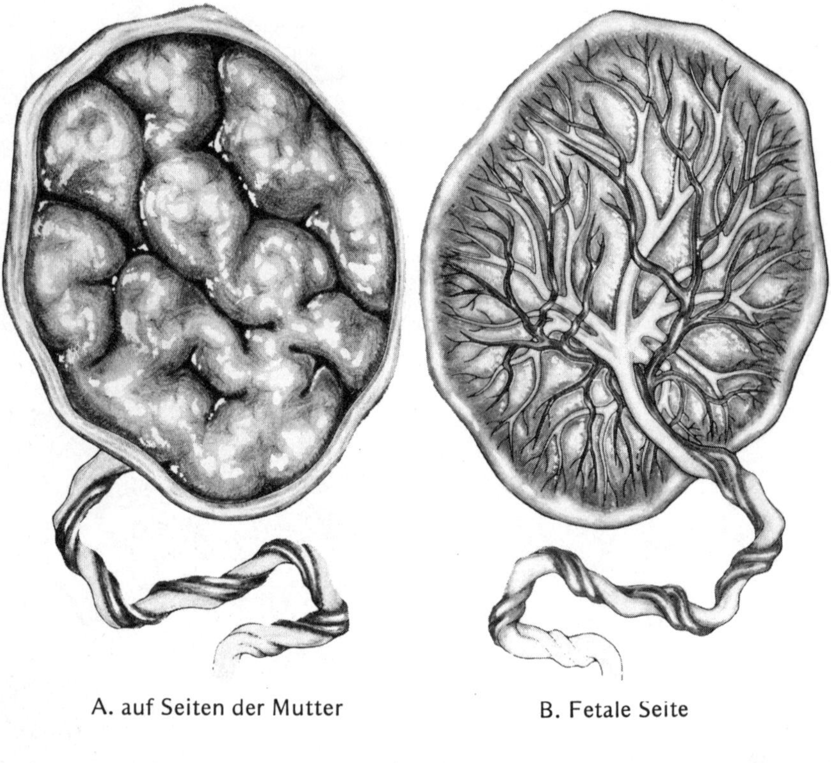

A. auf Seiten der Mutter B. Fetale Seite

Plazentakreislauf

Solange das Kind im Mutterleib ist, atmet es nicht und verdaut keine Nahrung. Dies alles wird stellvertretend von der Plazenta übernommen. Das Blut des Babys wird in seinem Körper gebildet und vermischt sich nicht mit dem Blut der Mutter.

Das Blut des Kindes wird von seinem Herzen durch seinen Körper gepumpt. Da dieses Blut mit Sauerstoff und Nahrung angereichert werden muß, wird es von den Arterien der Nabelschnur zur Plazenta geleitet. Diese Arterien breiten sich auf der Oberfläche der Plazenta aus, wo sie sich in immer kleinere und kleinere Blutgefäße unterteilen und schließlich in den Chorionzotten enden. Diese filtern Nährstoffe und Sauerstoff aus dem Blut der Mutter und übertragen sie auf das kindliche Blut. Die Plazenta übernimmt die Funktion der Atmungs-, Verdauungs- und Ausscheidungssysteme für das Ungeborene. Kohlendioxyd und andere Abfallstoffe werden in der Plazenta vom Blut des Kindes an das der Mutter übergeben, und das mit Sauerstoff angereicherte Blut kehrt durch die Nabelschnurvene zum Baby zurück. Andere Stoffe – wie Medikamente, Viren und Antikörper – können die Membranen, die den mütterlichen und den kindlichen Blutkreislauf trennen, ebenfalls durchdringen. Aus diesem Grunde muß eine Schwangere sehr vorsichtig mit der Einnahme von Medikamenten sein.

Platzentaarten

Lappenplazenta

Die meisten Plazentas entsprechen der in Abb. 31 gezeigten Art. Gelegentlich hat eine Plazenta aber auch kleine, vom Hauptkörper getrennte Lappen, die durch Blutgefäße mit der Hauptplazenta verbunden sind. Die Gefahr bei dieser Art von Plazenta liegt darin, daß der kleinere Lappen ziemlich leicht vom Hauptkörper abgetrennt werden und in der Gebärmutter zurückbleiben kann, wenn der Rest bereits mit der Nachgeburt ausgestoßen wurde. Dies kann nach der Entbindung zu Blutungen und Entzündungen führen. Wenn du am Rand der Plazenta oder in den Eihäuten einen Riß entdeckst oder eine Stelle, an der die Blutgefäße gerissen sind, hast du es vermutlich mit dieser Art von Plazenta zu tun und mußt Schritte einleiten, um die Gebärmutter vollständig zu reinigen.

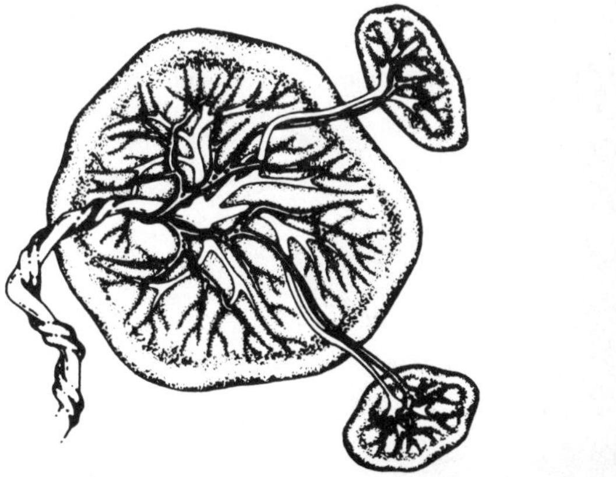

Abb. 32:
Plazenta mit
zusätzlichen
kleinen Lappen

Geteilte Plazenta

Diese Plazenta besteht aus zwei Hauptlappen. Sie ist relativ ungewöhnlich. Untersuche sie auf die eben beschriebene Art, d.h. überprüfe, ob die Eihäute unversehrt sind.

Es gibt noch einige andere ungewöhnliche Plazentaabweichungen, die jedoch bei der Entbindung keine Probleme bereiten.

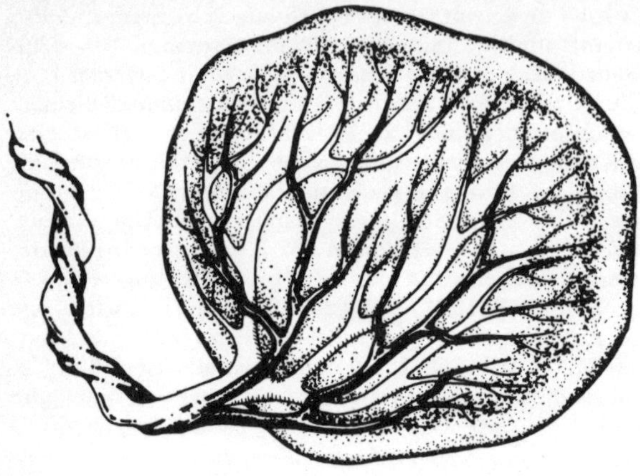

Abb. 33: Plazenta mit seitlichem Ansatz der Nabelschnur

DIE NABELSCHNUR

Die Nabelschnur verbindet die Plazenta mit dem Baby. Sie ist mit einer weißlich-grauen, geleeartigen Substanz angefüllt, die die Nabelschnurvene und die beiden Nabelschnurarterien davor schützen, zusammengedrückt zu werden. Die Nabelschnur ist gewöhnlich etwa 50 cm lang und 2 cm dick.

Manchmal ist anstelle von zwei Arterien nur eine Arterie in der Nabelschnur, so daß sie insgesamt nicht drei, sondern nur zwei Blutgefäße enthält. Das trifft auf etwa 1% der Nabelschnüre zu und ist in 15% der Fälle mit angeborenen Mißbildungen des Kindes verbunden.

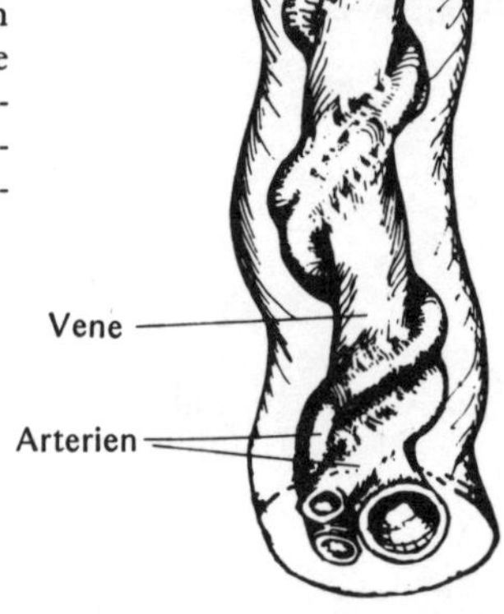

Abb. 34: Nabelschnur

Abnormalitäten der Nabelschnur

Die Nabelschnur kann sehr kurz, sehr lang, sehr dick oder sehr dünn sein. Eine kurze Nabelschnur kann Probleme verursachen, kommt zum Glück aber sehr selten vor. Bei einer allzu langen Nabelschnur ist die Wahrscheinlichkeit größer, daß sie sich verknotet, vorfällt oder sich um Hals oder Glieder des Ungeborenen wickelt. Eine sehr dicke oder sehr dünne Nabelschnur ist schwieriger zu durchtrennen als eine normale. Man muß deshalb sehr umsichtig dabei vorgehen, um zu vermeiden, daß es zu Blutungen kommt. In sehr seltenen Fällen kann ein Stück des kindlichen Darms in die Nabelschnur vorfallen. So ein Fall wird dir vermutlich nie begegnen, aber gehe davon aus, wenn die Nabelschnur dicht beim Nabel geschwollen ist. Gelegentlich ist die Nabelschnur nur schlecht an der Plazenta befestigt und kann dann während der Nachgeburtsphase abreißen.

DIE EIHÄUTE

Es gibt zwei fetale Membranen: das Amnion, auch Schafshaut genannt, die innere, kräftigere Membran, die das Fruchtwasser ausscheidet sowie das Chorion, oder die Zottenhaut, die äußere Membran, die die Gebärmutterhöhle auskleidet. Sie ist übergangslos mit dem Plazentarand verbunden. Die beiden Membranen liegen nebeneinander und können leicht getrennt werden.

DAS FRUCHTWASSER

Zum Ende der Schwangerschaft sind etwa ein bis anderthalb Liter Fruchtwasser vorhanden. Die Flüssigkeit wird von der inneren Membran der Fruchtblase, dem Amnion, ausgeschieden. Sie stellt einen guten Stoßdämpfer für das Baby dar, erlaubt es ihm, sich frei zu bewegen, hilft ihm, seine Körpertemperatur zu halten und verhindert, daß die Membranen auf der Haut des Babys festkleben.

3.
SCHWANGERSCHAFTSVORSORGE

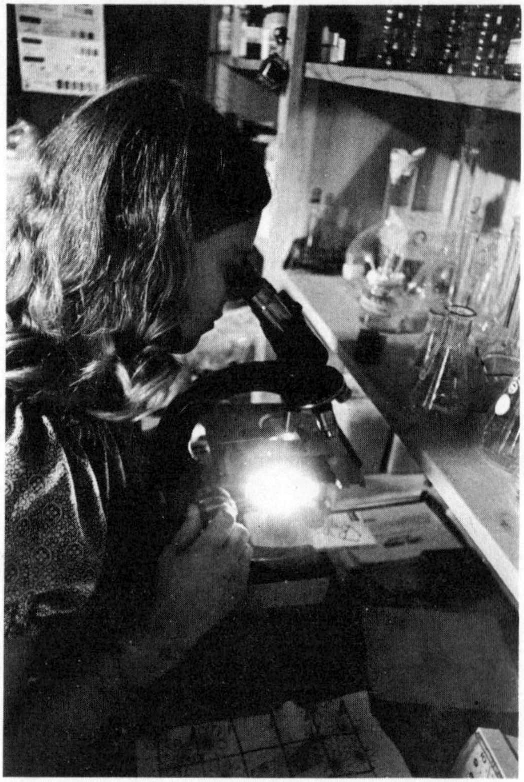

Ein gutes Vorsorgeprogramm ist wesentlich für das physische und psychische Wohlergehen von Mutter und Kind. Der Vater des Kindes muß ebenfalls mit einbezogen werden, damit er sich der physiologischen und emotionalen Veränderungen, die seine Frau während der Schwangerschaft durchmacht, voll bewußt ist und weiß, wie er sie in dieser besonderen Zeit am besten unterstützen kann. In einigen kulturellen Situationen ist es notwendig, daß die Hebamme die ganze Familie der Schwangeren auf die Geburt vorbereitet. Die Hebamme muß das schwangere Paar regelmäßig treffen, um beide gut kennenzulernen. Sie muß dafür sorgen, daß die Paare, die sie betreut, gut auf die Geburtsarbeit und den Geburtsprozeß vorbereitet sind sowie darauf, die Verantwortung für ein neues Leben zu übernehmen. Wenn sie mehrere schwangere Paare gleichzeitig betreut, ist es eine gute Idee, gemeinsame Gespräche zu organisieren, die für alle beteiligten Paare nützlich sein können. Auf diese Weise bilden sie eine Gemeinschaft, in der sie die Vorteile ihrer gemeinsamen Erfahrung miteinander teilen können.

Vorsorgeuntersuchungen sollten von der Feststellung der Schwangerschaft an bis zum siebten Monat einmal monatlich erfolgen. Im achten Monat sollten die Untersuchungen vierzehntägig durchgeführt werden. Bei Beginn des letzten Schwangerschaftsmonats sollte die Hebamme sich darüber im klaren sein, welche Frauen besser nicht zu Hause entbinden sollten und diese an eine Stelle weitervermitteln, wo besser für sie gesorgt werden kann. Auf Seite 52 werden Kriterien erläutert, die dir helfen sollen zu beurteilen, wann eine Hausgeburt sicher ist und wann nicht.

Es ist erforderlich, daß du Zugang zu einem guten Labor hast, denn um eine gute Vorsorge für Mutter und Kind zu garantieren, sollten einige bestimmte Tests gemacht werden. Darauf wird weiter hinten in diesem Kapitel näher eingegangen.

Grundausstattung für die Schwangerschaftsvorsorge

1. Herztönerohr
2. Blutdruckmeßgerät
3. Stethoskop
4. Armbanduhr mit Sekundenzeiger
5. gute Babywaage
6. Personenwaage
7. Teststreifen für Protein und Zuckergehalt im Harn
8. Maßband
9. reguläre, sterile Untersuchungshandschuhe
10. geeignete antiseptische Seife

Diese Sachen müßtest du in einem Sanitätshaus oder von einem Arzt, den du kennst, besorgen können.

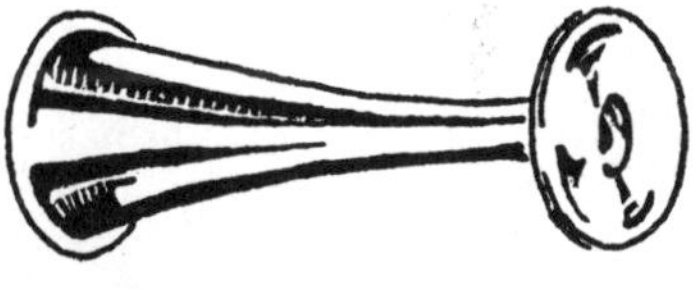

Abb. 35: Herztönerohr (britisches Modell)

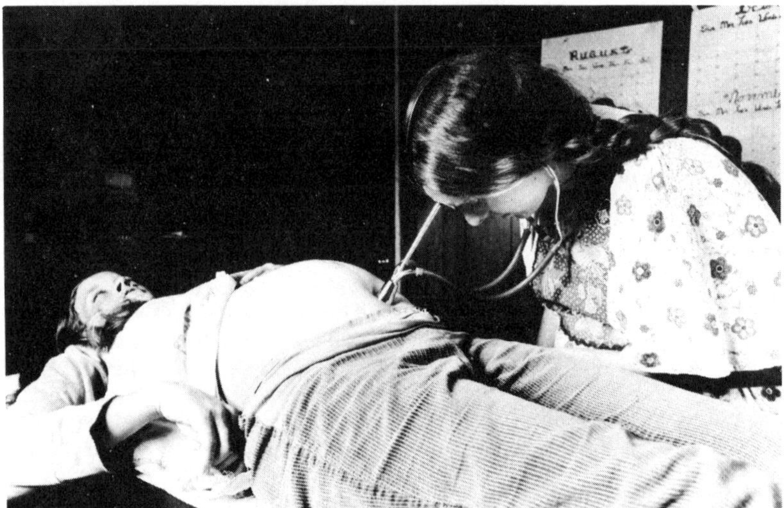

Abhören der kindlichen Herztöne mit einem amerikanischen Standardherztönerohr

DIE ERSTE UNTERSUCHUNG

Lerne die Mutter (oder beide Eltern, wenn beide da sind) so gut wie möglich kennen. Ihr werdet sehr eng miteinander zu tun haben, deshalb ist es notwendig, daß ein starkes Band der Freundschaft und des Vertrauens zwischen euch entsteht. Du hältst die Verantwortung für zwei Menschenleben in deinen Händen. Achte darauf, was für Gefühle die Eltern dem Baby gegenüber und zueinander haben. Hilf ihnen, miteinander zu reden, wenn du siehst, daß das nötig ist. Beim ersten Besuch sollten wichtige Informationen über die Schwangerschaft, frühere Geburten und die Krankengeschichte aufgenommen werden, eine allgemeine Untersuchung wie unten beschrieben sollte durchgeführt und das Becken untersucht werden, um die Schwangerschaft zu bestätigen und die Beckenmaße festzustellen. Du brauchst dabei nicht starr an der hier genannten Reihenfolge festzuhalten. Manchmal ist es am besten, mit einer ordentlichen Bauchmassage und einer Beckenuntersuchung anzufangen. Manchmal ist es besser, zuerst alle wichtigen Informationen zu erfragen, bevor du mit einer Untersuchung beginnst. In manchen Fällen entscheidest du dich vielleicht sogar dafür, die Beckenuntersuchung auf eine oder zwei Wochen nach deinem ersten Treffen mit einer Frau zu verschieben, um zuerst ihr Vertrauen gewinnen zu können – wenn es sich zum Beispiel um eine sehr junge alleinstehende Frau handelt.

Es ist wichtig, daß du genau und sorgfältig Aufzeichungen über Krankengeschichte und Untersuchungen jeder Frau führst, die du betreust. Im Anhang ist ein Muster der Formulare abgedruckt, die wir benutzen. Diese Aufzeichnungen sind wichtig für deine eigene Arbeit sowie auch für eine sinnvolle Verständigung mit einem Arzt oder einer anderen Hebamme, die du eventuell in dem einen oder anderen Fall zu Rate ziehen mußt.

Wichtige Informationen

Die jetzige Schwangerschaft

Erkundige dich nach dem Datum des ersten Tages der letzten regulären Periode. Der wahrscheinliche Geburtstermin ist neun Monate und sieben Tage nach dem ersten Tag der letzten Periode. Erkundige dich nach der bisherigen Menstruationsgeschichte. Wenn die Frau einen unregelmäßigen oder einen langen Zyklus hat oder ihre Periode öfter ausbleibt, ist der errechnete Geburtstermin eventuell nicht sehr genau. Bei einigen Frauen stellt sich eine leichte Blutung ein, nachdem sie schwanger geworden sind. Diese kann leicht mit der letzten normalen Periode verwechselt werden und deine Berechnungen durcheinanderbringen. Deshalb solltest du die Menstruationsgeschichte so detailliert wie möglich erfragen.

Erkundige dich, ob die Frau unter Morgenübelkeit leidet und wenn ja, wie stark die Übelkeit ist.

Frühere Schwangerschaften

Stelle fest, wieviele es waren und ob jeweils ein gesundes, lebendiges Kind geboren wurde. Frage nach eventuellen Fehlgeburten oder Abtreibungen und in welchem Stadium der Schwangerschaft sie erfolgt sind. Erkundige dich nach den wahrscheinlichen Ursachen und den erfolgten Behandlungen. Frage nach allen Aspekten dieser Schwangerschaften, Entbindungen und dem Zeitraum danach: Dauer der Schwangerschaften und Geburtsarbeit, sind die Geburten normal verlaufen oder gab es Komplikationen, waren Zangengeburten dabei, bekam die Frau Betäubungsmittel, welches Geburtsgewicht hatten die Kinder, bekam die Mutter Blutungen, konnte sie stillen. Erkundige dich auch nach dem derzeitigen Gesundheitszustand der anderen Kinder.

Krankengeschichte

Führe Aufzeichnungen über wichtige Krankheiten, alle medikamentösen Behandlungen, Bluttransfusionen, Allergien und Empfindlichkeiten gegen bestimmte Medikamente. Stelle fest, welche Verhütungsmittel die Frau bisher benutzt hat und ob Fruchtbarkeitsuntersuchungen durchgeführt worden sind.

Frage nach Operationen und ernsten Verletzungen. Wann sind sie erfolgt. Halte diese Daten und Informationen schriftlich fest. Achte besonders auf Operationen oder Verletzungen des Beckens, Unterleibs und der Wirbelsäule.

Familiengeschichte

Frauen, in deren Verwandschaft jemand an Diabetes oder Bluthochdruck (Hypertonie) leidet, müssen sorgfältig daraufhin beobachtet werden, ob sich bei ihnen diesbezüglich Symptome zeigen. Zucker im Harn der Mutter kann bedeuten, daß sie Diabetikerin ist beziehungsweise ausgelöst durch ihre Schwangerschaft Zucker hat, was manchmal der Fall ist. Sie sollte sich von einem Arzt untersuchen lassen. Stelle fest, ob ein naher Verwandter Tuberkulose hat, denn diese Krankheit kann leicht auf das Neugeborene übertragen werden.

Allgemeine Untersuchungen

1. **Miß den Blutdruck.** Auf Seite 198 findest du eine Anleitung dazu.
2. **Halte das derzeitige Gewicht der Mutter und ihr Gewicht vor Beginn der Schwangerschaft fest.** Vergewissere dich, daß sie weiß, was sie in welchen Mengen essen muß (im I. Band, S. 237 f), um sich selbst und das in ihr wachsende Baby richtig zu ernähren.
3. **Untersuche ihren Harn** mit Teststreifen auf den Zucker- und Proteingehalt. Wird beides oder eins von beiden nachgewiesen, besprich dich mit dem Arzt.
4. **Du mußt die Blutgruppe der Mutter kennen.** Laß die Frauen, die Rhesus-Faktor negativ haben, im örtlichen Krankenhaus auf Antikörper in ihrem Blut untersuchen. (Wenn möglich, solltest du natürlich ein eigenes, unabhängiges Labor einrichten.) Untersuche diese Frauen zu Anfang ihrer Schwangerschaft und vom sechsten Monat an einmal pro Monat. Siehe Seite 44. Untersuche auch die Frauen, die nicht Rh-negativ sind, bei jeder Schwangerschaft auf Antikörper. Es gibt an die 40 verschiedene Antikörper und durch eine Bluttransfusion, Fehlgeburt oder Abtreibung kann eine Frau Antikörper bekommen haben, von denen du nichts weißt. Untersuche das Blut der Mutter auf Syphilis, ABO-Blutgruppenmerkmale und auch auf Rötelantikörper.
5. **Untersuche den Hämatokritwert der Mutter.** Der Hämatokritwert ist der prozentuale Volumenanteil der roten Blutkörperchen an der Gesamtblut-

Der Rhesus-Faktor

Der Rhesus-Faktor ist eine Substanz, die auf den roten Blutkörperchen der meisten Menschen vorhanden ist, nämlich bei 85 %. Diese Menschen werden als Rh-positiv (Rh) bezeichnet. Bei 15 % ist das nicht der Fall, sie sind Rh-negativ (rh).

Diese Tatsache ist ohne Bedeutung, solange nicht das Blut eines Rh-positiven Menschen in den Blutkreislauf eines rh-negativen Menschen gelangt. Der rh-negative Mensch würde Antikörper in seinem Blut bilden, um die fremden "Eindringlinge" abzuwehren. Dies kann nur durch eine unverträgliche Bluttransfusion geschehen oder *wenn eine rh-negative Frau zusammen mit einem Rh-positiven Mann ein Kind bekommt.* Das ungeborene Kind wird in diesen Fällen oft Rh-positiv sein, und unter bestimmten Umständen, vor allem bei der Geburt, kann es sein, daß sich das Blut des Kindes mit dem der Mutter vermischt. (Was normalerweise nicht geschieht.) Dies führt dann dazu, daß das Blut der Mutter sensibilisiert wird und Antikörper gegen die Substanz im kindlichen Blut bildet. Diese Antikörper zerstören die roten Blutkörperchen des Babys. Das erste Kind einer Frau ist dadurch normalerweise nicht gefährdet, weil es den mütterlichen Körper bereits verlassen hat, wenn die Antikörper gebildet werden; sie können nicht mehr in den kindlichen Organismus eindringen. Aber die Antikörperreaktion wird im Blut gespeichert, und da die Antikörper durch die Plazenta vom Blut der Mutter in das Blut des Kindes übergehen können, ist das nächste Baby gefährdet.

Zum Glück gibt es eine Möglichkeit, das zu verhindern. Das Blut einer rh-negativen Frau mit einem Rh-positiven Mann muß mehrmals im Verlauf der Schwangerschaft auf Antikörper untersucht werden. Höchstwahrscheinlich werden keine Antikörper nachzuweisen sein. Am Tage nach der Entbindung braucht die rh-negative Mutter dann eine Rhogam-Spritze, um die Bildung von Antikörpern zu verhindern, falls ihr Blut sich mit dem des Kindes vermischt haben sollte. Erfrage von deinem Arzt, wo du die Rhogam-Spritze besorgen kannst. Die Spritze muß innerhalb von 72 Stunden nach der Geburt gegeben werden, wenn sie wirksam sein soll. Wenn das Baby der rh-negativen Mutter ebenfalls rh-negativ ist, braucht sie keine Spritze zu bekommen, weil ihr Blut sich mit dem des Kindes verträgt.

Wenn sie bereits mehrere Kinder hat oder mehrere Fehlgeburten oder Abtreibungen hinter sich hat, beziehungsweise aus irgendeinem anderen Grund eine hohe Zahl von Antikörpern hat, muß sie in einem Krankenhaus entbinden, wo die Geburt früh eingeleitet werden kann, um das Baby rechtzeitig aus einer gefährlichen Lage zu befreien und notfalls das Blut auszutauschen.

Bei einer Rh-positiven Mutter und einem rh-negativen Vater gibt es keine Komplikationen. Wenn das Baby rh-negativ ist, wie sein Vater, verfügt sein Blut über keine zusätzliche Substanz, um den Abwehrmechanismus des mütterlichen Blutes zu mobilisieren.

menge. Er zeigt normalerweise den Eisengehalt des Blutes an. Achte darauf, ob Anämie (Blutarmut) vorliegt. Frauen mit niedrigen Hämatokritwerten werden leicht müde und haben bläulichgraue Ringe unter den Augen. Der Hämatokritwert sollte wenigstens bei 35 liegen. Siehe auch S. 51 u. 158 f.

6. **Achte darauf, ob sich die Brust der Mutter verändert hat.** Ihre Brüste sind wahrscheinlich größer geworden und sind zart und kribbelig, besonders wenn es sich um das erste Kind handelt. Es ist wahrscheinlich, daß die Brustwarzen dunkler werden. Bei einer schwangeren Frau zeigen sich im Warzenhof normalerweise etwa fünfzehn kleine Schwellstellen, die sogenannten Glandulae areolares – verkümmerte Milchdrüsen. Eventuell läßt sich schon etwas Kolostrum aus den Brustwarzen pressen.
7. **Sorge dafür, daß die Mutter in ausreichender Menge vorgeburtliche Vitamine und Eisen bekommt.**
8. **Untersuche Muschi, Beine und Füße der Frau auf Krampfadern und Ödeme.**
9. **Überprüfe ihre Schilddrüse.** Dazu mußt du ihren Hals untersuchen. Die Schilddrüse ist ein weiches endokrines Organ, an den unteren äußeren Kanten des Schildknorpels (Adamsapfel) gelegen. Eine normale Schilddrüse ist weich und glatt, und es ist nicht so einfach, ihre Ränder zu ertasten. Eine vergrößerte Schilddrüse kann man sehen und fühlen, besonders wenn die Frau schluckt, da sie nach oben rutscht, wenn sich der Schildknorpel bewegt.
   Bei einer normalen Schwangerschaft kann die Schilddrüse leicht vergrößert sein, sollte jedoch von einem Arzt untersucht werden, wenn sie besonders groß ist oder Knötchen festzustellen sind.

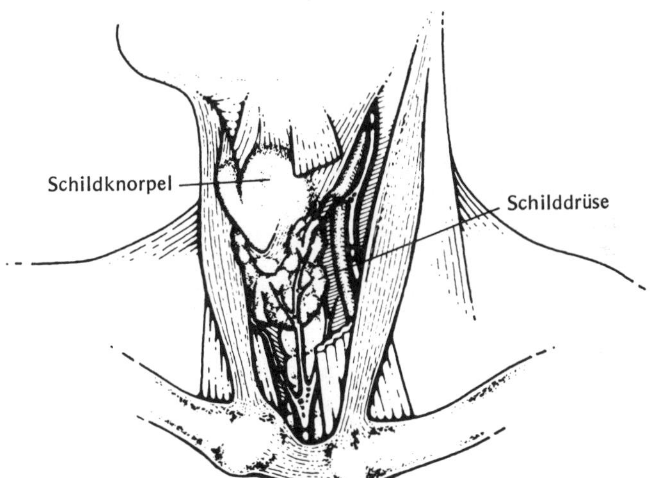

Abb. 36: Lage der Schilddrüse

10. **Wenn du aus irgendeinem Grund** – allgemeines Aussehen, Kranken- oder Familiengeschichte oder einfach Intuition – der Meinung bist, daß die werdende Mutter eine umfassendere Untersuchung benötigt, setze dich mit dem Arzt in Verbindung.

Beckenuntersuchung

Laß die Schwangere zuerst ihre Blase entleeren. Die Handschuhe oder Finger müssen sauber sein, brauchen bei der ersten Untersuchung jedoch nicht steril zu sein, es sei denn, es liegt eine Entzündung vor. Sei sanft und tantrisch, wenn du sie untersuchst.

Untersuchungen zur Feststellung der Schwangerschaft

Greife mit zwei Fingern in den Geburtskanal, unter den Gebärmutterhals. Lege die andere Hand auf den Unterleib. Wenn du beide Hände gegeneinanderdrückst, kannst du fühlen, ob die Gebärmutter vergrößert ist. In der sechsten Schwangerschaftswoche ist der Uterus größer als normal. Etwa in der achten Woche (zehn Wochen nach der letzten Periode) ist er ungefähr so groß wie ein Tennisball.

Abb. 37:

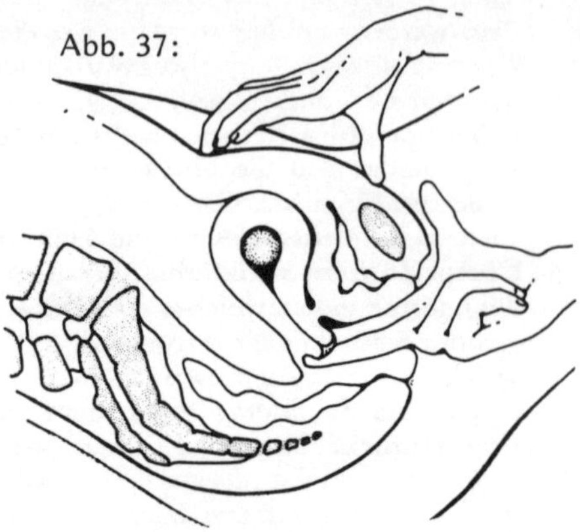

Feststellung der Schwangerschaft

Du solltest dabei gleichzeitig auf die folgenden Anzeichen achten: *Zyanose* (bläuliche Farbe) des Geburtskanals. In der sechsten Woche. (Chadwick-Schwangerschaftszeichen)

Weicher Muttermund – Normalerweise fühlt sich der Muttermund ziemlich fest an, wie deine Nasenspitze; wenn eine Frau schwanger ist, in der 4. - 5. Woche, fühlt er sich an wie deine Lippen. (Goodell-Schwangerschaftszeichen)

Die Verbindungsstelle zwischen Muttermund und Gebärmutterkörper *wird weicher* – in der 5. bis 6. Woche kannst du sie bei beidhändiger Untersuchung fast papierdünn zusammendrücken. (Hegar-Schwangerschaftszeichen)

Schwangerschaftstests

Wir machen normalerweise keine Schwangerschaftstests, aber manchmal ist es aus irgendeinem Grund wichtig, sofort festzustellen, ob eine Frau schwanger ist. In dem Fall machen wir einen Test im Labor.

Chorion-Gonadotropin, ein Hormon, das die Chorionzotten zu Beginn der Schwangerschaft absondern, wird in den Harn ausgeschieden. Dieses Hormon versucht man bei Schwangerschaftstests nachzuweisen. Die Tests sind normalerweise etwa 10 - 14 Tage nach dem ersten Ausbleiben der Periode, das heißt im ersten Schwangerschaftsmonat, positiv. Es kann jedoch auch sein, daß das Hormon noch nicht abgesondert wird und man ein falsches negatives Ergebnis erhält. Der Fehlerquotient dieser Tests liegt bei etwa 5 %. Das Hormon wird während der ganzen Schwangerschaft abgesondert, später jedoch nur in kleinen Mengen. Für die Tests wird der erste Morgenurin verwendet, weil er am konzentriertesten ist. Damit werden die Tests am genauesten. Man braucht etwa einen Teelöffel voll. Der Behälter mit dem Urin sollte mit einem Namen gekennzeichnet, kühl aufbewahrt und möglichst bald ins Labor gebracht werden.

WEITERE VORSORGEUNTERSUCHUNGEN

Häufigkeit: • alle vier Wochen in den ersten sieben Monaten
• alle zwei Wochen im achten Monat
• wöchentlich bis zum Beginn der Geburt

Routinemaßnahmen

1. **Miß den Blutdruck,** den systolischen sowie den diastolischen, bei jedem Besuch. Wenn der Blutdruck zu hoch wird, solltest du dich mit dem Arzt in Verbindung setzen. Achte besonders auf den unteren (diastolischen) Wert, denn der obere (systolische) Wert ist je nach Gefühlen, Aktivitäten etc. starken Veränderungen unterworfen. Von Bluthochdruck würde man bei Werten von über 130/90 sprechen beziehungsweise dann, wenn der diastolische Wert um 30 mm HG oder mehr über den normalen Blutdruck (oder den Blutdruck während der ersten zwei Drittel der Schwangerschaft) steigt. Du mußt also nicht einfach nur darauf achten, ob der Blutdruck der Frau hoch ist. Bluthochdruck ist normalerweise das erste Anzeichen für eine Schwangerschaftsvergiftung. Er sollte dich veranlassen, sorgfältig auf weitere Symptome zu achten.

Im allgemeinen jedoch haben vegetarische Bohnenesserinnen keine Schwierigkeiten mit Bluthochdruck, Schwangerschaftsvergiftung und anderen Leiden, wie sie bei schwangeren Fleischesserinnen üblich sind. (Von 722 Schwangerschaften hatten wir nur zwei Präeklampsie-Fälle.) Eine Anmerkung: Wenn du Vollvegetarierin bist, mußt du deinen Proteinbedarf aus Bohnen oder Bohnenprodukten decken. Und vergiß nicht, zusätzlich Vitamin B 12 zu dir zu nehmen.

2. **Überprüfe das Gewicht der werdenen Mutter.** Sie sollte während der Schwangerschaft etwa 20 - 25 Pfund zunehmen. Wenn eine Frau vorher Untergewicht hat, kann sie auch 30 Pfund zunehmen, ohne daß ihr Organismus dadurch zu sehr belastet wird. Darin inbegriffen sind Gewicht des Babys, der Plazenta, des Fruchtwassers und Wasserverhaltung im Gewebe sowie ein wenig extra Fett. Rate der Mutter, sich einen Teil der Gewichtszunahme für die letzten paar Monate aufzusparen, etwa ein halbes Pfund pro Woche, wenn das Baby schnell wächst. Eine Gewichtszunahme von über vier Pfund pro Monat in zwei Monaten nacheinander könnte bedeuten, daß sich eine Schwangerschaftsvergiftung entwickelt oder aber dich vermuten lassen, daß Zwillinge kommen. Vergewissere dich, daß die Schwangere sich richtig ernährt, insbesondere, daß sie genug Protein bekommt. Denke daran, daß die Frau, die du betreust, eventuell zu wenig über Ernährung Bescheid weiß oder zu starrsinnig in dieser Hinsicht sein könnte, um sich richtig zu ernähren.

3. **Untersuche den Urin der Schwangeren** auf seinen Protein- und Zuckergehalt. Wenn zuviel Protein im Harn ist, setze dich mit dem Arzt in Verbindung. Wenn du eine Harnprobe mit mehr als einer Spur Protein bekommst, mußt du eine zweite Probe untersuchen. Es ist am besten, wenn die Probe beim Pinkeln "mitten aus dem Strahl" genommen wird, weil auf diese Weise kaum Verunreinigungen von außerhalb der Muschi hereinkommen. Laß die Mutter sich zu-

Eine Gewichtszunahme von ungefähr 20 - 25 Pfund im Lauf der Schwangerschaft ist normalerweise in etwa angemessen. Bei Kay Marie war ich jedoch der Ansicht, daß es günstig für sie wäre, bei jeder ihrer Schwangerschaften mehr zuzunehmen. Bevor sie mit ihrem zweiten Sohn schwanger wurde, wog sie nur etwa 87 Pfund. (Ihr Idealgewicht lag bei 100 Pfund.) Jeder redete ihr zu, sie sollte essen, aber in mehreren Wochen schaffte sie es nicht, etwas zuzunehemen. Dann wurde sie schwanger, und sofort gewann sie ihren Appetit zurück. Sie fragte immer wieder, ob es nicht schaden würde, wenn sie soviel zunähme, aber sie sah sehr gesund aus und hatte keinerlei Probleme mit ihrem Blutdruck oder sonstige Beschwerden. Sie hatte einfach zum ersten Mal seit langer Zeit wieder einen gesunden Appetit. Ich hatte den Eindruck, daß sie einfach soviel Gewicht zunahm, wie sie brauchte. Deshalb sagte ich immer wieder: "Iß, Kay Marie, iß. Iß soviel du magst." Sie wog 135 Pfund kurz vor der Entbindung – hatte also insgesamt 48 Pfund zugenommen – und sah gut aus. (Mir war aufgefallen, wie schnell sie beim Stillen wieder abnahm und ihre alte Figur zurückbekam, deshalb dachte ich, daß ihr ein bißchen zusätzliches Fett nicht schaden würde.) Ihr Sohn wog bei seiner Geburt gut acht Pfund – etwa ein Zehntel ihres Gewichts vor der Schwangerschaft. Sie hatte eine leichte, schöne Entbindung, alles lief gut.

erst gründlich mit einer chirurgischen Seife waschen und gut nachspülen und dann beim Pinkeln in einem sauberen Glas mitten aus dem Strahl etwas Harn auffangen. (Benutze ein steriles Glas, wenn du die Harnprobe auf Bakterien untersuchen willst, weil du glaubst, daß die Schwangere eine Infektion hat.) Sprich mit dem Arzt, wenn der Proteinwert +30 erreicht. (Die Protein- und Blutdruckwerte geben dir einen Hinweis auf die Nierenfunktion der Schwangeren, die während der Schwangerschaft von ziemlich großer Bedeutung für ihre Gesundheit und die ihres Kindes ist.) Noch einmal, Zucker im Harn kann Diabetes bedeuten oder ein Vorzeichen dafür sein. Setze dich deshalb mit dem Arzt in Verbindung, wenn du Zucker im Harn feststellst.

Wenn der Harn dir in irgendeiner Weise unnormal erscheint, laß eine weitere Harnanalyse machen.

4. Taste die Brüste der Mutter ab. Die Brüste von Schwangeren müssen massiert werden, weil sie einer so raschen Veränderung und Entwicklung ausgesetzt sind. Sieh dir die Brustwarzen an, und wenn sie relativ zart sind, laß die Mutter oder ihren Mann sie täglich massieren, um sie abzuhärten.

5. Miß den Bauch, und zwar von der Schambeinspitze bis zum Fundus (Kuppe der Gebärmutter). In der zwölften Woche müßte der Fundus kurz oberhalb des Schambeins liegen. Ab der sechsten Woche müßte er etwa einen Zentimeter pro Woche wachsen. Nach 20 Wochen entspricht der Abstand des Fundus vom Schambein ziemlich genau (mit 2 cm Spielraum) der Anzahl der Schwangerschaftswochen. Wächst er stärker, kann es sein, daß die Mutter Zwillinge bekommt. Bleibt der Abstand kleiner, könnte Bluthochdruck oder eine Infektion die Ursache dafür sein, daß das Baby nur langsam wächst.

Fühle jedesmal nach, wie hoch die Gebärmutter liegt und überprüfe das Wachstum des Kindes.

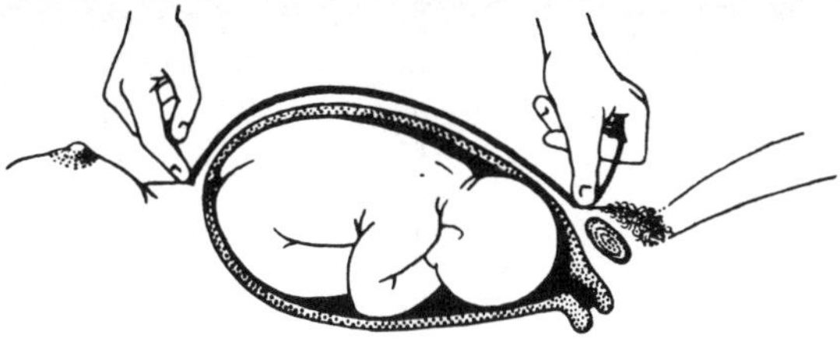

Abb. 38: Messung des Bauchs

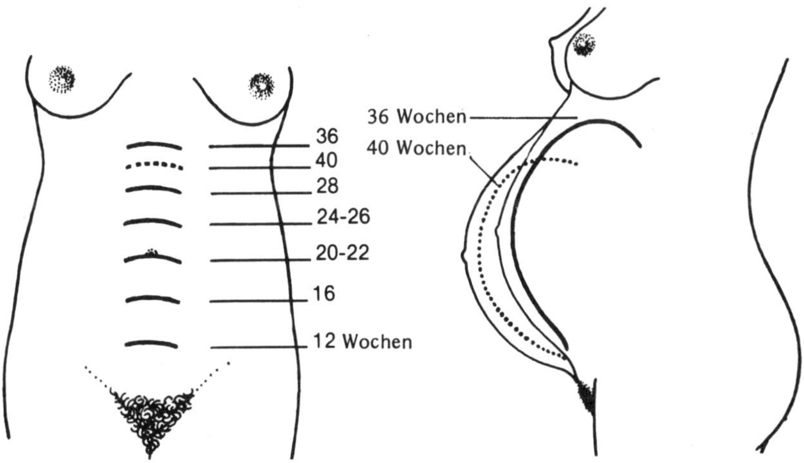

Abb. 39: Höhe des Fundus in den verschiedenen Schwangerschaftswochen

6. Überprüfe die Herztöne des Fetus. Der kindliche Herzschlag ist normalerweise ab der 20. bis 24. Woche hörbar. Er ist etwa so zu hören, wie das Ticken einer Armbanduhr unter einem Kissen. Zu Anfang der Schwangerschaft kannst du ihn in der Mitte kurz über dem Schambein hören. Das Herz eines Babys schlägt etwa 120 - 160 mal pro Minute. Anfangs zählst du eventuell bis zu 150 - 160 Schläge pro Minute, zum Ende der Schwangerschaft sind es normalerweise 120 - 140 Schläge.

7. Untersuche Arme und Beine auf Ödeme und Krampfadern. Bemühe dich gegebenenfalls um eine weitere Behandlung. Wenn eine der Frauen, die du betreust, ein Ödem hat, untersuche ihren Harn und Blutdruck sorgfältig, Schwellungen sind manchmal auf eine Schwangerschaftsvergiftung zurückzuführen. Wenn die Schwellung nicht zu schlimm ist und nur um die Knöchel herum auftritt und gleichzeitig Blutdruck und Urin in Ordnung sind, brauchst du dir keine Sorgen zu machen. Laß sie einfach ihre Beine möglichst oft hoch-

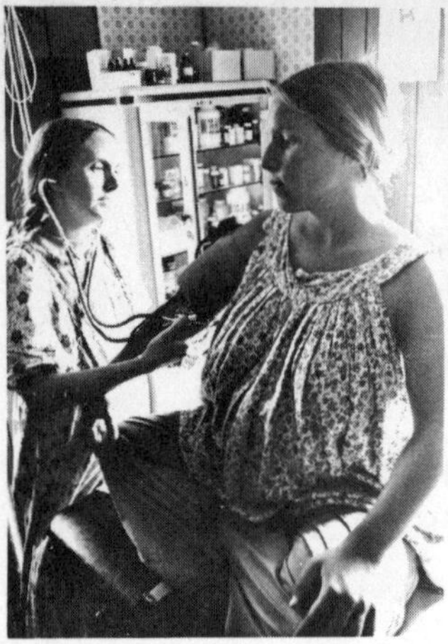

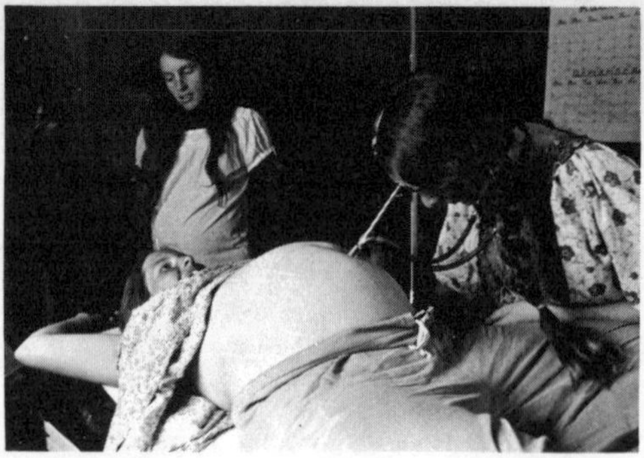

links: Messen des Blutdrucks
rechts: Überprüfung der Herztöne des Feten

legen und ihren Kochsalzverbrauch einschränken. Wenn sich eines der folgenden Symptome zeigt, solltest du sie weiter untersuchen: Schwellungen, die sich die Beine hinaufziehen; Schwellungen, die bei Druck Vertiefungen bilden (das heißt, es ist wie bei Brotteig, wenn man mit dem Finger hineindrückt, es bleibt eine Delle); angeschwollene Hände (sie beklagt sich vielleicht darüber, daß ihre Hände des morgens steif sind oder ihre Ringe stramm sitzen; geschwollenes Gesicht (ihre Augenlider sehen vielleicht aufgedunsen aus und ihre Gesichtszüge wirken gröber).

8. Überprüfe Stellung und Lage des Babys. Siehe Seite 58

9. Untersuche den Bauch der Mutter auf die Fruchtwassermenge. Bei Hydramnion (abnorme Vermehrung der Fruchtwassermenge) setze dich mit dem Arzt in Verbindung, da dies in einigen Fällen mit anderen ungewöhnlichen Umständen einhergeht, wie z.B. Zwillinge oder bestimmte angeborene Abnormalitäten. Es kann außerdem bedeuten, daß die Mutter dadurch zu Blutungen nach der Entbindung neigt.

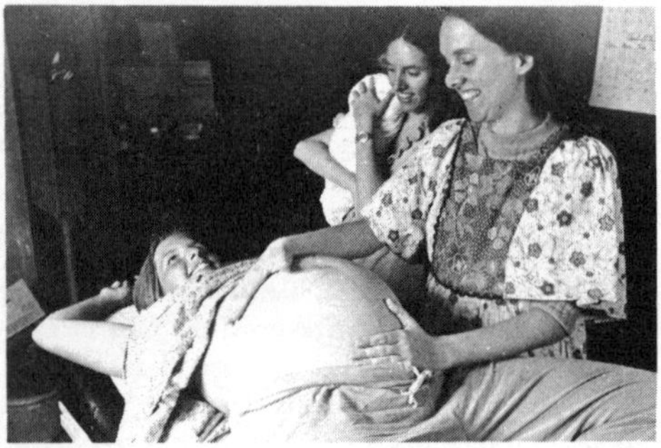

Worauf du sonst noch achten mußt

Laß dir von der Schwangeren sagen, wann sie die erste Kindsbewegung spürt. Man spricht auch vom Aufleben des Feten. Bewegungen können bereits in der zwölften Woche wahrgenommen werden, werden aber normalerweise erst in der 16. bis 18. Woche gespürt. Frauen, die schon einmal schwanger waren, bemerken die Bewegungen des Babys in der Regel eher.

Überprüfe den Hämatokritwert im dritten und im siebten Monat. Bei hartnäckigen Fällen von Blutarmut setze dich mit dem Arzt in Verbindung. Während der Schwangerschaft erhöht sich das Blutvolumen etwa um ein Drittel. Dadurch wird das Blut verdünnt, was oft dazu führt, daß der Hämatokritwert unter den Wert sinkt, der als normal gilt. Die Hämoglobinmenge (– Hämoglobin ist der Farbstoff der roten Blutkörperchen) kann während der Schwangerschaft aus mehreren Gründen abnehmen: das heranwachsende Baby braucht Eisen und nimmt es von der Mutter; die Mutter nimmt nicht genügend Eisen zu sich oder sie litt zu Beginn der Schwangerschaft an Blutarmut. Es zeigen sich folgende Symptome: sie wird leicht müde; die Innenseite der Augenlider (Bindehaut) ist blasser als gewöhnlich; die Haut sieht eventuell blaß aus; der Pulsschlag kann manchmal sehr schnell sein, und sie kann Herzflattern haben; ihr wird vielleicht schwindelig, wenn sie schnell aufsteht; sie hat möglicherweise Atembeschwerden. Es ist nicht ungewöhnlich, wenn eine Frau während der Schwangerschaft an leichter Blutarmut leidet, deshalb brauchst du dir darüber keine Sorgen zu machen. Eine Frau, die stark blutarm ist, neigt aber eher zu Blutungen.

Bei rh-negativen Müttern untersuche ab dem sechsten Monat einmal monatlich das Blut auf Antikörper.

Mache nach 28 - 32 Schwangerschaftswochen den Roll-Test – ein ganz einfacher Test, der dir helfen soll festzustellen, bei welchen Frauen das Risiko besteht, daß sie eine Schwangerschaftsvergiftung bekommen. Laß die Frau zuerst 10 Minuten auf ihrer linken Seite liegen, und miß dabei ihren Blutdruck. Laß sie sich dann auf den Rücken rollen, und miß wieder ihren Blutdruck. Eine Untersuchung* ergab, daß 93 % der Frauen, bei denen sich nach dem Herumrollen von der Seite auf den Rücken ein Anstieg des diastolischen Blutdrucks um mindestens 30 mm HG zeigte, später eine Schwangerschaftsvergiftung bekamen, während 91 % der Frauen, bei denen dieser Blutdruckanstieg nicht erfolgte, keine Vergiftung bekamen.

Innere Untersuchungen sollten in den letzten sechs Wochen der Schwangerschaft bei jedem Vorsorgebesuch gemacht werden. Überprüfe Lage und Stellung des Babys sowie auch, wie weich und verstrichen der Muttermund ist. Der reife Muttermund ist ziemlich dünn verstrichen und weich, und in den letzten paar Tagen vor der Geburt des Babys paßt möglicherweise bereits die Spitze deines Fingers durch.

Achte auf Herpes genitalis (Bläschenausschlag im Bereich der Venuslippen) (siehe Seite 156) in den letzten zwei Wochen vor dem errechneten Geburtstermin. Du brauchst dazu ein Spekulum und Licht, um das Innere des Geburtskanals untersuchen zu können. Wenn im Geburtskanal oder irgendwo in der Schrittgegend aktive Verletzungen sind, stelle fest, ob Herpesausschlag vorhanden ist. Wenn die Mutter aktiven Herpesausschlag hat, ist ein Kaiserschnitt erforderlich.

* *Journal of Clinical Investigation,* November 1973, Norman Gant, M.D.

Wann das Risiko für eine Hausgeburt zu groß ist

Eine Hausgeburt ist zwar in vieler Hinsicht für Frauen, die eine natürliche Geburt möchten, das Wünschenswerteste, gelegentlich ist jedoch eine Entbindung im Krankenhaus vorzuziehen, um die Sicherheit von Mutter oder Kind oder beiden zu garantieren. Welche Schwierigkeiten du bei einer Hausgeburt bewältigen kannst, hängt von deinen körperlichen Fähigkeiten ab, deiner medizinischen Ausstattung und der Erreichbarkeit des nächsten Krankenhauses sowie der individuellen Geschichte und Verfassung der Mutter.

Unter den folgenden Umständen wäre eine Hausgeburt unserer Ansicht nach zu riskant:

- Die Mutter hat Diabetes mellitus (Zuckerkrankheit).
- Sie hat zu hohen Blutdruck.
- Sie hat starkes Übergewicht; entscheide nach eigenem Ermessen, wann dies im Einezelfall zutrifft.
- Die Mutter ist in einer allgemein schlechten gesundheitlichen Verfassung, ist unterernährt, leidet an starker Blutarmut, Untergewicht, mangelnder Vitalität und geringer Widerstandskraft.
- Sie hat bereits einen Kaiserschnitt oder eine andere schwere Gebärmutteroperation hinter sich.
- Sie neigt zu schwer zu stillenden Blutungen.
- Sie ist rh-negativ, der Antikörpertest ist positiv ausgefallen.
- Der Roll-Test in der 28. - 32. Woche ist positiv ausgefallen, und bei ihr haben sich in den letzten Schwangerschaftswochen oder bereits früher Vergiftungssymptome gezeigt.
- Es wurde ein hochgradiges Hydramnion festgestellt.
- Sie hat eine Woche vor der Entbindung aktiven Herpesausschlag im Bereich der Venuslippen – in diesem Fall ist ein Kaiserschnitt erforderlich.
- Es wird eine Steißgeburt erwartet. Eine Hausgeburt wäre nur dann zu verantworten, wenn du Erfahrung mit Steißgeburten hast.
- Die Mutter hat ein enges Becken, daß Baby liegt in Steißlage oder ist besonders groß.
- Das Baby ist in Querlage.
- Es wird eine Zwillings- oder Mehrlingsgeburt. Eine Hausgeburt ist nur ratsam, wenn du besonders gut ausgestattet bist.
- Das Baby wird nach weniger als 36 Schwangerschaftswochen geboren.
- Die Mutter hat keine gute Einstellung. Wenn du das Gefühl hast, daß sie nicht bereit oder nicht in der Lage ist, ihre Einstellung in der verfügbaren Zeit zu ändern, laß sie es zu Beginn der Schwangerschaft wissen, damit sie genügend Zeit hat, sich um etwas anderes zu bemühen.

Wenn du bei deiner Arbeit die Möglichkeit hast, im örtlichen Krankenhaus zu entbinden oder dabei zu sein, während der Arzt entbindet, kannst du vielleicht in einigen der oben genannten Fälle die Schwangerschaftsvorsorge übernehmen, jeweils in engem Kontakt mit dem Arzt.

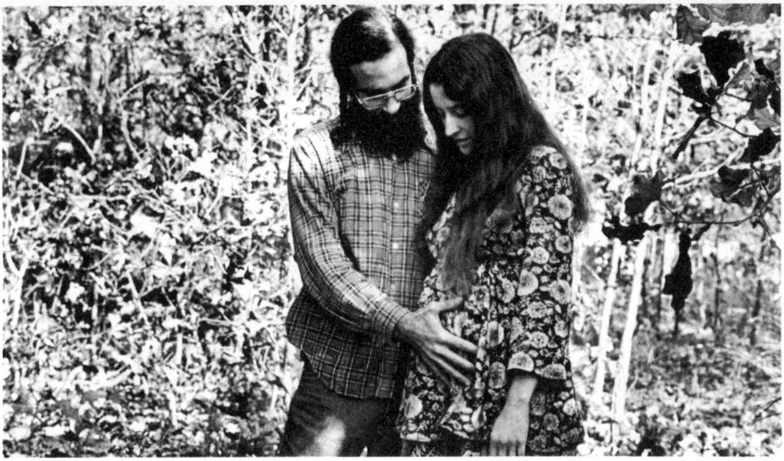

VORBEREITUNG DER ELTERN AUF DIE GEBURT

Eine gute Vorbereitung der Eltern ist ganz besonders dann notwendig, wenn sie eine natürliche Hausgeburt planen. Du mußt dir so früh wie möglich zu Beginn der Schwangerschaft ein Urteil darüber bilden, inwieweit die beiden emotional darauf vorbereitet sind, damit dir Zeit genug bleibt, ihnen durch alle Veränderungen hindurchzuhelfen, die sie vorher machen müssen.

Du solltest erreichen, daß das Paar (beziehungsweise die Frau, wenn sie allein ist) voll Freude auf das tiefe, bewußtseinsverändernde Erlebnis warten, das vor ihnen liegt und ihr Baby während der ganzen Schwangerschaft liebt und sich über sein Kommen freut.

Es passiert oft, daß Leute miteinander schlafen, ohne weiter darüber nachzudenken, was passiert, wenn die Frau schwanger wird. Ideal ist die Situation, wenn das schwangere Paar sich fest entschlossen hat zusammenzubleiben und gemeinsam für das neue Leben zu sorgen, das sie gezeugt haben. Aber wie das Leben nun mal ist, wirst du auch mit anderen Situationen konfrontiert werden. Deshalb mußt du Paare gerade in solch einer Zeit der Veränderung gut beraten können. Wenn du mit einem Paar zu Anfang der Schwangerschaft vereinbarst, ihr Baby zu entbinden, stelle fest, wie stabil ihre Beziehung ist. Es ist wahrscheinlich, daß die Mutter sich ihrer Verpflichtung stärker bewußt ist als der Vater des Kindes, da die Schwangerschaft in diesem Stadium für sie in der Regel wirklicher ist. Wenn der Vater einen schwankenden Eindruck macht, die Mutter seines Kindes aber zu lieben scheint, müßtest du dazu in der Lage sein, ihm in einem beratenden Gespräch klar zu machen, wie notwendig es ist, daß er in den kommenden Monaten eine feste und zuverlässige Stütze für sie ist. Sehr oft braucht er einfach nur daran erinnert zu werden, daß er schließlich für die Situation mitverantwortlich ist. Manchmal wirst du mit einer Situation konfrontiert werden, in der der Mann das Interesse an der Frau verliert, sobald er weiß, daß sie schwanger ist. Wenn er sie nicht wirklich liebt und nicht beabsichtigt, mit ihr zusammenzubleiben und das Kind mit ihr großzuziehen, ist es am besten, wenn er nicht zu lange in einer Position bleibt, in der er die Mutter und das ungeborene Baby zusätzlich belastet. Denke in manchen Situationen daran, daß er sie vielleicht wirklich liebt, es aber nicht gewohnt ist, ihr seine Gefühle zu zeigen. Vergiß auch nicht, daß die Geburt ein Ereignis ist, das die Ansichten des Vaters von Grund auf ändern könnte. Wie dem auch sei, es ist gut, wenn du mit dem Paar darüber sprichst, was für Vereinbarungen sie getroffen haben, damit du beurteilen kannst, ob sie gute Kandidaten für eine Hausgeburt sind. Eine Hausgeburt ist nicht das Richtige für eine Frau, die nicht die Charakterstärke hat, Vereinbarungen mit einem anderen Menschen zu treffen und auch einzuhalten. Du mußt einfühlsam und telepathisch genug sein um zu wissen, was die Frau empfindet. Außerdem mußt du mit dem Paar vereinbaren, daß sie dich um Hilfe bitten, wenn sie während der Schwangerschaft Probleme miteinander haben.

Manchmal ist die Beziehung zwischen einem Paar gespannt, weil die werdende Mutter weniger Lust hat Liebe zu machen als der Vater. Wir geben in solchen Fällen normalerweise den Rat, daß der Mann geduldig sein, keinen Druck auf seine Frau ausüben soll, mit ihm zu schlafen und immer warten soll, bis sie von sich aus anfängt. Der Frau geben wir den Rat, großzügig zu sein. Die meisten Frauen machen gern Liebe, wenn sie schwanger sind, vorausgesetzt, ihr Mann ist nicht grob und rücksichtslos. Die Schwangerschaft gehört zu den wenigen Zeiten im Leben einer Frau, in denen sie keine Angst zu haben braucht, schwanger zu werden.

Manchmal wird eine normalerweise vernünftig reagierende Frau emotional und launisch, wenn sie schwanger ist. Wenn das der Fall ist, mußt du herauszufinden versuchen, ob sie sich aus Angst vor der Geburt so verhält. Möglicherweise kannst du ihr die Angst davor nehmen, ob sie eine natürliche Geburt auch durchhält, indem du ihr zuhörst und mit ihr sprichst. Aber es ist sinnlos, eine Frau zu einer natürlichen Geburt überreden zu wollen, die bereits davon überzeugt ist, daß sie ein Schmerzmittel brauchen wird. Damit fordert man Schwierigkeiten geradezu heraus.

Manchmal weiß eine Frau während ihrer Schwangerschaft noch nicht, ob sie das Kind behalten will oder nicht. Übe keinen Druck auf sie aus, sich noch während ihrer Schwangerschaft zu entscheiden. Das Geburtserlebnis wird sie verändern; du kannst vorher nicht wissen, was sie danach empfindet.

Anmerkung: Es ist an dir, den Paaren, die zu dir kommen, zu zeigen, auf welche Weise sie ihren Lebensstil oder ihre Angewohnheiten ändern können, um sich auf die Verantwortung einzustellen, die das Kind bedeutet. Wenn sie rauchen, solltest du dafür sorgen, daß sie aufhören. Das Nikotin, das der Körper der Mutter beim Rauchen aufnimmt, führt dazu, daß sich die Blutgefäße in der Plazenta zusammenziehen und somit weniger Blut zum Baby transportieren. Deshalb sind Babys von Raucherinnen in der Regel kleiner. Wenn die Eltern von irgendwelchen Narkotika, von Heroin, Kokain, Aufputschmitteln, Beruhigungsmitteln oder Alkohol abhängig sind, solltest du dafür sorgen, daß sie damit aufhören. Mäßiger bis starker Alkoholgenuß während der Schwangerschaft erhöht enorm die Wahrscheinlichkeit, daß das Kind mißgebildet zur Welt kommt. Wenn die Mutter rauschgiftsüchtig ist, wird durch sie auch das Baby süchtig. Wenn sie von irgendeiner Droge so abhängig ist, daß sie Entzugserscheinungen bekommt, wenn sie aufhört, mußt du mit dem Arzt über sie sprechen.

Große Babys

Wenn das Baby einer der Frauen, die du betreust, ziemlich groß wird, solltest du ihren Blutzucker überprüfen, da große Babys in manchen Fällen ein Hinweis darauf sind, daß die Mutter Diabetes hat. Wenn du bei der Mutter das geringste Anzeichen für Diabetes feststellst, setze dich mit dem Arzt in Verbindung. Keins unserer großen Babys war von einer diabetischen Mutter. Einige Frauen bekommen eben einfach große Babys. Eine Mutter auf der Farm hat drei Kinder bekommen: der erste Sohn wog 9 Pfund und 250 Gramm, der zweite Sohn wog 8 Pfund und 200 Gramm und ihre Tochter wog 9 Pfund und 170 Gramm. Wir haben acht Babys entbunden, die neun Pfund und mehr wogen. Die beiden größten Kinder waren 10 Pfund und 100 Gramm und 10 Pfund und 50 Gramm schwer. In beiden Fällen war die Geburtsarbeit relativ kurz. Bevor wir ausposaunen, wie groß das Baby wird, sorgen wir dafür, daß die Mutter weiß, daß sie Platz genug hat, das Baby herauszulassen. Es ist nur vernünftig, daß sie sich darüber Gedanken macht.

Wir schenken der Mutter bei diesen Entbindungen normalerweise sehr viel Aufmerksamkeit und sehen zu, daß wir schon vorher einen guten Berührungskontakt zu ihr haben, damit es ihr nicht peinlich ist, wenn wir ihr sehr nahe kommen und sehr vertraut und liebevoll mit ihr umgehen. Außerdem sehen wir zu, daß sie und ihr Mann eng miteinander verbunden sind, denn wenn sie eine wirklich liebevolle, vertrauensvolle Beziehung zueinander haben, sind ihre Berührungen sehr machtvoll, und durch die Art, wie sie sich berühren, öffnet sich die Frau meistens stärker.

Ina May und Samuel, 4490 Gramm

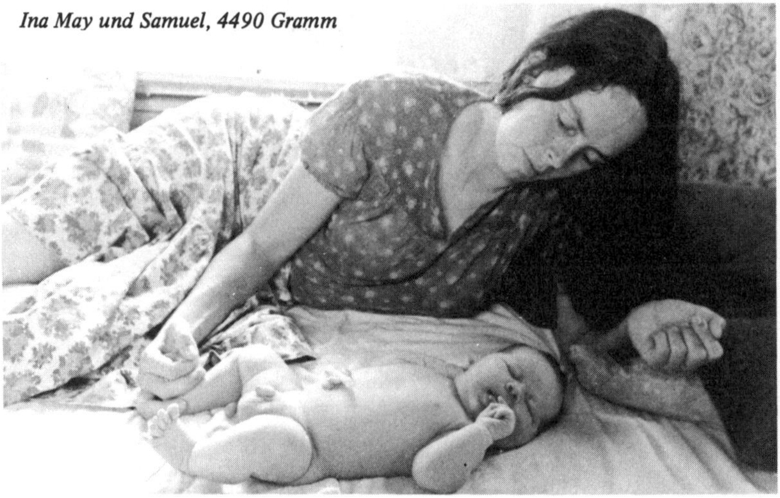

Wenn die Geburt bevorsteht

Du mußt besonders darauf achten, wie die von dir betreuten Paare in den letzten Schwangerschaftswochen miteinander klarkommen. Ein sich streitendes oder unglückliches Paar kann die Energie, die sich normalerweise allmählich aufbaut, um dann die Geburtsarbeit auszulösen, so stark vermindern, daß die Geburt des Babys dadurch länger als es gut ist, verzögert wird.

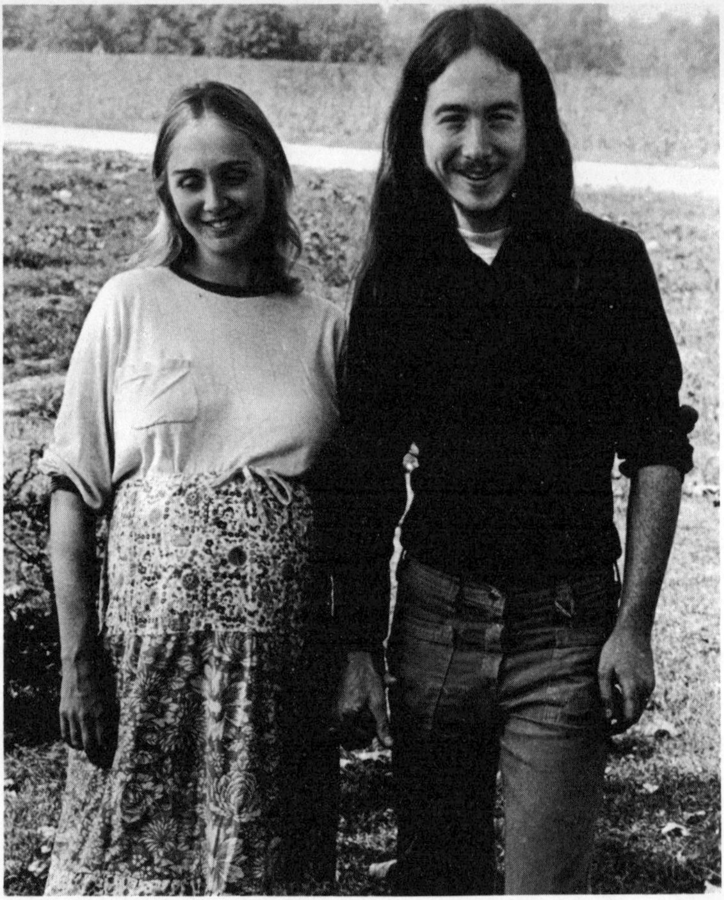

Sei darauf vorbereitet, notfalls einzugreifen und den Streit zu schlichten. In manchen Fällen mußt du ein Paar vielleicht daran erinnern, daß sie gleichzeitig dem Baby Liebe geben, wenn sie miteinander schmusen und zärtlich sind. Dadurch wird meistens auch die Energie so stark aufgebaut wie erforderlich ist, um die Geburt möglich zu machen.

Einleiten der Geburt

Wenn die Wehen noch immer nicht eingesetzt haben, das Baby aber bald zu groß sein wird, um problemlos durch das mütterliche Becken hindurchzupassen, laß die Mutter des morgens einen Eßlöffel Rizinusöl einnehmen. Das wird die Geburtswellen wahrscheinlich in Gang bringen. Wenn nicht, laß sie am nächsten Morgen zwei Eßlöffel voll einnehmen. Wenn die Geburtswellen dann immer noch nicht einsetzen, setze dich mit dem Arzt in Verbindung. Versuche niemals, die Geburt zu Hause mit einer Oxytocin-Spritze oder durch Sprengen der Fruchtblase einzuleiten.

4.
BESTIMMUNG DER LAGEBEZIEHUNG DES BABYS ZUM MÜTTERLICHEN BECKEN

Die Hebamme muß wissen, wie das Baby im Bauch der Mutter liegt, denn das ist von ausschlaggebender Bedeutung für die Entbindungsmethode, für die sie sich letzten Endes entscheidet.

Die Lage

Die Lage bezieht sich auf das Verhältnis der Längsachse des Babys zur Längsachse der Mutter, wenn sie steht. Die Lage kann längs, schräg oder quer sein. Ein Baby in Schräglage dreht sich immer rechtzeitig vor Beginn oder während der Geburtsarbeit in Längs- oder Querlage. Über 99 % der voll ausgetragenen Babys sind am Ende der Schwangerschaft in Längslage.

Ein Baby in Querlage kann nicht natürlich entbunden werden, es sei denn, es kann gewendet werden.

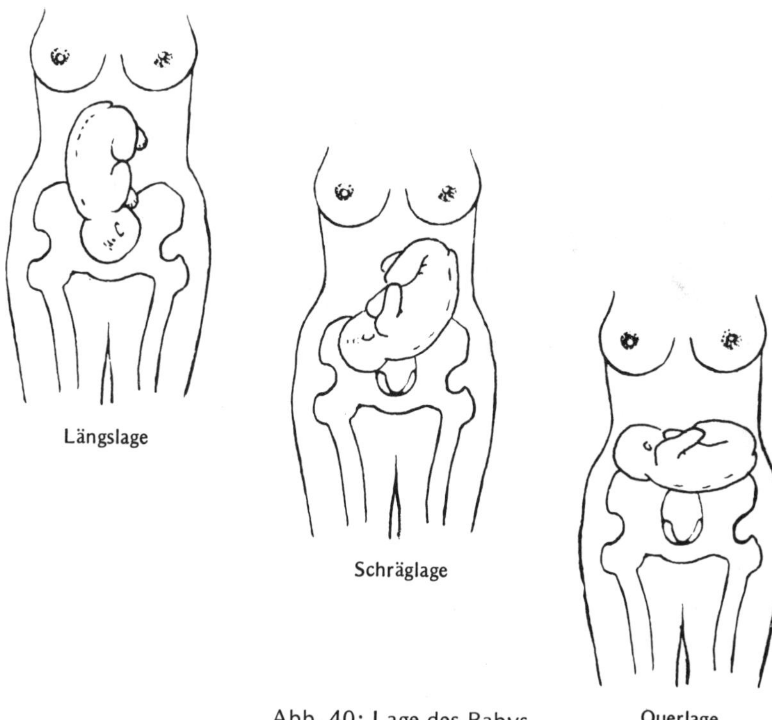

Abb. 40: Lage des Babys

Die Einstellung

Der Begriff "Einstellung" bezieht sich auf den Teil des Kindes, der bei der Geburt als erstes ins Becken eintritt – der vorangeht oder führt. Das kann sein: 1) Scheitel, 2) Steiß, 3) Schulter, 4) Gesicht oder 5) Stirn, in der Reihenfolge ihrer Häufigkeit aufgeführt. (Im allgemeinen Sprachgebrauch wird hier in der Regel der Begriff "Lage" verwendet, was streng genommen nicht korrekt ist.) Etwa 95 % aller Geburten sind Scheitellagen.

Jede Querlage wird als Schulterlage betrachtet, unabhängig davon, ob die Schulter tatsächlich in der Nähe des Muttermundes liegt. Bei Schulterlage muß das Baby entweder gedreht werden, so daß Kopf oder Po führt, oder aber es muß mit Kaiserschnitt entbunden werden.

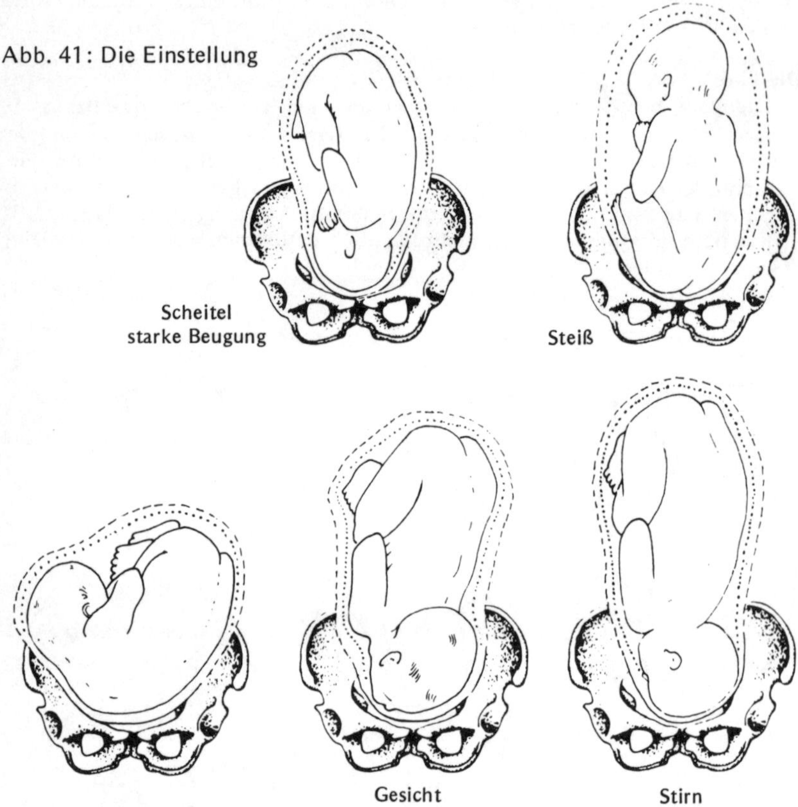

Abb. 41: Die Einstellung

Die *Haltung* betrifft die Beziehung von Armen, Beinen und Kopf des Babys zu seinem Rumpf. Der Körper des Babys kann stark gebeugt, leicht gebeugt oder in unterschiedlichem Maße gestreckt sein. Es ist am besten, wenn das Baby stark gebeugt als kompaktes Päckchen herauskommt, wie bei der Scheitellage. Denn in dieser Lage ist der Kopfdurchmesser am kleinsten. Wenn der

Kopf nur leicht gebeugt ist, bedeutet das, daß ein größerer Kopfdurchmesser durch Becken und Geburtskanal gepreßt werden muß, wodurch sich die Geburtsarbeit manchmal verlängert. Wenn der Kopf ganz gestreckt ist, führt das Gesicht.

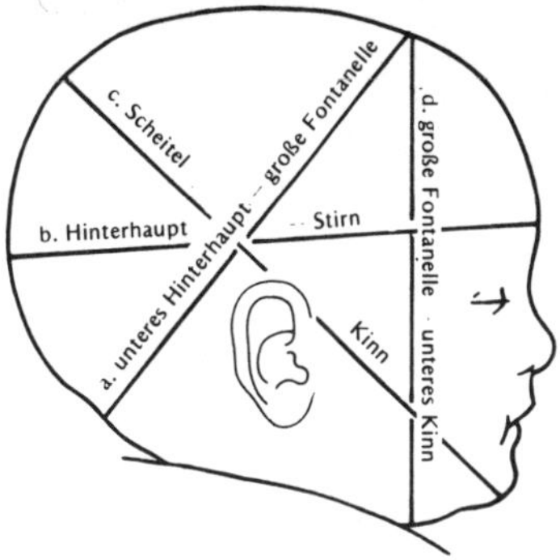

Abb. 42: Einstellungsdurchmesser des kindlichen Kopfes

a. Scheitellage. Durchschnittlich 9,5 cm
b. Scheitellage, nur leicht gebeugt. Durchschnittlich 11 cm
c. Stirnlage. Durchschnittlich 13,5 cm
d. Gesichtslage. Durchschnittlich 9,5 cm

Der Einstellungsdurchmesser bei der Gesichtslage hat dieselbe Länge wie bei der Scheitellage, aber wenn sich der Kopf durch das Becken schiebt, muß Platz genug für einen größeren Durchmesser sein.

Abb. 43: Mögliche Stellungen bei einer Scheitellage – von unten gesehen

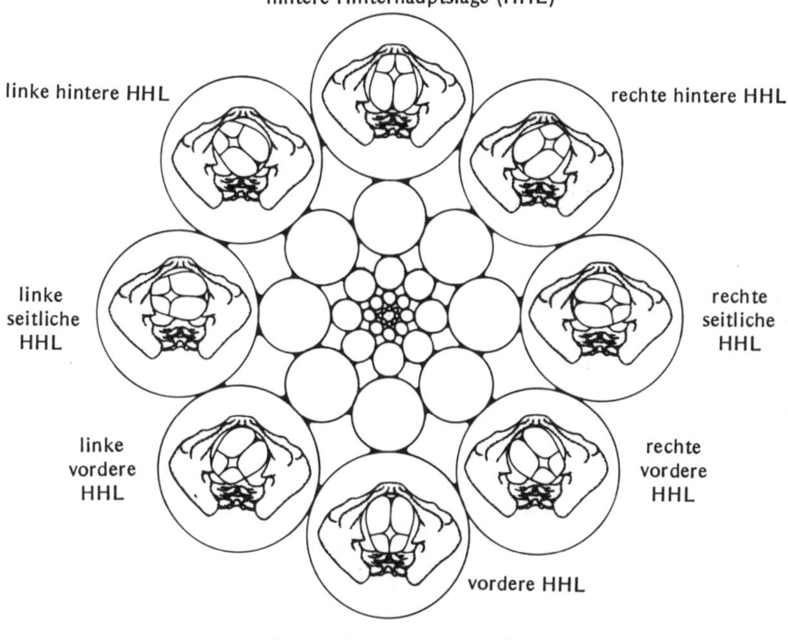

Bei den Bezeichnungen der Kindsstellungen im mütterlichen Becken bezieht sich rechts und links auf die rechte und linke Seite der Mutter.

Die Stellung

Die Stellung ist die Beziehung des führenden Teils des Babys zur rechten oder linken Seite der Mutter und zur Vorder- oder Rückseite ihres Beckens. Bei einer Scheitellage ist das Hinterhaupt der die Stellung bestimmende Teil, bei einer Steißlage ist es das Kreuzbein.

Bei Scheitellage ist der Rücken des Babys normalerweise der Vorderseite der Mutter zugekehrt. Dies ist für den Kopf die günstigste Stellung, um die Bewegungen durchzuführen, die notwendig sind, um Becken und Geburtskanal zu durchwandern. Wenn der Rücken des Babys dem Rücken der Mutter zugewandt ist (eine ziemlich ungewöhnliche Stellung) dauert die Geburtsarbeit möglicherweise etwas länger. In diesem Fall dreht sich entweder der Kopf so, daß das Gesicht dem Rücken der Mutter zugewandt ist (was ziemlich wahrscheinlich ist) oder das Baby wird mit dem Gesicht zur Vorderseite der Mutter geboren. Das ist bei 1 % der Entbindungen der Fall.

Die Position

Die Position bezieht sich darauf, wie der führende Teil zum Beckeneingang steht. Wenn der führende Teil über dem Beckeneingang frei beweglich ist, sagt man, er ballotiert.

Die Position wird danach bestimmt, ob der Kopf (oder der Po) über dem Beckeneingang, in der Beckenmitte oder über dem Beckenausgang steht. Bei einer schweren Geburtsarbeit oder langer Wehendauer kann eine Schwellung der Kopfhaut irrtümlich für den Schädel gehalten werden und so einen falschen Eindruck von der Position vermitteln.

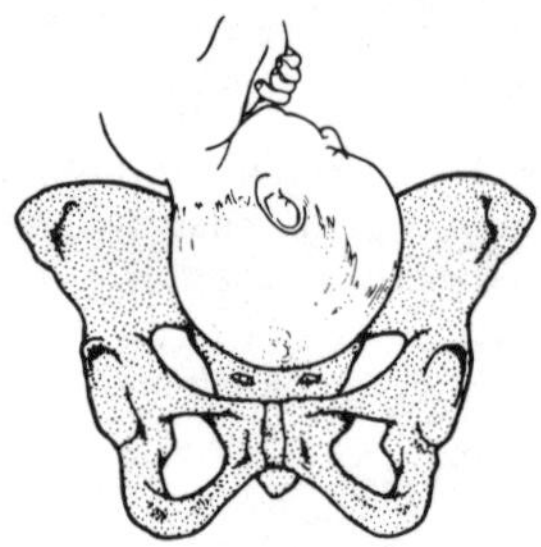

Abb. 44: Ballotierender Kopf

Abb. 45: Positionen des Kopfes

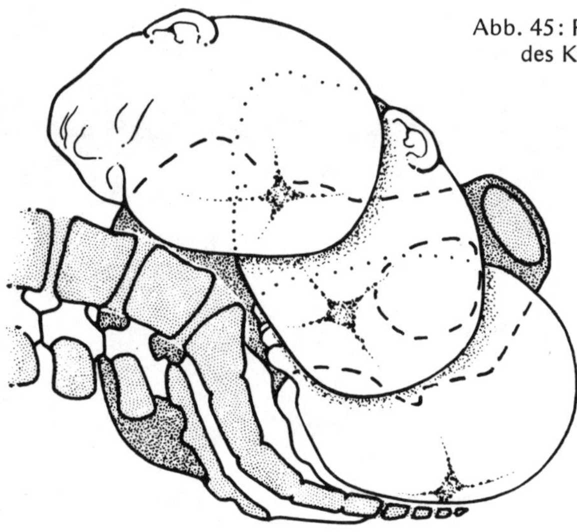

Man sagt, der Kopf (oder der Po) des Babys ist "eingestellt", wenn seine breiteste Stelle ins kleine Becken eingetreten ist. Bei erstgebärenden Frauen ("Primiparas") erfolgt der Eintritt ins Becken normalerweise zwei oder drei Wochen vor der Geburt. Bei Frauen, die bereits Kinder bekommen haben ("Multiparas"), kann der Eintritt ins Becken jederzeit vor oder nach Beginn der Geburtsarbeit erfolgen. Wenn das Baby einer Erstgebärenden zum Geburtstermin noch nicht ins Becken eingetreten ist, untersuche Mutter und Kind gründlich um auszuschließen, daß irgendwelche anomalen Bedingungen die Ursache dafür sind.

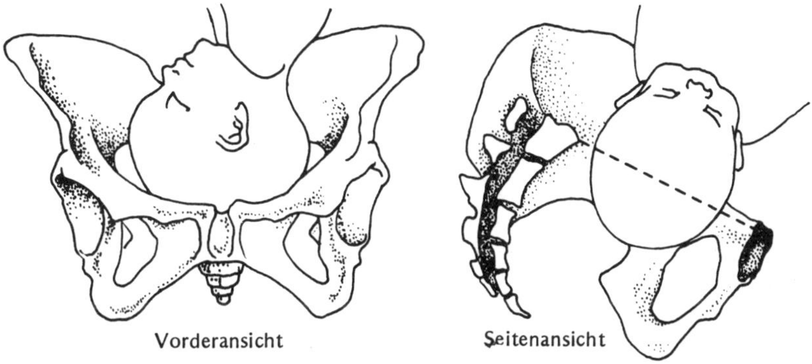

Abb. 46: Einstellung des Kopfes

Wie du die Lage des Kindes ertasten kannst

Die Mutter liegt mit angewinkelten Knien auf dem Rücken, damit ihr Bauch entspannt ist. Stelle dich auf ihre rechte Seite, wenn du Rechtshänderin bist, auf ihre linke Seite, wenn du Linkshänderin bist.

1. Lege beide Hände flach auf den Bauch der Mutter und ertaste die Form ihrer Gebärmutterkuppe. Normalerweise wirst du hier den Po des Babys fühlen. Wenn der Kopf des Babys in der Kuppe liegt, fühlt es sich rund, hart und beweglich im Verhältnis zum restlichen Körper des Babys an. Liegt der Po des Babys oben, kannst du nebendran die Beine ertasten. Der Po ist nicht so hart, rund oder beweglich wie der Kopf.

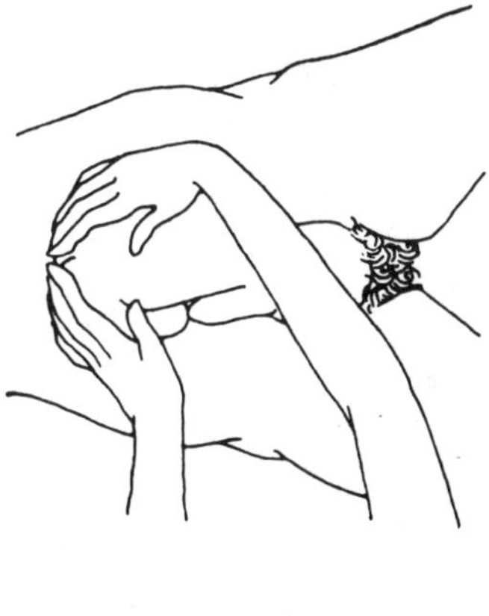

Abb. 47a: Ertasten des kindlichen Pos in der Gebärmutterkuppe

2. Schiebe die Gebärmutter zwischen deinen Händen von einer Seite zur anderen. Normalerweise kannst du auf der einen Seite etwas Langes, Glattes, Fortlaufendes (den Rücken des Babys) spüren und auf der anderen kleine Unregelmäßigkeiten (Arme und Beine des Babys).

3. Wenn der Bauch der Mutter gut entspannt ist, kannst du ertasten, welcher Teil des Babys vorangeht.

   Greife den Bereich direkt über dem Schambein der Mutter mit Daumen und Fingern, und stelle als erstes fest, ob dort der Kopf ist. Wenn deine Berührung nicht unangenehm ist, kannst du mit deinen Fingern ziemlich tief hineingreifen. Wenn du den Kopf spürst, versuche, ihn vor und zurück zu bewegen. Eventuell kannst du auch den Nacken des Babys fühlen.

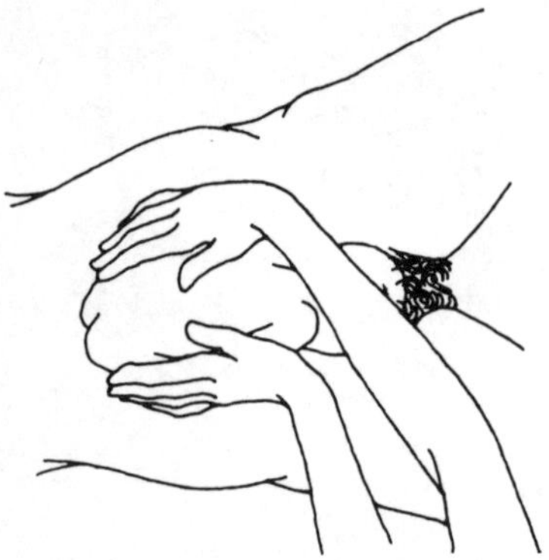

Abb. 47b: Ertasten des Rückens und der Beine

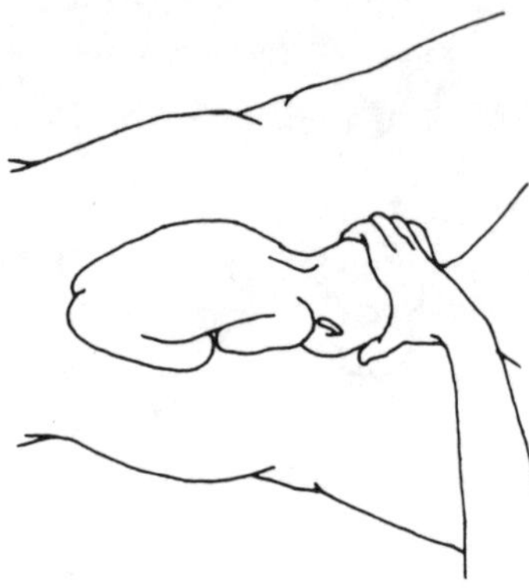

Abb. 47c: Ertasten des Kopfes

4. Taste noch einmal den Bereich direkt über dem Schambein ab, dieses Mal mit den ersten drei Fingern beider Hände. Drücke mit den Fingern tief in Richtung auf den Geburtskanal und schiebe dabei die bewegliche Bauchdecke nach unten. Wenn das Baby mit dem Kopf nach unten liegt, gleitet die eine Hand weiter nach unten über den Nacken des Babys. Die andere wird an der Stirn, man spricht auch von der "Vorwölbung des Kopfs", aufgehalten.

   Die Vorwölbung des Kopfs kann man fühlen, wenn der Kopf des Babys in Beugehaltung ist. Sie ist auf derselben Seite wie die Glieder des Babys. Wenn man auf der Seite des Rückens eine Vorwölbung ertastet, weist das auf eine Gesichtslage hin. Wenn es sich anfühlt, als wäre die Stirn des Babys direkt unter der Haut, kann es sein, daß das Baby mit dem Gesicht zur Vorderseite der Mutter liegt.

   Anhand des Abstands der Vorwölbung des Kopfes zum Schambein kannst du auch bestimmen, wie weit das Baby sich das Becken hinuterbewegt hat. Wenn der Kopf eingestellt ist, kannst du die Stirn nicht mehr fühlen, weil sie unten im Becken ist. Der Kopf ist dann auch weniger beweglich. Ob die Einstellung erfolgt ist, kannst du auch bestimmen, indem du versuchst, die Rundung des Kopfes zu ertasten. Wenn der Kopf noch nicht ins Becken eingetreten ist, kannst du mit den Fingern leicht den unteren Teil des Kopfes erfühlen – deine Finger laufen dann zusammen. Wenn er eingestellt ist, streichen deine Finger über den Nacken und laufen dann auseinander, wenn sie das Schambein erreichen.

Wenn du eine vaginale Untersuchung machst, kannst du ebenfalls fühlen, wie weit unten der Kopf ist.

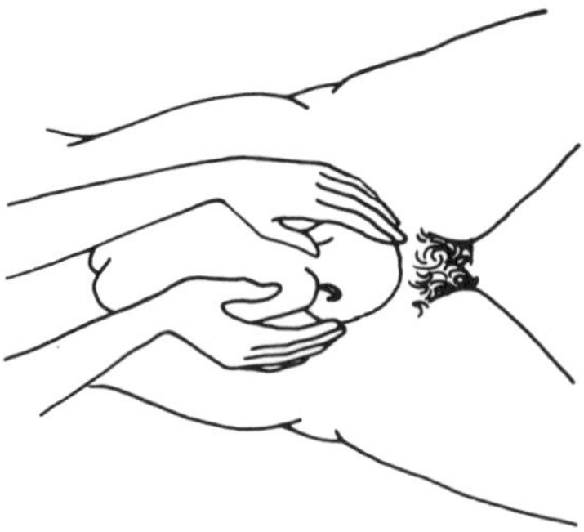

Abb. 47d: Ertasten der Stirn

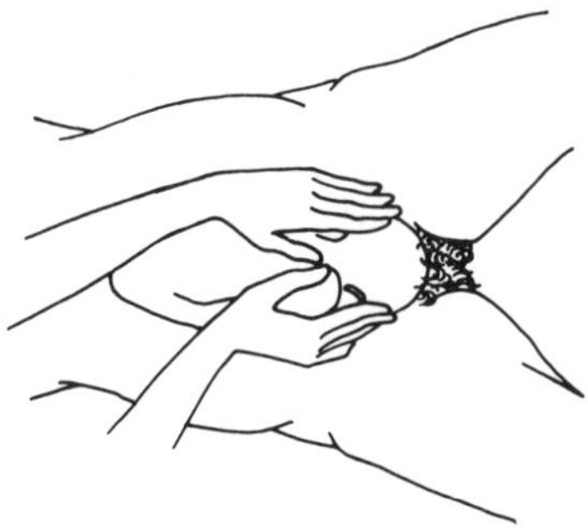

Abb. 47e: Einstellungsbestimmung; der Kopf ist eingestellt

Ab dem letzten Schwangerschaftsmonat überprüfe in wöchentlichen Abständen erneut die Beckenmaße der Mutter und schätze durch Tasten, wie groß der Kopf des Babys ist um sicherzugehen, daß er durch das Becken der Mutter hindurchpaßt.

Äußere Wendung

Bei der äußeren Wendung wird das Kind im Mutterleib von einer Steiß- oder Querlage in die Scheitellage gedreht. Es wird durch äußere Handgriffe in eine bestimmte Richtung geschoben. Es ist am günstigsten, die äußere Wendung in der Mitte des siebten oder im achten Monat durchzuführen. Sie kann aber auch jederzeit bis zum errechneten Geburtstermin erfolgen, wenn die Mutter sehr entspannt ist.

Bevor du anfängst, vergewissere dich:
1. daß du es mit einer Einzelschwangerschaft zu tun hast;
2. daß das Baby in Steiß- oder Querlage ist;
3. daß ausreichend Fruchtwasser vorhanden und die Mutter entspannt genug ist, damit das Baby sich leicht bewegen läßt.

Es gibt einige Gefahrenpunkte, auf die du achten mußt:
1. Es besteht das Risiko, daß sich die Plazenta vorzeitig löst, übe deshalb keinen zu starken Druck aus, um das Baby so zu zwingen, sich zu drehen.

2. Es kann zu Unfällen mit der Nabelschnur kommen, deshalb mußt du immer wieder die Herztöne des Babys überprüfen, während du es zu wenden versuchst.

Ausführung

1. Die Mutter liegt mit angewinkelten Knien auf dem Rücken. Achte darauf, daß ihre Blase leer ist.
2. Massiere ihren Bauch eine Zeitlang, um die Muskeln zu entspannen.
3. Überprüfe in regelmäßigen Abständen die Herztöne des Babys, während du die Wendung durchführst.
4. Schiebe das Baby soweit wie möglich zur Gebärmutterkuppe hoch.
5. Dann drehe das Kind in die Richtung, in die es sich am leichtesten bewegt. Versuche es nicht mit Gewalt. Achte darauf, daß der Kopf des Babys gebeugt bleibt. Sei sanft. Schiebe stoßweise, mit Unterbrechungen. Mit der einen Hand kannst du den Kopf in der schon erreichten Stellung halten, mit der anderen kannst du wieder ein Stückchen weiterschieben.
6. Wenn sich die Herztöne des Kindes stark verändern oder unregelmäßig werden, warte ein wenig. Wenn sie nicht innerhalb von etwa 30 Sekunden zum vorherigen Rhythmus zurückkehren, drehe das Baby wieder zurück in die alte Lage und überprüfe den Herzschlag erneut. Die Nabelschnur könnte sich verwickelt haben.

Versuche nie, das Kind zu drehen, wenn:

- die Mutter eine schwere Gebärmutteroperation gehabt hat – die Naht könnte sonst aufplatzen;
- die Mutter vaginale Blutungen gehabt hat (um weiteres Bluten durch eine mögliche Plazentaabtrennung zu verhindern);
- die Mutter rh-negativ ist (um eine Mikroblutübertragung vom Kind auf die Mutter zu verhindern);
- die Mutter sehr hohen Blutdruck hat;
- der führende Kindsteil eingestellt ist; oder
- die Eihäute gerissen sind.

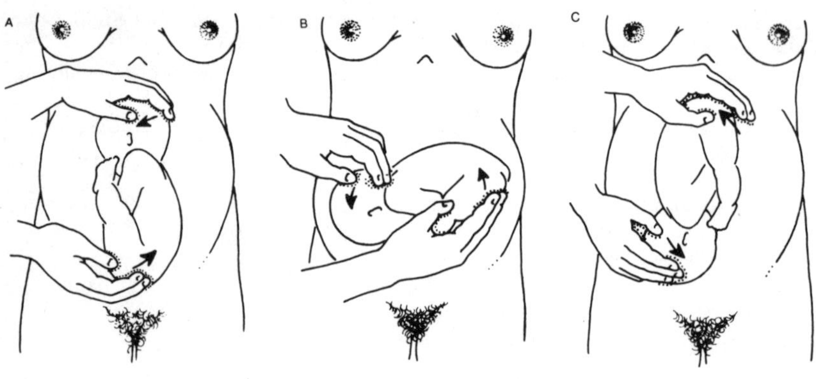

Abb. 48: Äußere Wendung

Ich habe einmal versucht, zu Beginn des neunten Monats eine äußere Wendung bei einem Baby in Steißlage durchzuführen. Es war das zweite Kind der Mutter, die bei dem Gedanken an eine Steißgeburt sehr unruhig wurde. Am Tag vorher hatte ich mit Erfolg ein Baby aus einer Steißlage in eine Scheitellage gedreht und war deshalb ziemlich zuversichtlich, daß ich es noch einmal schaffen würde. Aber der Bauch der Mutter war ziemlich verspannt, und ich gab bald auf, weil ich nichts erzwingen wollte. Ich traf mich dann oft mit dieser Frau und versuchte, ihr die Angst vor einer Steißentbindung zu nehmen, indem ich ihr von den Steißentbindungen erzählte, die wir auf der Farm schon gemacht haben. Ihre Unruhe ließ dann auch mit der Zeit nach. Sechs Tage vor ihrer Entbindung half sie mir einen Nachmittag lang, unsere Statistik zusammenzustellen. Am Ende dieses Nachmittags beschloß ich, mir ihren Bauch anzusehen und es vielleicht noch einmal zu versuchen. Ich fragte also, ob ich sie untersuchen dürfte. Sie legte sich auf das Sofa, das im Büro stand, und ich fing an, ihren Bauch abzutasten. Der Po des Babys war unten, aber noch nicht eingestellt, es war mittelmäßig viel Fruchtwasser vorhanden, und die Mutter war sehr entspannt. Ich rieb ihren Bauch, tastete nach dem Baby und versuchte, es in einem Bogen zuerst in die eine Richtung zu drehen (in die es sich nicht bewegen wollte) und dann in die andere. Das Baby ließ sich leicht in Querlage drehen, deshalb beschloß ich, es auch noch das restliche Stück weiterzudrehen, wenn es ging. (Ich hatte die ganze Zeit mit keinem Wort erwähnt, daß ich das Baby drehen wollte, weil ich die Mutter nicht noch einmal enttäuschen wollte, falls es nicht klappen würde.) Als ich das Baby das restliche Stück drehte, faßte ich die Mutter an ihrer kitzeligen Seite an, und sie fing an zu lachen. Dadurch entspannten sich ihre Bauchmuskeln noch mehr, und ich konnte den Kopf leicht in die richtige Stellung bringen. Die Mutter war freudig überrascht, als sie hörte, daß ich das Baby gedreht hatte, und nachdem ich die Herztöne überprüft hatte (– sie waren in Ordnung), lief sie anderthalb Kilometer zu Fuß nach Hause, um zu erreichen, daß der Kopf sich weiter ins Becken senkte. Sechs Tage später wurde ein 7 Pfund und 150 Gramm schweres Mädchen in Scheitellage geboren.

Ob eine äußere Wendung möglich ist, hängt weniger von der Größe des Babys ab als von der Entspanntheit der Mutter.

– Ina May

5.
PHYSIOLOGIE DER WEHEN UND ABLAUF DER NORMALEN GEBURTSARBEIT BEI DER HAUSGEBURT

Geburtsarbeit ist die Arbeit, die der Körper der Mutter nach etwa neun Monaten Schwangerschaft leisten muß, um das Baby sowie alle Teile seines Versorgungssystems (Plazenta, Eihäute und Fruchtwasser) durch den Geburtskanal aus der Gebärmutter hinauszuschieben.

Im Normalfall bewirken die Wehen, daß durch die natürlichen Anstrengungen der Mutter innerhalb einer annehmbaren Zeit (etwa 24 Stunden) ein lebendiges Kind mit dem Kopf voran geboren wird, ohne daß Mutter oder Kind dabei verletzt werden. Viele Leute vergessen leicht, besonders wenn sie in modernen Krankenhäusern arbeiten, daß bei der überwältigenden Mehrheit aller Geburten die Geburtsarbeit normal verläuft – der Geburtsprozeß funktioniert sehr gut von allein.

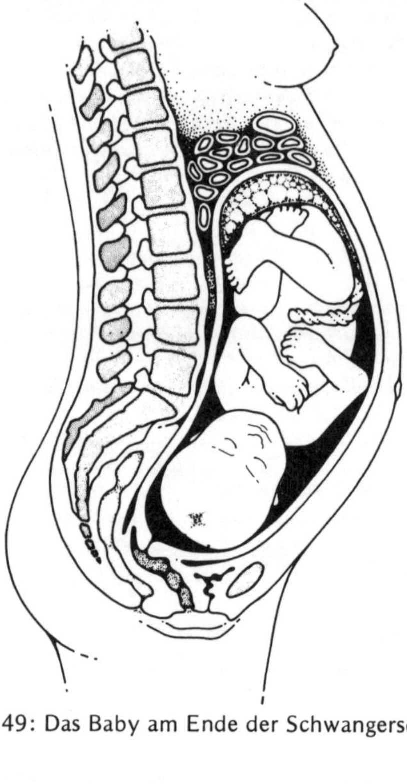

Abb. 49: Das Baby am Ende der Schwangerschaft

Anzeichen für die Geburt

1. Etwa zwei oder drei Wochen vor der Entbindung sinkt das Baby in der mütterlichen Beckenhöhle weiter nach unten. Die Mutter spürt jetzt einen stärkeren Druck auf ihren unteren Bauch, muß wahrscheinlich ziemlich oft pinkeln, und es kann sein, daß ihre Beine sich etwas taub anfühlen. Gleichzeitig hat sie im Bereich der unteren Rippen und des Magens wieder mehr Platz.
2. Bei Erstgebärenden tritt der Kopf des Babys zwei bis drei Wochen vor der Entbindung ins kleine Becken ein, man sagt dann, er ist "eingestellt".
3. Die vaginalen Absonderungen nehmen zu. Gegen Ende ihrer Schwangerschaft ist eine Frau in der Regel sehr saftig.
4. Der Schleimpfropf wird vom Muttermund abgestoßen.
5. Es geht ein wenig rosa gefärbter Schleim ab – die Zeichenblutung.
6. Der Muttermund fühlt sich bei Berührung sehr weich an und ist viel dünner als während der Schwangerschaft.
7. Die Aura (das Energiefeld) der Mutter lädt sich auf. Du kannst sie vielleicht manchmal strahlen sehen.

Wie du den Beginn der eigentlichen Geburtsarbeit erkennst

Viele Frauen bekommen vor Einsetzen der eigentlichen Geburtswellen Vorwehen. Diese unregelmäßigen Kontraktionen der Gebärmutter- oder Unterleibsmuskeln haben die Funktion, diese Muskeln für die vor ihnen liegende Arbeit anzuregen. Außerdem tragen sie dazu bei, den Muttermund weicher zu machen, was dann zur Lösung des Schleimpfropfs führt.

Der Beginn der eigentlichen Geburtsarbeit ist folgendermaßen zu erkennen:

1. In regelmäßigen Abständen und mit zunehmender Intensität kommen Geburtswellen. Mir ist es lieber, von Geburts*wellen* – in ähnlichem Sinne gebraucht wie Energiewellen – als von *Wehen* oder *Gebärmutterkontraktionen* zu reden, weil ich glaube, daß dieser Begriff sowohl der Mutter als auch der Hebamme einen besseren gedanklichen Rahmen für den Umgang mit der Geburtsenergie gibt.
2. Die Geburtswellen werden länger und folgen dichter aufeinander.
3. Die Gebärmutter wird während der Geburtswellen sehr hart.
4. Der Muttermund wird allmählich dünner (er "verstreicht") und beginnt sich zu öffnen.
5. Der führende Teil des Kindes senkt sich nach unten.
6. Es ist unmöglich, während der eigentlichen Geburtsarbeit zu schlafen. (Sie dauert manchmal mehrere Stunden an und läßt dann etwas nach, so daß die Mutter sich ausruhen kann. Aber wenn es wieder losgeht, kann die Mutter auf keinen Fall mehr schlafen.)
7. Der Bewußtseinszustand der gebärenden Frau verändert sich stark. Sie wird zunehmend sensibel für die Schwingungen anderer Leute. Ihre Pupillen können sich stark vergrößern, deshalb ist es wahrscheinlich am angenehmsten für sie, wenn das Licht im Raum nicht zu grell ist.

Die Phasen der Geburt

Eröffnungsphase

Die erste Phase der Geburt dauert von den ersten Geburtswellen der eigentlichen Geburtsarbeit bis zur vollständigen Erweiterung des Muttermundes (etwa 10 cm). Die Gebärmutter, insbesondere der obere Teil, wird während der in regelmäßigen Abständen kommenden Geburtswellen sehr hart. Es kostet die Mutter wahrscheinlich eine immer größere Anstrengung, sich während dieser spontanen Energieausbrüche zu entspannen. Die Empfindungen, die die Mutter dabei hat, sind schwer zu beschreiben. Sie sind stark, aber nicht notwendigerweise schmerzhaft.

Einigen erstgebärenden Frauen ist zu Beginn der Eröffnungsphase oft nicht einmal klar, daß die Geburtsarbeit begonnen hat; sie glauben einfach, daß sie leichte Rückenschmerzen oder Blähungen haben.

Diese Phase dauert beim ersten Kind normalerweise etwa 15 Stunden, bei den weiteren Kindern dann jeweils weniger. Manchmal ist die Eröffnungsphase auch nach weniger als einer Stunde beendet.

Austreibungsphase

Die zweite Geburtsphase dauert von der vollständigen Erweiterung des Muttermundes bis zur Geburt des Kindes. In dieser Phase sind die Geburtswellen von starken abwärtsgerichteten Bewegungen der Gebärmutter- und Unterleibsmuskeln begleitet, und der Kopf des Babys schiebt sich durch das Becken nach unten. Wenn er in das weiche Gewebe des Geburtskanals eintritt, beginnen die Venuslippen der Mutter sich durch die Dehnung zu öffnen. Ihre Muschi dehnt sich solange weiter, bis das ganze Baby hindurchgepreßt worden ist. Diese Phase kann zwischen wenigen Minuten und mehreren Stunden dauern.

Nachgeburtsphase

Während dieser Phase zieht sich die Gebärmutter weiter zusammen, bis sie schließlich nur noch so groß ist, daß sie gerade genug Platz für die Plazenta bietet. Durch weiteres Zusammenziehen wird die Plazenta von der Gebärmutterwand gelöst und dann ausgestoßen. Damit ist die dritte Phase der Geburt beendet. Sie dauert normalerweise etwa zehn bis fünfzehn Minuten.

Wichtige Faktoren bei der Geburt

Bei einer Geburt sind mehrere Umstände von Bedeutung, die von der Hebamme berücksichtigt werden müssen.

Die ersten drei sind physische Aspekte.

Die Tätigkeit der Muskeln der Mutter

Die Muskeltätigkeit bei der Geburt geht sowohl von unwillkürlichen Muskeln (den Gebärmuttermuskeln) als auch von willkürlichen Muskeln (den Muskeln von Bauch und Brustkorb) aus. Die Wirksamkeit dieser Muskeltätigkeit hängt zu einem gewissen Grad von der allgemeinen körperlichen Verfassung der Mutter ab.

Der Geburtskanal

Ein Teil des Geburtskanals ist hart (das knochige Becken), andere Teile sind weich (der Gebärmutterhals und untere Teil der Gebärmutter, der Bek-

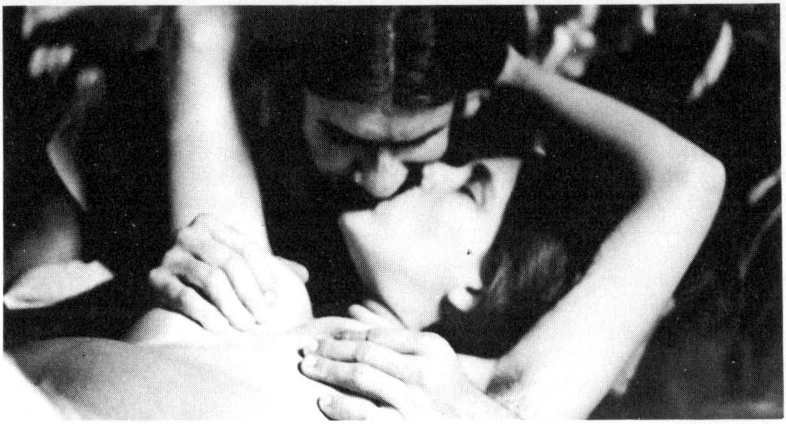

kenboden und die Muschi). Für die Geburt ist sowohl der harte Teil des Geburtskanals als auch die Dehnbarkeit der weichen Teile von Bedeutung.

Der Inhalt der Gebärmutter

Der Inhalt der Gebärmutter besteht aus Baby, Plazenta, Nabelschnur, Fruchtwasser und Eihäuten. Die Lage und Stellung des Babys, seine Größe und die Flüssigkeitsmenge wirken sich auf die Geburt aus.

Bei den letzten vier Faktoren handelt es sich eher um psychische als um physische Umstände. Die psychischen Umstände sind bei einer Geburt mindestens ebenso wichtig wie die physischen. Mit den physischen Umständen ist das gemeint, was gegeben ist. An den psychischen Faktoren kannst du arbeiten, denn die Psyche (oder Seele) ist veränderlich.

Die Einstellung der Mutter

Die Einstellung der Mutter kann in ihrer Bedeutung als wichtiger Faktor für den Geburtsverlauf gar nicht hoch genug eingeschätzt werden. Eine entspannte Mutter kann ihr Baby schneller und leichter bekommen als eine völlig verspannte.

Die Einstellung des Vaters, wenn er dabei ist

Die Einstellung des Vaters kann genauso wichtig sein wie die der Mutter. Ein liebevoller und hilfsbereiter Mann ist eine enorme Energiequelle für seine Frau. Indem er ihr seine volle Aufmerksamkeit und seine körperliche Kraft widmet (mit ihr schmust oder ihre Brüste, ihren Rücken, ihre Beine etc. reibt), kann er mithelfen, die Zeit der Geburtsarbeit um einiges zu verkürzen. Die Hilfe des mitfühlenden Vaters ist von unschätzbarem Wert bei der Geburtsarbeit und der Entbindung.

Die Einstellung der anderen Personen, die bei der Entbindung dabei sind

Die Einstellung jeder Person, die bei der Entbindung dabei ist, hat ihre Auswirkung auf den Geburtsverlauf. Wenn du die Hebamme bist, die hauptverantwortlich für das Wohl von Mutter und Kind ist, mußt du dafür sorgen, daß das Dabeisein jeder Person sich positiv auf die Geburt auswirkt.

Deine Einstellung

Deine eigene Einstellung ist ein Umstand, den du auf keinen Fall außer acht lassen darfst. Wenn du mit dir selbst im Frieden bist, kannst du in der werdenden Mutter das Vertrauen wecken, daß sie es schaffen kann.

DIE ERÖFFNUNGSPHASE

Wenn du benachrichtigt worden bist, daß die Wehen wahrscheinlich eingesetzt haben und du bei der werdenden Mutter zu Hause ankommst, mußt du dir als erstes ein Bild davon machen, in welcher Phase der Geburt die Mutter sich befindet, für den Fall, daß die Entbindung unmittelbar bevorsteht. Normalerweise ist die Mutter noch ziemlich am Anfang der ersten Phase, der Eröffnungsphase.

Deine Mitarbeiterinnen

Es ist am günstigsten, wenn eine oder noch besser zwei ausgebildete Freundinnen dir Hilfestellung leisten. Sie sollten beide Menschen sein, die du auch dann bei dir haben wolltest, wenn du selbst das Baby bekommen würdest. Wenn du auf dem Weg zu einer Entbindung feststellst, daß du aus irgendeinem Grunde kein gutes Gefühl zu einer deiner Helferinnen hast, sprich dich als erstes mit ihr aus und kläre die Angelegenheit, oder suche dir eine andere Mitarbeiterin, mit der du in völliger Übereinstimmung bist. Denn jede Unstimmigkeit zwischen den Geburtshelferinnen kann sich nachteilig auf die Geburt auswirken.

Instrumente und Ausstattung

Sorge dafür, daß du alle notwendigen Instrumente und Utensilien bei dir hast. Lege die Sachen ordentlich hin, damit du weißt, wo alles ist und decke ein steriles Tuch darüber. Bereite alles vor, sobald du der Ansicht bist, daß die aktive Geburtsarbeit begonnen hat. Es könnte plötzlich alles sehr schnell gehen, und es ist gut, wenn du darauf vorbereitet bist. (Eine Zusammenstellung der erforderlichen Utensilien findest du auf Seite 193 f.

Sieh zu, daß du genug Licht hast. Es ist günstig, eine Taschenlampe mitzubringen, damit du in der Austreibungsphase richtig in die Muschi hineinschauen kannst.

Protokoll

Führe sehr genau Protokoll über den Verlauf der Geburtsarbeit. Schreibe Häufigkeit, Dauer und Intensität der Geburtswellen auf. Mache einen Vermerk über die Erweiterung des Muttermundes, die Stellung des vorangehenden Teils und die Frequenz der kindlichen Herztöne. Halte fest, wann die Fruchtblase platzt.

Wenn die Mutter irgendwann schon einmal mit Bluthochdruck zu tun hatte oder andere Schwierigkeiten hat, überwache ihren Puls und Blutdruck sehr genau. Der Blutdruck wird gewöhnlich während der Geburtswellen und besonders gegen Ende der Eröffnungsphase etwas ansteigen. Ein Blutdruck von 140/90 ist im Stadium fortgeschrittener Geburtsarbeit normal. Der Puls sollte unter 100 Schläge pro Minute bleiben.

Waschen

1. Reinige deine Hände sorgfältig, bis über die Handgelenke hinaus, mit einer antiseptischen Breitspektrumseife. Achte darauf, daß deine Fingernägel kurzgeschnitten sind.
2. Dann wasche die Venusgegend der Mutter, einschließlich Venushaare und Innenseite der Oberschenkel, sorgfältig mit derselben antiseptischen Seife. Es ist nicht notwendig, die Venushaare abzurasieren.

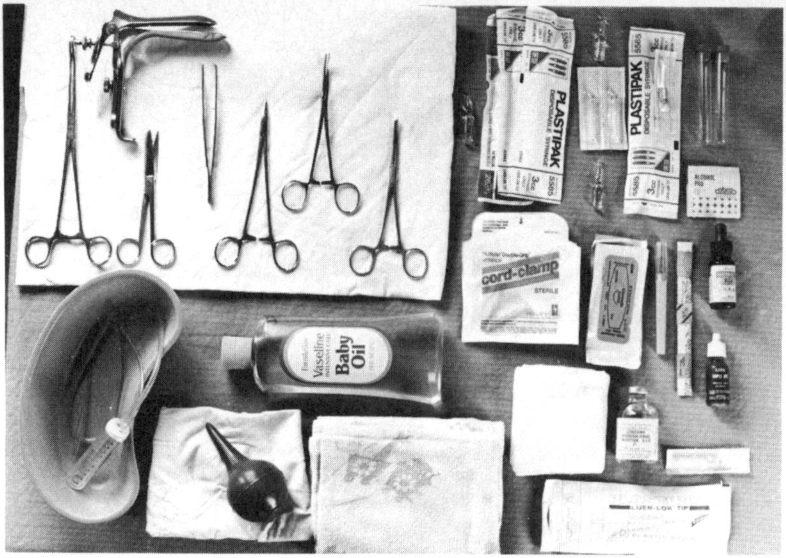

Bestimmung der Muttermunderweiterung und der Lage des Babys

Rektale oder vaginale Untersuchung

Einige Leute sind der Meinung rektale Untersuchungen (d.h. durch den Mastdarm) seien aufgrund der Infektionsgefahr bei vaginalen Untersuchungen (durch die Muschi) sicherer. Wenn du während der Geburt keine sterilen Handschuhe zur Verfügung hättest und die Muttermunderweiterung überprüfen müßtest, wäre eine rektale Untersuchung auf jeden Fall sicherer. Diese Form der Untersuchung hat allerdings einige Nachteile:

1. Du kannst nicht zu so genauen Ergebnissen kommen wie bei einer vaginalen Untersuchung. Es ist dabei viel schwieriger, Beschaffenheit und Erweiterung des Muttermundes zu ertasten, als wenn du die Untersuchung vaginal durchführst.
2. Eine Schwellung auf dem Kopf des Babys kann leicht mit dem Schädel verwechselt werden, wodurch du einen falschen Eindruck davon bekommen könntest, wie weit unten der Kopf ist.
3. Für die Mutter ist ein rektale Untersuchung wesentlich unangenehmer als eine vaginale Untersuchung.
4. Eine vorgefallene Nabelschnur kann bei rektaler Untersuchung nur schwer festgestellt werden.

In jüngster Zeit sind mehrere Studien durchgeführt worden, die ergeben haben, daß die Infektionsgefahr bei vaginalen Untersuchungen nicht größer ist als bei rektalen. Dieses Ergebnis ist durch unsere eigene Erfahrung auf der Farm bestätigt worden. Die Zahl der Infektionen nach der Entbindung hat sich nicht erhöht, nachdem wir nach einem Jahr Hebammentätigkeit zu vaginalen Untersuchungen übergegangen sind.

Die vaginale Untersuchung

Nachdem du den Bereich um die Muschi herum sorgfältig mit antiseptischer Seife gewaschen hast, ziehe einen sterilen Handschuh über und führe sanft deinen Zeige- und Mittelfinger ein.

Abb. 50: Erweiterung des Muttermundes

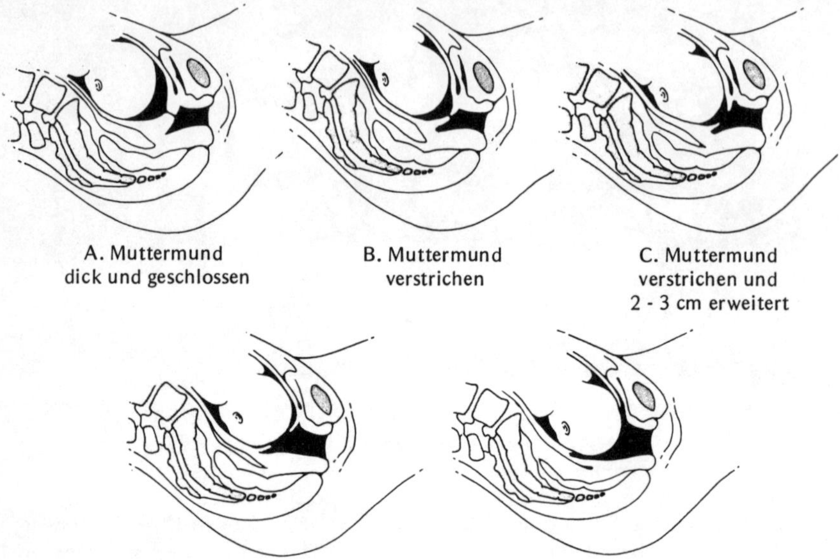

A. Muttermund dick und geschlossen

B. Muttermund verstrichen

C. Muttermund verstrichen und 2 - 3 cm erweitert

D. Muttermund halb erweitert

E. Muttermund vollständig erweitert und zurückgezogen

- Überprüfe den Muttermund:

1. Ist er hart oder weich?
2. Ist er verstrichen und zurückgezogen oder dick und über dem Kopf des Babys noch reichlich zu spüren?
3. Kannst du ihn leicht weiter dehnen oder ist Widerstand dagegen zu spüren?
4. Wie weit ist er geöffnet? Schätze den Durchmesser der Öffnung?

Überprüfe die Erweiterung mehr oder weniger oft in regelmäßigen Abständen, je nachdem wie schnelle Fortschritte die Mutter macht. Wasche ihre Muschi jedesmal vorher mit antiseptischer Seife ab. Manchmal hilft es ihr, sich weiter zu öffnen, wenn deine Finger in ihr sind.

- Überprüfe die Lage des Kindes:
  1. Welcher Teil geht voran – der Kopf, der Po, die Füße?
  2. Wo befindet sich der Kopf – über Beckeneingang, -ausgang oder -mitte?
- Überprüfe die Stellung:
  1. Suche die Pfeilnaht und die große und die kleine Fontanelle. Es ist ganz gut, wenn du weißt, in welche Richtung das Gesicht des Babys gedreht ist, damit du der Mutter eine genaue Vorstellung davon vermitteln kannst, wie hart sie arbeiten muß, um das Baby herauszupressen.

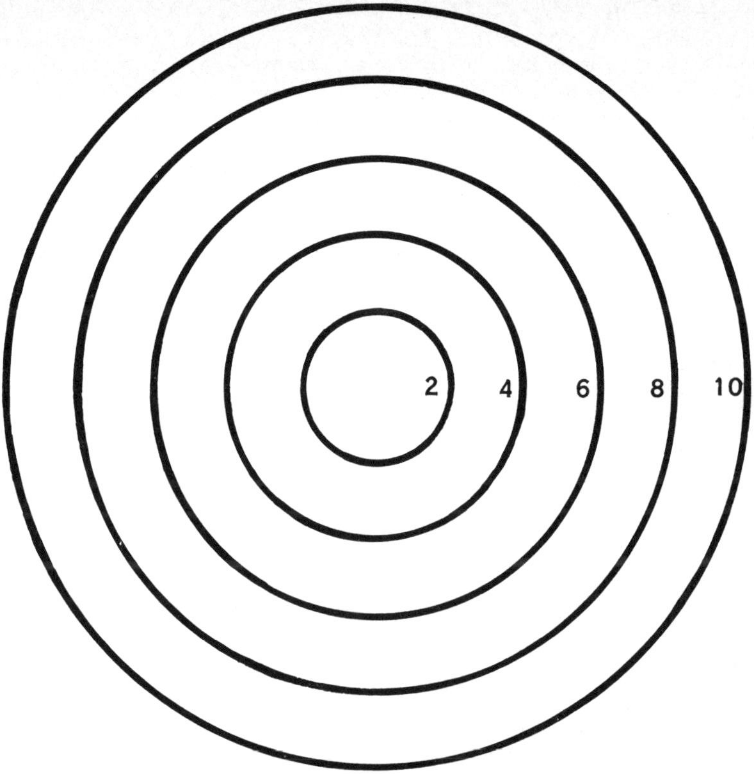

Abb. 51: Muttermunderweiterung von 2 - 10 cm. Die vollständige Erweiterung beträgt normalerweise 10 cm

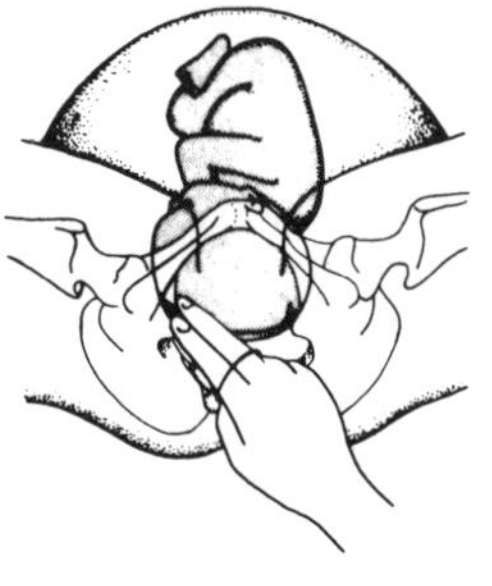

Abb. 52a: Ertasten der großen Fontanelle

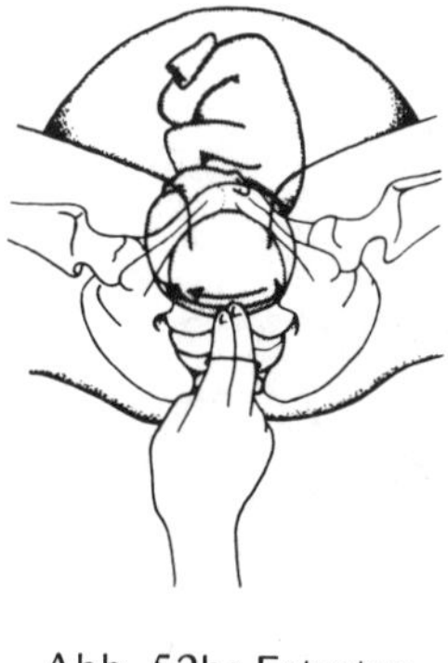

Abb. 52b: Ertasten der Pfeilnaht

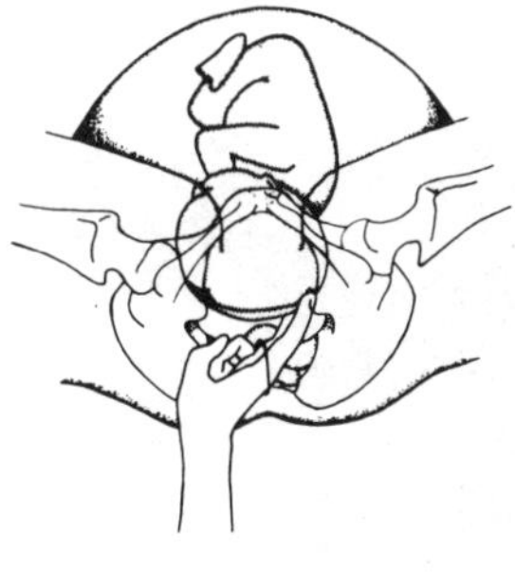

Abb. 52 c: Ertasten der kleinen Fontanelle

• Untersuche den Stand der Fruchtblase.

Manchmal ist bereits etwas Fruchtwasser abgegangen. Es besteht keine Notwendigkeit, die Fruchtblase in der Eröffnungsphase zu sprengen. Es kann sein, daß sie spontan zerreißt. Wenn das der Fall ist, überprüfe den Herzschlag des Kindes und schließe durch eine vaginale Untersuchung aus, daß die Nabelschnur vorgefallen ist.

Wenn die Erweiterung fast vollständig ist und der Kopf des Babys sich weit genug ins Becken gesenkt hat, daß die Nabelschnur nicht am Kopf vorbei durch den Muttermund rutschen kann, können die Eihäute ohne Gefahr vorsichtig durchstochen werden.

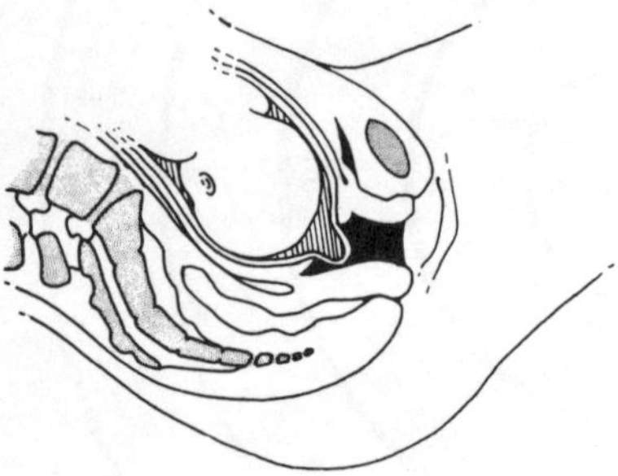

Abb. 53a: Die Fruchtblase ragt in den Geburtskanal

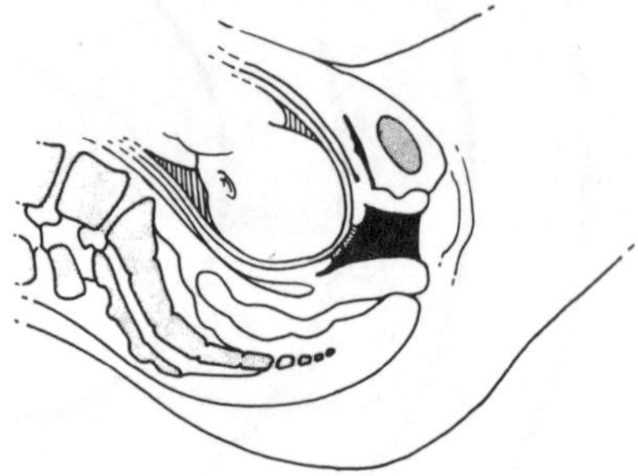

Abb. 53b: Die Fruchtblase ist noch unversehrt

Überprüfung der kindlichen Herztöne

Die Herztöne sollten während der ersten Phase jede halbe Stunde überprüft und schriftlich festgehalten werden. Wenn du irgendwann auch nur den leisesten Zweifel hast, ob es dem Baby gut geht, überprüfe die Herztöne. Dann kannst du den Zweifel entweder fallen lassen oder dich um die Situation kümmern.

Normal sind 120 bis 160 Schläge pro Minute. Der Herzschlag verlangsamt sich zu Beginn oder manchmal auch auf dem Höhepunkt einer Geburtswelle und kehrt 10 bis 15 Sekunden danach zum normalen Rhythmus zurück. Weniger als 100 oder mehr als 160 Herzschläge pro Minute bei ruhender Gebärmutter weisen darauf hin, daß es dem Baby schlecht geht.

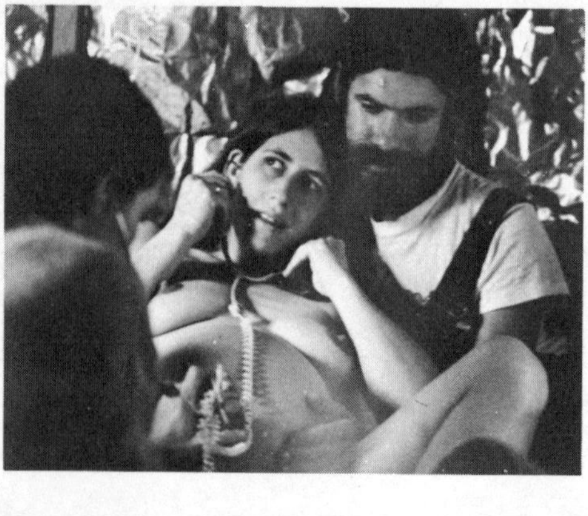

Während einer Geburtswelle ist der Herzschlag des Babys etwas schlecht zu hören, weil die Gebärmutter dicker ist, überprüfe ihn deshalb in der Pause zwischen den Wellen. Ein deutlicher Anstieg der Herzfrequenz ist das erste Anzeichen für Hypoxie (Sauerstoffmangel) und weißt außerdem auf eine mögliche intrauterine Infektion (innerhalb der Gebärmutter) des Babys hin.

Der Einlauf

Aus den folgenden Gründen ist es sinnvoll, der Mutter irgendwann während der Eröffnungsphase einen Einlauf zu geben:

1. Sie braucht allen verfügbaren Platz, um das Baby durchzulassen, deshalb ist es am besten, den Darm leerzumachen.
2. Ein Einlauf in der Eröffnungsphase verringert die Wahrscheinlichkeit, daß später gleichzeitig mit dem Kopf des Babys etwas Kot herausgedrückt wird – zu einem Zeitpunkt, wenn du einen sauberen Entbindungsbereich brauchst.
3. Ein Einlauf regt normalerweise die Wehentätigkeit an.

Nimm warmes Wasser für den Einlauf. Laß die Mutter auf der linken Seite liegen, denn das erleichtert die Wirkung des Einlaufs (der absteigende Dickdarm ist auf der linken Seite).

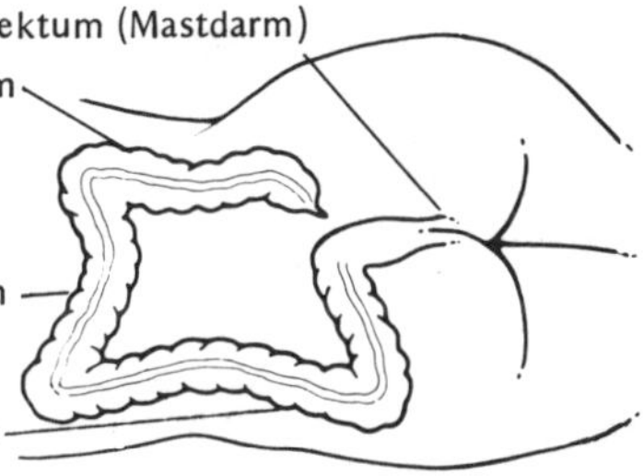

Abb. 54: Dickdarm

Essen während der Eröffnungsphase

Laß die Mutter ruhig essen, wenn sie es möchte. Es kann sein, daß sie sich später übergeben muß, aber das schadet nicht. Vielleicht hilft es sogar ihrem Muttermund sich zu weiten. Es wäre nur dann ungünstig, daß die Mutter etwas ißt, wenn die Wahrscheinlichkeit besteht, daß sie später eine Vollnarkose bekommen muß (z.B. bei einem Kaiserschnitt).

Atmen während der Eröffnungsphase

In der Eröffnungsphase ist tiefes, langsames Atmen am günstigsten. Hecheln in dieser Phase hat oft zur Folge, daß die Wehentätigkeit sich verlangsamt und kann außerdem bei der Mutter Hyperventilation verursachen, was zu übermäßiger Kohlensäureabatmung führt.

Schlafen während der Eröffnungsphase

Laß die Mutter schlafen, wenn sie es möchte. Wenn sie schlafen kann, braucht sie wahrscheinlich diese Ruhepause, um für die Arbeit, die vor ihr liegt, neue Energie zu schöpfen.

Stellung während der Eröffnungsphase

Laß die Mutter die Stellung einnehmen, die sie möchte, solange die Wehentätigkeit nicht verlangsamt wird. Sie kann in dieser Phase stehen oder umherlaufen, wobei die Schwerkraft die Geburtswellen gewöhnlich verstärkt.

Entleerung der Blase

Sorge dafür, daß sie in der ersten Phase etwa alle zwei Stunden pinkelt. Du mußt sie vielleicht ab und zu daran erinnern. Wenn du den Harn nicht auffängst, versuche die Menge in etwa zu schätzen.

Besucher

Wenn jemand zu Besuch kommt und nicht weiß, daß die Mutter in den Wehen ist, erkläre die Situation und fühle dich nicht verpflichtet, irgend jemanden hereinzulassen, der mit der Situation nichts zu tun hat. Die Wehentätigkeit könnte sich verlangsamen, wenn die Mutter sich zu diesem Zeitpunkt auf die Gegenwart noch einer Person einstellen muß.

Wenn die Eröffnungsphase nur langsam vorangeht

Durch die Geburtswellen kann sich der Muttermund in einem gleichmäßigen Tempo erweitern oder auch nicht. Du solltest keine vorgefaßte Meinung darüber haben, was zu lang für die Eröffnungsphase ist. Wenn die Mutter durch Essen und Schlafen neue Energie schöpft, die Geburtswellen leicht sind, der Kopf des Babys nicht zusammengedrückt wird und die Eihäute noch unversehrt sind, kann sich die Eröffnungsphase über drei oder vier Tage erstrekken und trotzdem völlig normal verlaufen. Achte darauf, daß du die Herztöne des Babys sorgfältig überwachst.

Mache dir keine Sorgen über das langsame Vorangehen, wenn die Herztöne des Babys und die Schwingungen gut sind. Keine Hemmungen oder stark gefühlsbeladene Gedanken sollten unausgesprochen bleiben. Es gibt allerdings einen bestimmten Typ bequemer – meistens übergewichtiger – Frauen, die es sich in dieser Situation so gemütlich machen können, daß sie nichts mehr tun. Diese Frauen brauchen ein bißchen Antrieb. Sie müssen etwas machen oder es muß etwas mit ihnen gemacht werden, das ihre ganze Aufmerksamkeit erfordert. Sie müssen eventuell energisch massiert oder geschüttelt werden; vielleicht ist es auch nötig, daß sie jemand anderen massieren. Mit ihrem Mann zu schmusen oder einen Spaziergang zu machen, kann manchmal auch dazu beitragen, die Geburtswellen anzuregen. Aber verlange nichts von ihr, was du selbst in dieser Phase nicht auch tun könntest. Wenn ihre Geburtswellen bei einer Aktivität, die du vorgeschlagen hast, zunehmen, weißt du, daß du auf der richtigen Spur bist. Wenn die Mutter schon mehrere Stunden lang Geburtswellen bekommen hat, ihr Muttermund aber noch nicht besonders geweitet ist, und sie müde wird, laß sie schlafen, wenn sie es möchte.

Wenn der Kopf des Babys weit oben ist und der Muttermund sich nicht gut weitet, überprüfe die Beckenmaße der Mutter noch einmal und halte dir dabei die Größe des Babys vor Augen, um sicherzugehen, daß genug Platz da ist. Wenn die Beckenmaße der Mutter ausreichend sind, laß sie auf jeden Fall wissen, daß sie genug Platz hat. Das ist wichtig für sie zu wissen, wenn sie sich voll und ganz entspannen soll.

Umgang mit der Energie

Sorge dafür, daß du guten Kontakt zur werdenden Mutter hast. Ihr solltet ein freundschaftliches Gefühl füreinander haben und euch ganz entspannt fühlen, wenn ihr zusammen seid. Ihr solltet euch wohl dabei fühlen, wenn ihr euch in die Augen seht. Deine Berührung sollte angenehm und vertraut für sie sein. Wenn zwischen irgendwelchen anwesenden Personen, besondern zwischen der Gebärenden und ihrem Mann, Hemmungen, Ängste oder mangelnde Kommunikation besteht, mußt du sie darauf ansprechen, und ihr müßt eine Lösung finden. (Es ist natürlich am besten, sich schon in der Zeit vor der

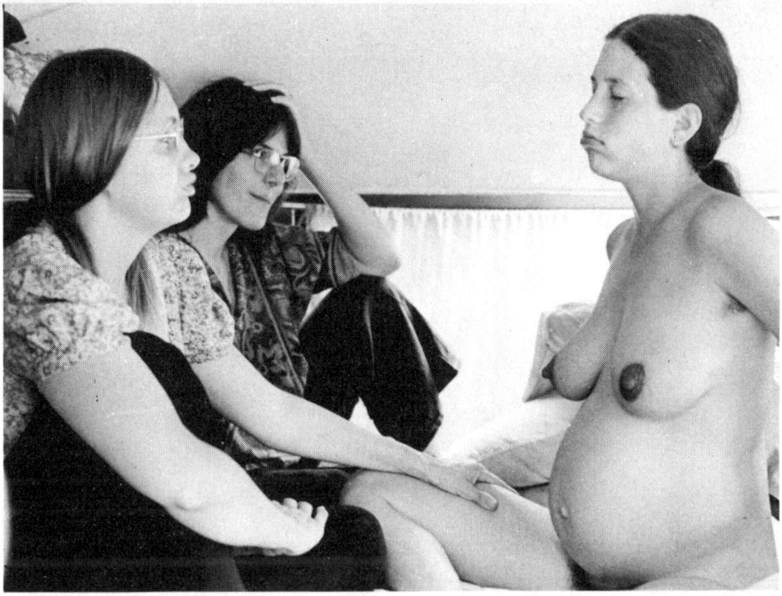

Es hilft der Mutter sich zu öffnen, wenn sie beim Ausatmen die Luft mit einem prustenden Geräusch durch die Lippen herausbläst.

Geburt um diese Sachen zu kümmern, aber trotzdem passiert es manchmal, daß sie durch die starke Energie der Geburtssituation hochkommen.)

Achte darauf, daß der Mann wirklich aufmerksam und mitfühlend mit seiner Frau ist. Laß ihn wissen, auf welche Weise er ihr helfen könnte, wenn er es nicht selbst bemerkt hat. Und vergiß nicht, daß deine Beziehung zum werdenden Vater tadellos sein muß, damit in der Mutter nicht Angst und Eifersucht ausgelöst werden.

Möglicherweise mußt du das Paar beraten, wie sie miteinander reden können. Sie sind vielleicht normalerweise nicht so rücksichtsvoll zueinander, wie sie es jetzt sein müssen. Es könnte sein, daß du ihr helfen mußt, ihm zu zeigen, wie er sie anfassen und massieren soll und umgekehrt. Vielleicht sind sie auch normalerweise nicht so tantrisch (telepathisch* in ihren Berührungen) wie diese Situation es erfordert.

Da Körper und Geist eins sind, kannst du manchmal den Geist durch Arbeit mit dem Körper und manchmal den Körper durch Arbeit mit dem Geist stabilisieren.

Wenn das Paar lieb zueinander, aber gehemmt ist, erkläre ihnen, wie sie vertrauter miteinander sein können. Habe selbst einen guten Sinn für Humor, und gib den beiden etwas Zeit allein miteinander, um Vorschläge auszuprobieren. Geh aber nie so weit weg, daß du nicht gerufen werden kannst, wenn du gebraucht wirst.

* "Telepathie" ist das Wahrnehmen der seelischen Vorgänge eines anderen Menschen ohne Vermittlung durch die Sinnesorgane. (A. d. Ü.)

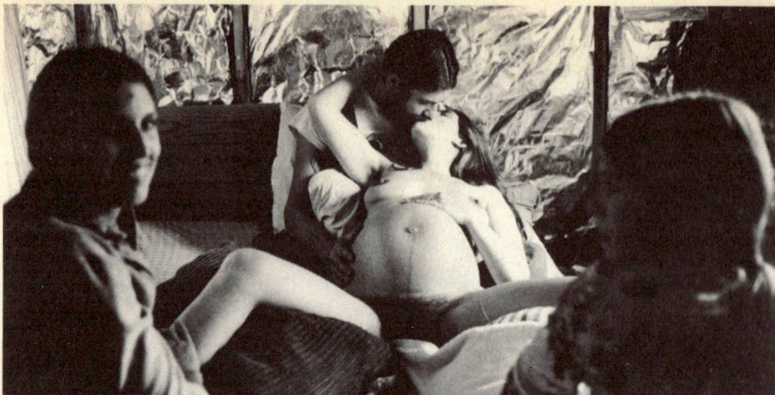
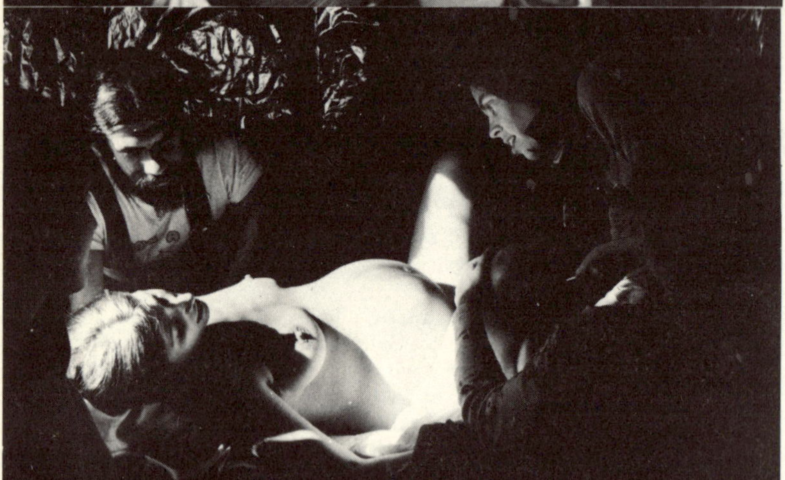
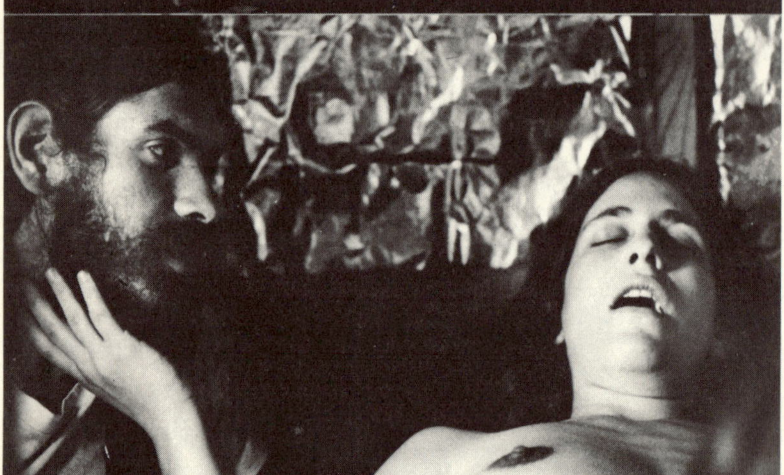

Habe keine Angst davor, eine Zeitlang still zu sein, um die Schwingungen zu spüren. Wenn du die Gegenwart des Geistes nicht spüren kannst, ist vielleicht etwas mit der Mutter oder dem Kind nicht in Ordnung. Bemühe dich darum, das zu ändern. Es wirkt sich auf die Gesundheit von Mutter und Kind aus, wie stark die Gegenwart des Geistes zu spüren ist.

Achte auf dein eigenes Körpergefühl – spürst du deine Beine, deinen Po, deinen Magen? Den anderen geht es wahrscheinlich genauso. Das ist völlig in Ordnung, genieße es, und laß es dir gut gehen. Manchmal paßt es genau auf die Situation, wenn jemand sagt: "Es ist ein richtig gutes Gefühl hier im Raum." Und manchmal fühlt es sich nicht so gut an, ohne daß man genau sagen könnte warum. Sprich in so einem Fall aus, wie du dich fühlst. Einer der anderen hat wahrscheinlich die Antwort. In so einem Moment gilt das Motto: "Frisch gefragt ist halb gewonnen."

Wenn die Geburtsarbeit nur langsam vorangeht, frage die Mutter, ob es etwas gibt, das ihr Sorgen macht.

Laß die Energie nicht absinken. *Beobachte die Energieebene aller Beteiligten. Sitzt nicht mit einem unguten Gefühl herum ohne etwas zu sagen. Wenn ihr nicht über das sprecht, was wirklich vorgeht, stumpft ihr ab, aber bei einer Geburt mußt du hundertprozentig wach und aufnahmebereit sein. Vortäuschen ist zwecklos.*

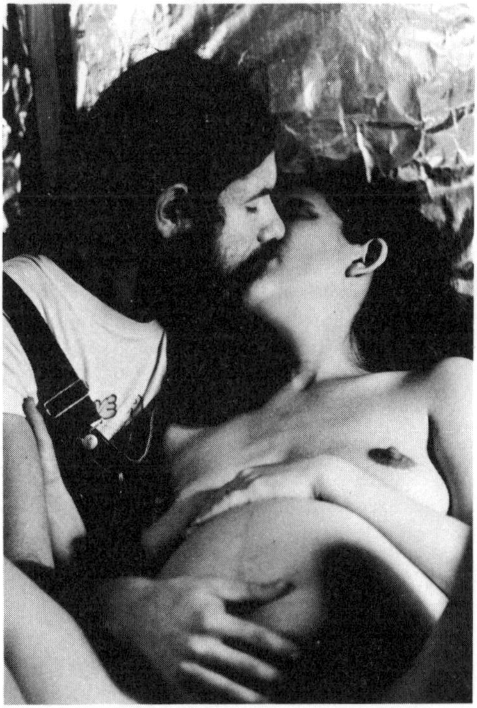

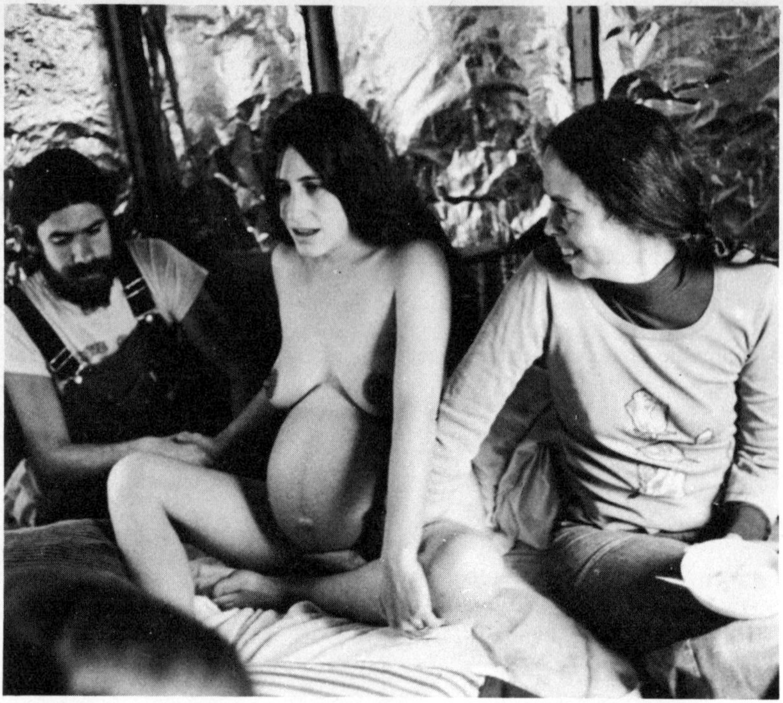

Übergangsphase

Als Übergangsphase bezeichnet man die Zeit, wenn der Muttermund vollständig erweitert ist – kurz bevor der Drang zu pressen einsetzt. Wenn die Mutter sich der Übergangsphase nähert, bereite sie darauf vor. Sage ihr, daß sie unbedingt während der Übergangs- und der Austreibungsphase in gutem Kontakt mit dir bleiben muß. Die Übergangsphase ist eine sehr intensive Zeit. Einige Frauen kommen ohne Schwierigkeiten durch diese Phase, andere brauchen möglicherweise deine Hilfe. Eine Frau, die vorher nicht mit starken Gefühlsäußerungen reagiert hat und es auch später nicht tut, kann zu diesem Zeitpunkt sehr gefühlsstark reagieren. Ihr Vernunftdenken setzt vielleicht für eine Zeit aus, und es kann sein, daß sie einen Moment lang denkt, sie schafft es nicht. Ihr wird möglicherweise schwindelig, und sie muß sich übergeben. Versichere ihr, daß dieser Zustand vorübergeht, daß sie ihren Verstand bald zurückbekommt – im Augenblick spielt sich alles in ihrem Unterleib ab. Die Übergangsphase dauert nur ein paar Augenblicke, nimm sie deshalb nicht zu ernst, und hilf der Mutter durch diese Phase hindurch. Sie müßte eigentlich verstehen, daß unter Umständen *großes reines Bemühen* von ihr gefordert ist, um sich im Moment vollständiger Erweiterung zusammenzunehmen.

Es hat keinen Sinn, der Mutter eine Predigt zu halten, wenn sie Angst hat. Du mußt humorvoll sein, genau wissen, was gerade mit ihr los ist und genau diesen Bewußtseinszustand ansprechen. Wenn du das nicht tust, wird sie meinen, daß du keine Ahnung hast, wovon du sprichst oder daß es nicht sie betrifft, und sie wird dann wahrscheinlich nicht auf dich hören.

Wenn die Mutter in der Übergangsphase Angst bekommt und ins Krankenhaus gebracht werden will um betäubt zu werden, gehe nicht davon aus, daß sie ihre Meinung nicht wieder ändern wird. Du kannst sie darauf hinweisen, daß den leichteren, weniger intensiven Weg zu wählen, nicht gerade eine gute Vorbereitung darauf ist, Mutter zu werden, was einen hohen Bewußtseinsstand erfordert. Erinnere sie daran, daß sie die Umwelt ihres Babys ist – es hat keine andere. Und wenn sie Angst hat, läßt sie das auch ihr Kind spüren. Sie wird sich wahrscheinlich besinnen, wenn du ihr das wirklich begreiflich machst. Wenn die Frau allerdings darauf besteht, daß sie lieber ins Krankenhaus gehen möchte, versuche nicht, sie daran zu hindern.

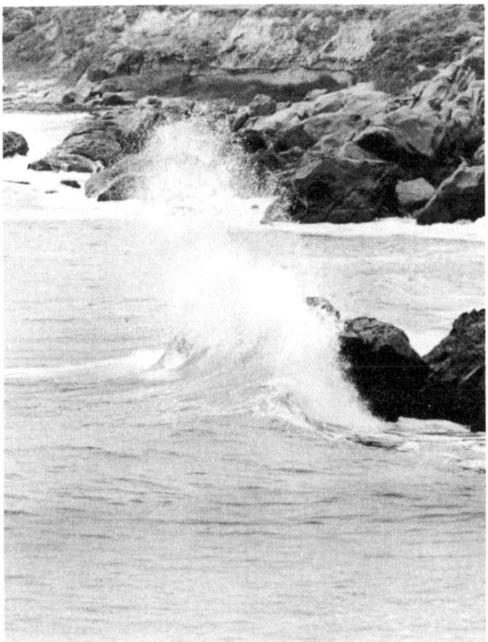

Gebärende Frauen als Elementarkräfte

Der Bewußtseinszustand der Mutter verändert sich während der ersten Phase der Geburt sehr stark. Diese Bewußtseinsveränderung muß von allen, die bei der Geburt mithelfen, berücksichtigt werden. Die gebärende Frau ist in dem Augenblick weniger eine individuelle Persönlichkeit als vielmehr eine Elementarkraft – wie ein Tornado, ein Vulkan, ein Erdbeben oder ein Orkan mit eigenen Verhaltensregeln. Diese Eigenschaft ist beschrieben worden als "ein großes formloses Schwerkraft-Gezeiten-Etwas, ein elektrochemischer

Tropismus, älter und schlauer als du, der immer bekommt, was er will". Du mußt die Gesetze dieses Tropismus herausfinden, mit welchem seiner Aspekte du auch immer zu tun hast, und mit ihnen arbeiten, denn eine Elementarkraft läßt nicht vernünftig mit sich reden, und es ist unvorhersehbar, was sie als nächstes tut. Erwarte nicht von einer Frau, daß sie vernünftig ist, während sie ein Kind bekommt. Eine normalerweise sehr vernünftige Frau kann bei der Geburt plötzlich äußerst gefühlsbetont werden, wobei die starken Gefühle, die in ihr hochkommen, gar nicht mit einem bestimmten Gedankeninhalt verbunden zu sein brauchen. Es ist völlig in Ordnung, daß sie gefühlsbetont reagiert, solange sie es nicht auf unangenehme Weise macht.

Eine normalerweise sehr vernünftige Frau, die ich kenne, erzählte mir, daß sie bei ihrer Entbindung stundenlang am Rande der Hysterie gewesen sei – nicht daß sie Angst gehabt hätte, aber sie hatte mehrere Stunden lang das Gefühl, in Gelächter oder in Tränen ausbrechen zu können. Sie erinnerte sich, wie erstaunt sie war, daß ich das für ein akzeptables Verhalten bei einer Frau hielt, die eine natürliche Geburt durchmachte. Es war akzeptabel – sogar schön –, weil sie trotzdem an ihrem Prinzip festhielt, auch unter starkem gefühlsstreß freundlich und rücksichtsvoll zu anderen Leuten zu sein. Sie war die ganze Zeit sehr lieb.

Die Geburtsenergie bewirkt, daß der ganze Körper der Mutter sehr weich wird. Das ist besonders an der Innenseite der Oberschenkel zu spüren. Die Veränderung, die insgesamt in ihrem Gewebe stattfindet, ist in etwa damit vergleichbar, was mit Gelee passiert, wenn man ihn aus dem Kühlschrank nimmt. In kaltem Zustand ist er eher fest, verliert aber diese Eigenschaft, wenn er sich erwärmt, und wenn man den etwas erwärmten Gelee leicht schüttelt, bewegt er sich in größeren Wellen.

Mit diesem Prozeß des Weicherwerdens sind starke Gefühle verbunden. Je weiter eine Frau im Geburtsprozeß voranschreitet, desto mehr verlieren diese Gefühle ihren persönlichen Charakter und desto elementarer werden sie. Weil sie so veränderlich ist und ein Gefühl so leicht in anderes übergehen kann, muß die Hebamme ein fester Anker für sie sein. Wenn die Hebamme der Versuchung widersteht, weich oder nachgiebig zu werden, kann sie verhindern, daß die Mutter von Gefühlen wie Angst, Reizbarkeit und Entmutigtsein überflutet wird und dadurch steif und spröde wird. Wenn die Mutter ängstlich ist, sprichst du nicht mehr mit dieser bestimmten Person – du sprichst mit einem Tropismus, der Angst heißt. Im Buddhismus gibt es ein Sprichwort, das besagt: **"Das beste Mittel gegen Angst ist Mut."** Ich halte dieses Sprichwort für wahr. Es kann sein, daß du die Schwingungen der Angst, die von der Mutter ausgehen, in deinem eigenen Herzen, Magen und in deinen Beinen spürst – aber du brauchst diese Angst nicht als deine Angst anzunehmen und auf sie zu reagieren. Du kannst ruhig bleiben, ihr genau erklären, was vor sich geht und ihr Mut einflößen. Mut ist mindestens genauso ansteckend wie Angst.

Laß sie ruhig ein Geräusch von sich geben, wenn sie es will – solange es aus einer offenen Kehle kommt und nicht unangenehm ist. Wenn sie sich der Übergangsphase nähert, halte sie jede Sekunde auf dem Laufenden über das, was mit ihr geschieht. Sporne sie mit Enthusiasmus an.

Eine Frau in den Geburtswellen kann verblüffend schön werden. Es ist ganz gut, sie das ab und zu wissen zu lassen – es kann ihre Moral heben, wenn sie hört, daß sie schön ist, auch wenn sie verschwitzt und abgekämpft ist.

DIE AUSTREIBUNGSPHASE

Wenn der Muttermund vollständig erweitert ist, kann die Mutter das Baby herauspressen. Die Geburtswellen der Austreibungsphase unterscheiden sich sehr von denen der Eröffnungsphase. Die Brust- und Bauchmuskeln der Mutter ziehen sich gemeinsam mit der Gebärmutter zusammen und schieben das Kind den Geburtskanal hinunter. Sie braucht nicht länger auf dem Kamm der gewaltigen Energiewellen stillzuhalten, die ihren Muttermund weich machen und öffnen. Während der zweiten Geburtsphase kann sie endlich aktiv und kraftvoll werden. Wenn es ihr erstes Baby ist, arbeitet sie jetzt wahrscheinlich härter als je zuvor. Belohnt wird sie dadurch, daß sie spürt, wie sich die Stellung des Kindes verändert, beziehungsweise daß ihr die Hebamme sagt, was für Fortschritte sie macht.

In dieser Phase ist die Verbindung zwischen Hebamme und Gebärender von größter Bedeutung. Die Hebamme muß das volle Vertrauen der Mutter genießen, damit sie ihr sagen kann, wie und wann sie pressen muß. Sie sollte der Mutter erklären, daß sie ihre Augen auflassen und in Verbindung mit ihr bleiben muß, damit sie ihr in jedem Augenblick sanft Anweisungen geben kann.

Abb. 55: Austreibungsphase

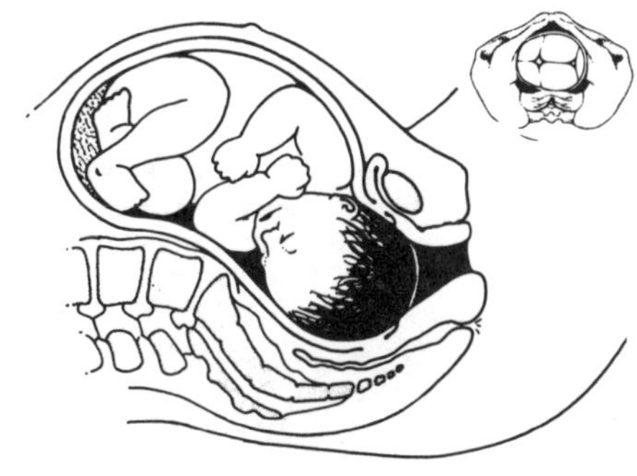

1. Das Baby ist in linker seitlicher Hinterhauptslage. Der Muttermund ist fast vollständig erweitert, und der Kopf ist eingestellt. Das Baby ist jetzt soweit, daß es sich senkt und die Drehung des Kopfes beginnen kann.

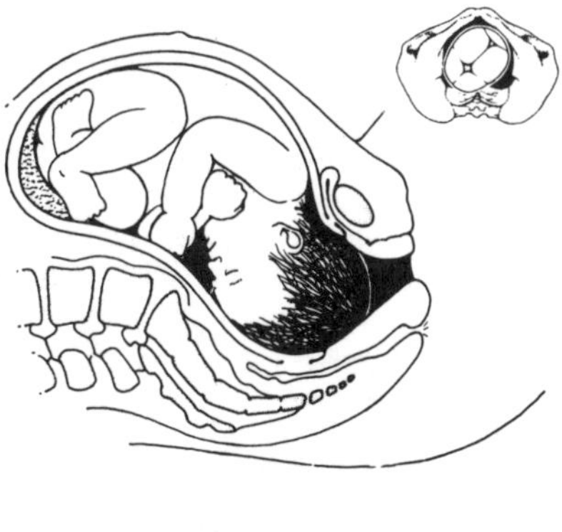

2. Die Erweiterung ist vollständig. Kopf und Körper des Babys beginnen sich zu drehen, während der Kopf nach unten in den Geburtskanal gepreßt wird. Der Kopf wird gedreht, wenn er auf den Widerstand des Beckenbodens trifft. Der Kopf ist jetzt in linker vorderer Hinterhauptslage und ist gebeugt.

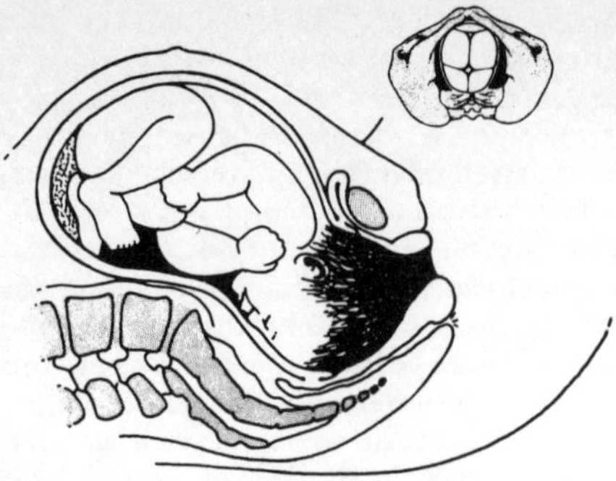

3. Die innere Drehung des Kopfes ist jetzt beendet, der Kopf hat sich weiter den Geburtskanal hinunterbewegt und sich von linker vorderer Hinterhauptslage in vordere Hinterhauptslage gedreht. Er wird allmählich gestreckt.

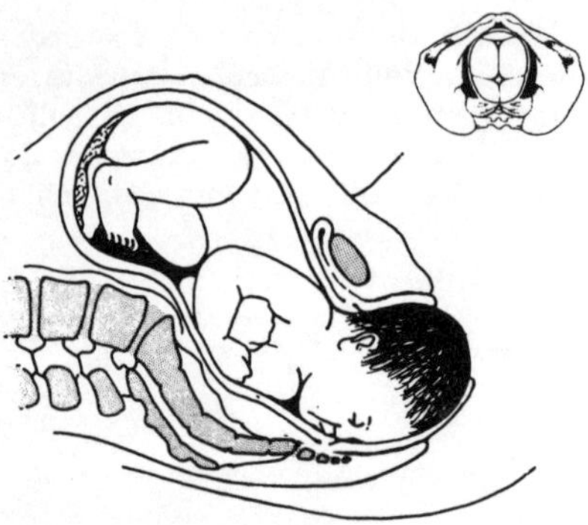

4. Der Kopf ist ganz gestreckt und wird sichtbar (oder "schneidet ein"). Die Muschi hat angefangen sich zu öffnen.

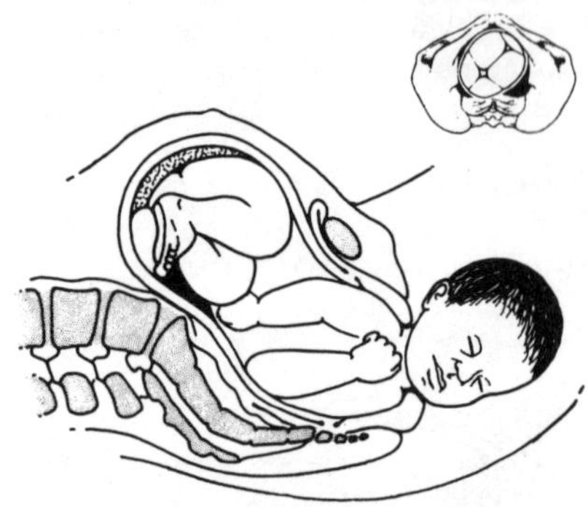

5. Der Kopf ist geboren, und der Körper fängt an sich zu drehen. Wenn die Drehung beendet ist, zeigt der Hinterkopf auf den linken Sitzbeinhöcker der Mutter.

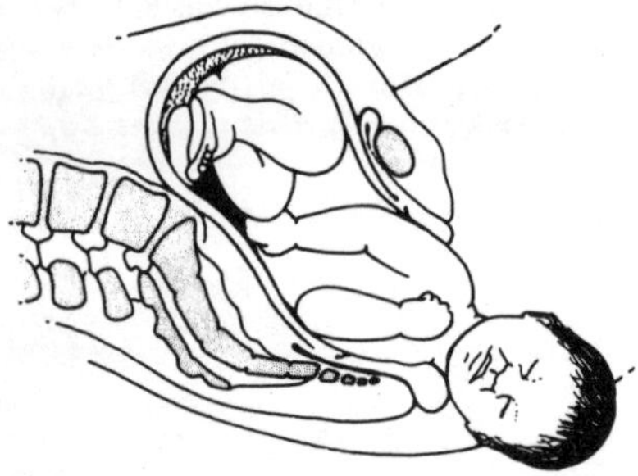

6. Die vordere Schulter ist am Schambein vorbeigedrückt worden und geboren.

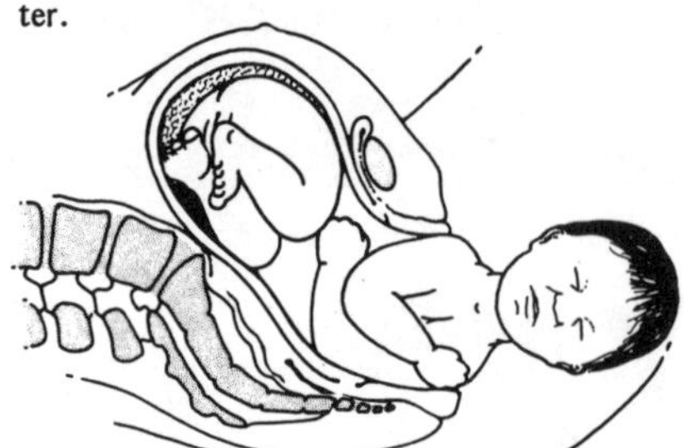

7. Die hintere Schulter wird geboren, darauf folgt dann rasch der Rest des Körpers.

Dauer der Austreibungsphase

Diese Phase kann schon nach wenigen Minuten vorbei sein, dauert manchmal aber auch zwei oder drei Stunden und länger. Das ist kein Grund zur Besorgnis, solange die Gegenwart des Geistes deutlich zu spüren und der Herzschlag des Babys kräftig ist. Wenn die Austreibungsphase lange dauert, laß die Mutter zwischen zwei Geburtswellen pinkeln.

Entleeren der Blase

Sorge dafür, daß die Mutter ihre Blase leert, bevor sie anfängt zu pressen. Dadurch wird Platz für den Kopf des Babys geschaffen. Es kann sein, daß die Mutter nicht den Drang hat zu pinkeln, deshalb mußt du sie daran erinnern. Wenn die Blase leer ist, besteht auch nicht die Gefahr, daß sie während der Austreibungsphase reißt. Wenn die Mutter ihre Blase nicht leeren kann, obwohl sie voll ist, sage dem Arzt Bescheid. Er muß dann vielleicht einen Katheter legen. Der Unterleib der Mutter darf nie so aussehen:

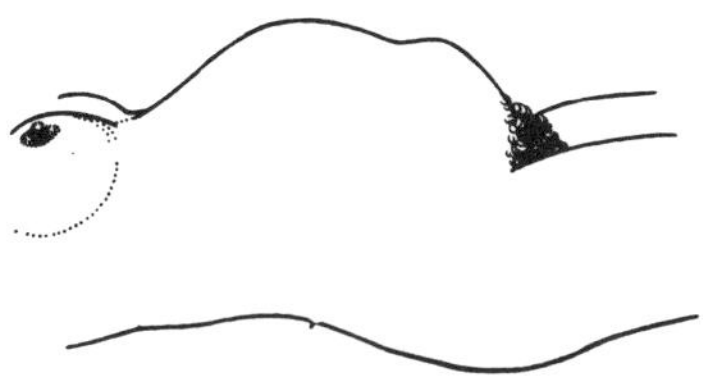

Abb. 56: Anschwellung durch volle Blase

Wann soll die Mutter pressen

Es ist nicht nötig, die Mutter zum Pressen aufzufordern, bevor sie den Drang dazu verspürt. Er kommt von allein. Wenn sie schon vorher zu pressen anfängt, ist sie unnötig schnell erschöpft.

Zu frühes Pressen

Manchmal ist der unwillkürliche Preßdrang sehr stark, noch bevor der Muttermund vollständig erweitert ist. In diesem Fall kann der vordere Rand des Muttermundes zusammen mit dem Kopf des Babys nach unten gepreßt werden. Dadurch vergrößert sich die Möglichkeit, daß der Muttermund einreißt. Sobald der Kopf des Babys angefangen hat sich nach unten zu bewegen, solltest du deshalb mit einem sterilen Handschuh nachprüfen, ob der Kopf auch wirklich bereits ganz durch den Muttermund hindurch ist. Wenn noch ein Stückchen des Muttermundrandes vor dem Kopf liegt, schiebe ihn bei der nächsten Geburtswelle sanft zurück, so daß der Kopf durchpaßt. Wenn sich der Muttermund während der nächsten zwei oder drei Geburtswellen nicht zurückschieben läßt, muß die Mutter sich eventuell noch mehr weiten. Sie darf noch nicht pressen. Wenn es ihr schwerfällt, den Preßdrang zu unterdrücken, sage ihr, daß sie wie ein Hund hecheln soll.

Nochmaliges Waschen

Wasche deine Hände sorgfältig drei oder vier Minuten lang – wenn möglich sogar fünf. Wasche die Venusgegend der Mutter noch einmal. Reinige den Damm mit einer durchgehenden Bewegung von der Muschi zum After. Wenn du noch einmal nachwischen mußt, um den Damm gut zu säubern, nimm einen frischen sterilen Lappen mit antiseptischer Seife. Die Innenseite der Oberschenkel sollte auf beiden Seiten etwa 30 cm nach unten abgewaschen werden.

Pressen

Die meisten Frauen fühlen sich in der unten abgebildeten Position wohl. Wirbelsäule, Nacken und Kopf sollten eine gerade Linie bilden. Die Frau sollte eine feste Stütze im Rücken haben (eine Wand zum Beispiel oder ihren

Mann), mit Kissen zwischen sich und der Stütze, damit sie bequem sitzt und außerdem ein rechter Winkel entsteht. Wenn sie zur Entbindung auf einem Bett sitzt, legst du am besten ein plastikbezogenes reisgefülltes Kissen unter ihren Hintern. Dadurch hat sie einmal eine gute Stütze für ihren Rücken, und außerdem liegt ihr Hintern so ein paar Zentimeter höher als das Bett, wodurch die Hebamme mehr Bewegungsfreiheit bei der Geburt des Kopfs und der Schultern hat. Laß sie ganz tief Luft holen, den Atem anhalten und dann mit den Unterleibsmuskeln nach unten pressen, so als wollte sie einen großen Haufen machen. Wenn sie so lange und so feste gepreßt hat, wie sie kann, soll sie alle restliche Luft herauslassen, schnell wieder ganz tief einatmen und von neuem so lange sie kann pressen.

Wenn die Mutter preßt, soll sie die Beine weit spreizen, damit das Baby reichlich Platz hat, sich nach unten zu bewegen. Achte darauf, daß der Hintern der Mutter fest auf dem Bett liegt, besonders wenn der Kopf durchtritt, da ihre Muskeln so entspannter sind, als wenn sie den Hintern anhebt.

Sage ihr, daß sie während einer Geburtswelle die Augen auflassen und ihren Mund locker und entspannt halten soll.

Gib ihr beim Pressen moralische Unterstützung, indem du sie wissen läßt, wann sie es gut gemacht hat und ihr genau sagst, wie es vorangeht. Bei einem ersten Baby oder wenn der Kopf des Kindes sehr groß ist, kann es einige Zeit dauern, bis sie den Kopf durch ihren Beckenausgang gepreßt hat. Ihre Knochen geben dabei etwas nach und die Schädelknochen des Babys schieben sich ein wenig übereinander.

Einige Frauen können das Baby besser nach unten bewegen, wenn sie knien, hocken oder stehen, besonders wenn das Baby groß ist oder wenn es ihre erste Entbindung ist. Im Stehen kann die Frau ihr Becken in verschiedene Richtungen schwingen und das Baby auf diese Weise nach unten bewegen. Sie kann sich wieder hinsetzen, sobald der Kopf durchtritt. Die halb sitzende Stellung ist für die Entbindung des Kopfes am günstigsten, weil du so Augenkontakt mit der Mutter haben und gleichzeitig den Kopf abbremsen kannst.

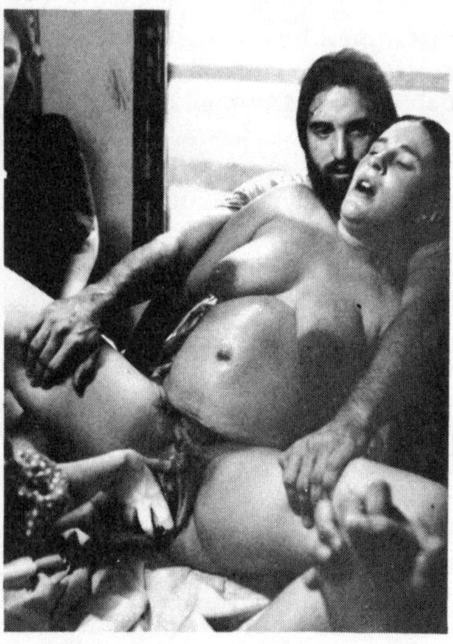

Manchmal wird eine Mutter so ungeduldig, ihr Baby endlich zu sehen, daß sie ununterbrochen pressen will. Aber laß nicht zu, daß sie sich unnötig verausgabt, indem sie preßt, wenn keine Geburtswelle kommt. Mit der Energie der Geburtswelle bekommt sie auch die Energie, die sie zum Pressen braucht.

Heiße Umschläge

Sterile Tücher, die in angenehm warmes steriles Wasser oder in warmes Oliven-, Weizenkeim- oder Babyöl getaucht werden, können zwischen den Geburtswellen auf den Damm gelegt werden, das trägt zur Entspannung bei.

Die Herztöne des Babys

Überprüfe die Herztöne des Kindes während dieser Phase alle fünf Minuten. Der Herzschlag kann etwas langsamer sein als in der ersten Phase, aber das Herz sollte weiter kräftig und regelmäßig schlagen.

Bluten während der Austreibungsphase

Durch geplatzte Haargefäße, die Ablösung der Eihäute in der unteren Gebärmutter von der Gebärmutterauskleidung oder durch einen kleinen Riß im Gebärmutterhals kann es in der Austreibungsphase ein klein wenig bluten. Dieses Bluten wird normalerweise durch den Druck des sich nach unten bewegenden Kopfes gestoppt. Bei übermäßigem Bluten in dieser Geburtsphase mußt du die Mutter ins Krankenhaus bringen.

Rasche Austreibungsphase

Frauen, die schon einmal geboren haben, bekommen ihr Kind in der Regel sehr rasch nach der vollständigen Muttermunderweiterung. Sei bei ihnen immer auf schnelles Handeln vorbereitet.

Wenn der Kopf nach zwei oder drei guten Preßwellen im Geburtskanal sichtbar wird, heißt das, daß das Baby bald geboren wird. Es kann sogar notwendig sein, daß die Mutter ihre Geburtswellen ein wenig bremst, während du und deine Mitarbeiterinnen euch für die Geburt vorbereitet. Sie kann etwas bremsen, indem sie während einer Welle hechelt – hoch, schnell und leicht wie ein Hund.

Der Mutter Mut machen

Wenn die Mutter durch die Kraft der Geburtswellen in der Austreibungsphase Angst bekommt, kannst du ungefähr folgendes zu ihr sagen – es beinhaltet das, was sie wissen möchte:

- "Du kannst jetzt vielleicht mit den Gefühlen kaum fertig werden, aber es läuft alles genau so wie es soll."
- "Du hast hier unten noch reichlich Platz um dich zu dehnen."
- "Du bist sehr tapfer."

Wenn du ihr gesagt hast, worauf sie sich einstellen muß, so daß sie auf das Einschneiden des Kopfes vorbereitet ist, kannst du sie ruhig durch den Höhepunkt ihrer Entbindung geleiten, ohne daß ihre Selbstachtung dabei auf der Strecke bleibt.

Wenn sie einem Krampf im Bein bekommt, kannst du den Krampf lösen, indem du ihre Waden drückst und reibst oder ihr sagst, sie soll die Beine ausstrecken und die Füße anziehen, so daß die Zehen nach oben zeigen.

Vorbereiten auf den Moment der Geburt

Wenn du siehst, daß es nur noch wenige Minuten bis zur Geburt sind, schiebe ein steriles Laken unter die Mutter. Wasche deine Hände und ihre Muschi noch einmal. Deine Helferin soll sich ebenfalls die Hände waschen und mit den Nabelschnurklemmen und der Schere bereitstehen, für den Fall, daß du die Nabelschnur gleich durchschneiden oder bei der Mutter einen kleinen Dammschnitt machen mußt. Ebenso muß der Neugeborenenabsauger bereitgehalten werden, um den Schleim aus Nase und Kehle des Babys zu saugen. Wenn es so aussieht, als käme das Baby bald heraus, solltest du die Eihäute durchstechen, sobald du die Fruchtblase siehst.

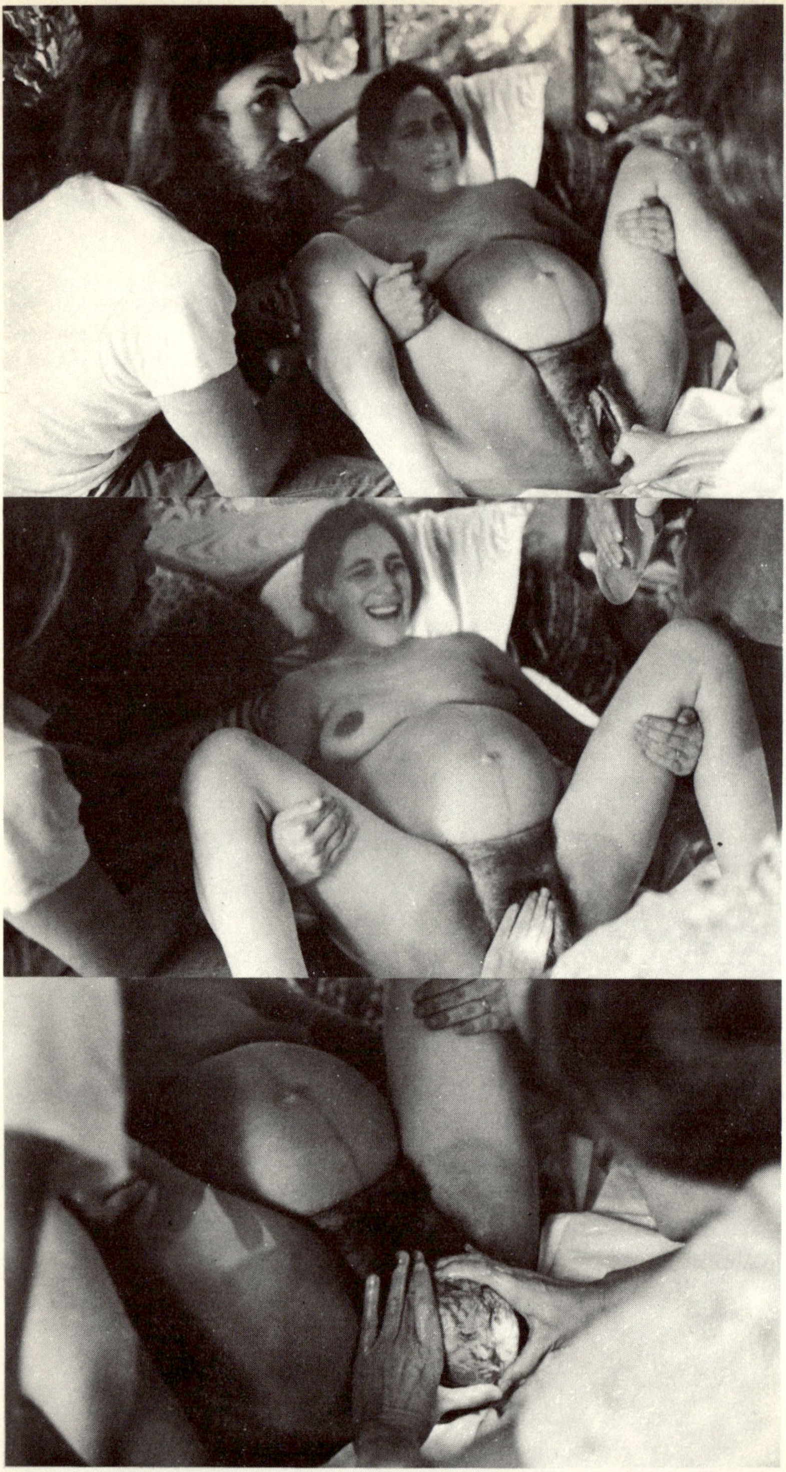

Geburt des Kopfes

Von Einschneiden spricht man, wenn der führende Teil in der Muschiöffnung sichtbar ist und zwischen den Kontraktionen nicht wieder zurückrutscht. Es ist am besten, den Kopf langsam zu entwickeln. Wenn du den Kopf mit jeder Geburtswelle aus der Muschi herausdrängen siehst, drücke mit deinen Händen sanft gegen den Kopf, so daß er langsam und gleichmäßig herauskommt. Laß ihn nicht plötzlich aus der Muschi hervorschießen. Sage der Mutter genau, wieviel und wie feste sie pressen soll. Stütze ihren Damm während der Geburtswellen mit deiner Hand. Es hilft der Mutter, sich um die Muschi herum zu entspannen, wenn du sie dort mit Babyöl massierst. Benutze jede Menge Öl, um die Haut richtig einzufetten. Manchmal kann die Frau sich noch mehr entspannen, wenn ihre Perle (Klitoris) oder der Bereich außen herum, sanft berührt wird. Wenn der Kopf einschneidet, lasse ich meine Hände die ganze Zeit während der Geburtswellen dort und tue, was immer ich gerade für notwendig halte. Im Moment des Einschneidens ist es wirklich wichtig, daß die Mutter nicht jammert, denn wie entspannt ihr Mund ist, wirkt sich unmittelbar darauf aus, wie sehr ihre Muschi sich dehnen kann. Und Jammern und Klagen ist unmittelbar mit Verkrampftsein verbunden. Sage ihr, daß sie sowohl ihre Kehle als auch ihren Mund locker und entspannt halten soll. Wenn sie fragt, was sie machen kann, damit ihr Mund locker bleibt, sage ihr, sie kann lachen oder singen oder einfach sagen: "Ich liebe euch."

Eine langsame Entwicklung des Kopfes ist am ehesten möglich, wenn ein starker Bewußtseinskontakt zwischen der Hebamme und der Mutter besteht. Du kannst die Mutter "den Kopf herausatmen" lassen. Manchmal, wenn ich einer Frau durch den Moment des Einschneidens hindurchhelfe, fühle ich mich, als würde ich neben einem Sattelschlepper stehen und den Fahrer einweisen: "Gut, ein bißchen vor jetzt. – Warte eine Sekunde, okay, noch ein Stückchen vor." Zwischen dir und der Mutter kann eine sehr telepathische Verbindung entstehen, so daß sie die Bewegung des Kopfes manchmal für eine halbe Sekunde aufhalten kann, und während sie diese gewaltige Kraft zurückhält, verändert sich die Beschaffenheit ihrer Haut. Sie entspannt sich und wird geschmeidig und dehnbarer.

Dammschnitt

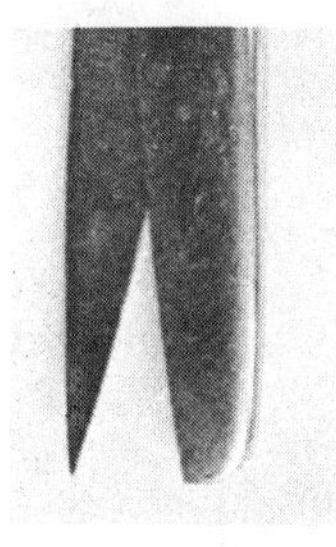

Wenn der Kopf durchtritt, hat die Haut der Muschi normalerweise Zeit sich zu dehnen und darauf einzustellen, aber in einigen Fällen mußt du vielleicht einen kleinen Schnitt (eine Episiotomie) machen, um mehr Platz zu schaffen. [*Auch wenn eine Frau bei ihrer vorherigen Entbindung einen Dammschnitt bekommen hat, kann sie beim nächsten Mal ohne Schnitt entbinden. Narbengewebe ist dehnbar.*]

Mache den Schnitt mit einer sterilen chirurgischen Schere (mit einem stumpfen und einem spitzen Ende – halte das stumpfe Ende nach innen, um den Kopf des Babys nicht zu verletzen.) Ob ein Schnitt erforderlich ist, siehst du daran, daß die Dammhaut weiß wird und aussieht, als würde sie gleich reißen. Wenn du auf dem Höhepunkt einer Geburtswelle schneidest, dann, wenn die Haut wie gebleicht aussieht, spürt die Mutter nichts davon. Wenn ich schon schneiden muß, finde ich es am besten, einen durchgehenden Schnitt zu machen und nicht mehrmals neu anzusetzen. Ein gut 3 mm langer Schnitt vergrößert den Umfang der Muschi um etwa 6 mm.

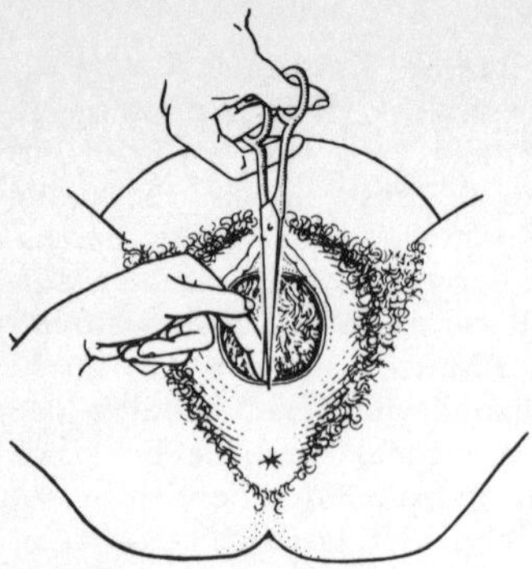

Abb. 57: Kleine mediane Episiotomie

Sieh nach, ob die Nabelschnur um den Hals des Kindes geschnürt ist.

Wenn der Kopf geboren ist, fühle nach, ob die Nabelschnur um seinen Hals gewickelt ist. Das ist bei etwa 25 % aller Babys der Fall. Wenn möglich versuche, die Nabelschnur sanft über die obere Schulter zu schieben.

Normalerweise kann man die Nabelschnur genug lockern, um den Körper zu entbinden, ohne sie sofort durchtrennen zu müssen. Wenn die Nabelschnur eng um den Hals geschnürt ist, klemme sie in der ersten Raste der Nabelschnurklemmen ab und schneide sie zwischen den beiden Klemmen durch. Dann befreie den Hals des Babys von der Nabelschnur. Laß die Mutter währenddessen schnell und leicht hecheln, wie ein Hund, um die nächste Preßwelle hinauszuzögern.

Wenn du die Nabelschnur durchschneiden mußt, bevor die Schultern geboren sind, mußt du zusehen, daß das Baby dann schnell ganz herauskommt. Wenn die Nabelschnur so früh durchschnitten werden muß, fängt das Baby manchmal nicht gleich zu atmen an und du mußt etwas nachhelfen. Du darfst nicht vergessen, daß das Baby ganz auf sich gestellt ist und keinen Sauerstoff mehr von der Mutter bekommt, sobald die Nabelschnur durchschnitten ist.

Die Drehung der Schultern

Der Kopf des Babys wird normalerweise mit dem Gesicht nach unten geboren. Kurz bevor die Schultern entbunden oder "entwickelt" werden, dreht sich das Gesicht dann entweder zum rechten oder zum linken Oberschenkel der Mutter. Auf dem Weg durch den Geburtskanal werden die Schultern gedreht.

Absaugen des Schleims bevor der Körper geboren wird

Wenn der Kopf sich in Richtung einer der Oberschenkel der Mutter gedreht hat, sollte deine Helferin mit einem sterilen Tuch alle Flüssigkeit von Mund und Nase des Babys abwischen. Anschließend sollte sie mit einer sterilen Ball- oder Ohrenspritze Nase und Kehle von Schleim und Flüssigkeit freisaugen. Sie muß dabei auf jeden Fall *den Ball zuerst zusammendrücken,* bevor sie die Spitze in die Nasenlöcher oder den Mund des Babys einführt. Die Lunge des Babys könnte verletzt werden, wenn gewaltsam Schleim in seine Atemwege eindringt.

So wird die Ohrenspritze richtig benutzt

1. Drücke den Ball zusammen und halte ihn fest.
2. Führe die Spitze zuerst in den Mund des Babys ein, wenn das möglich ist.
3. Laß den Ball dann langsam los, dabei wird der vorhandene Schleim aufgesaugt.
4. Drücke die Spitze der Ballspritze gegen einen sterilen Lappen.
5. Wenn nötig wiederhole diesen Vorgang.
   Drücke den Ball immer zusammen, *bevor* du die Spitze in den Mund des Babys einführst.
6. Wiederhole den beschriebenen Vorgang bei den Nasenlöchern des Babys.

Vergewissere dich, daß du alle Flüssigkeit aus Nase und Mund des Babys ausgesaugt hast, bevor der Rest des Körpers entbunden wird. Routinemäßiges Absaugen zu diesem Zeitpunkt verringert die Gefahr, daß das Baby mit seinem ersten Atemzug Flüssigkeit in die Lunge einatmet.

Entwicklung der Schultern

Wenn die Drehung des Kopfes beendet ist, sind auch die Schultern in der richtigen Lage, um geboren zu werden. Die obere Schulter kommt normalerweise kurz nach dem Kopf. Manchmal gibt es dabei Probleme. Du kannst helfen, indem du den Kopf sanft in Richtung Damm drückst, d.h. senkst. *Sei sanft: gehe möglichst ohne jede Gewalt vor.* Das erleichtert es der oberen Schulter herauszukommen. Wenn die obere Schulter erscheint, hilf der unteren Schulter heraus, indem du den Kopf ganz sanft in Richtung Decke hebst. Manchmal will die untere Schulter zuerst kommen, führe den beschriebenen Vorgang dann in umgekehrter Reihenfolge durch. Halte und stütze das Baby während der ganzen Zeit sorgfältig an Kopf und Schultern. Entwickle die Schultern so langsam wie nötig, um den Damm zu schützen. Sei die ganze Zeit darauf vorbereitet, das Baby mit sanftem, aber festem Griff zu halten. *Denke daran, das Baby ist glitschig.*

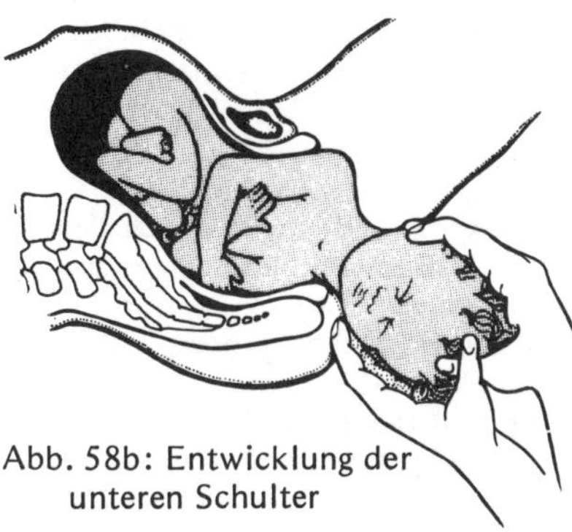

Abb. 58b: Entwicklung der unteren Schulter

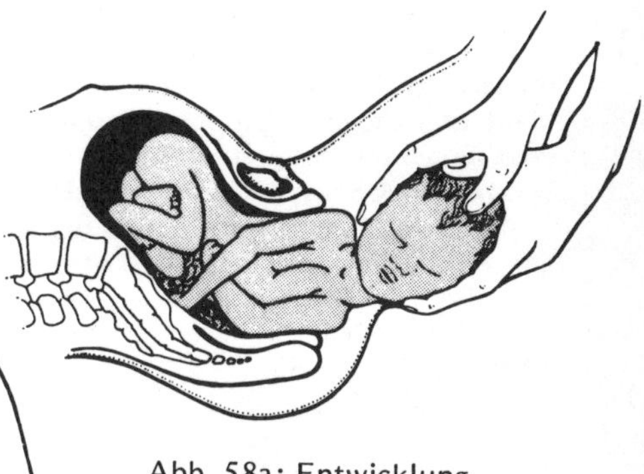

Abb. 58a: Entwicklung der oberen Schulter

Wenn die Schultern festzusitzen scheinen

Wenn sich weder die obere noch die untere Schulter bewegt, nachdem der Kopf geboren ist, laß die Mutter sich herumdrehen, so daß sie auf Händen und Knien ist und ihr Hintern dir zugewandt ist. Du kannst dann versuchen, als erstes die obere Schulter (die jetzt unten ist) zu entwickeln, indem du den Kopf des Babys sanft in Richtung Decke hebst.

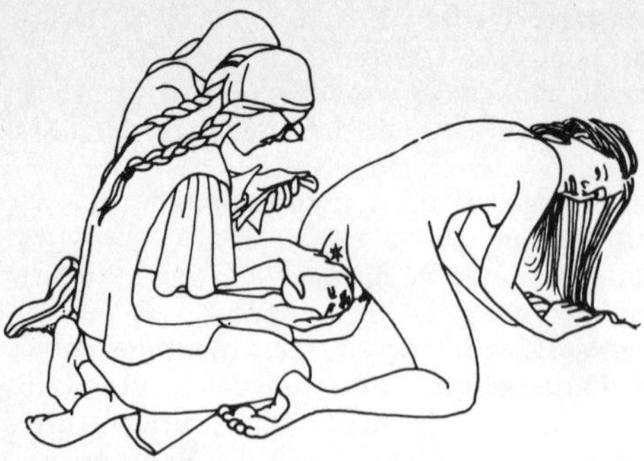

Diese Stellung ist günstig für die Entbindung breitschultriger Babys. 1) das Becken scheint sich dabei weiter zu entspannen und 2) hast du mehr Bewegungsfreiheit, um den Schultern durch sanftes Ziehen am Kopf herauszuhelfen. Aber Vorsicht, kralle deine Finger nicht in den Hals des Babys.

Abb. 59: Entbindung eines Babys mit breiten Schultern

Wenn die Fruchtblase den Kopf des Babys bedeckt

Die Fruchtblase platzt normalerweise im Lauf der Geburtsarbeit, und das Fruchtwasser fließt heraus. Wenn sie in dieser Zeit nicht platzt und du keine Gelegenheit hattest, sie zu sprengen, kann es sein, daß das Baby noch von den Eihäuten umhüllt ist, wenn es geboren wird. In dem Fall mußt du die Fruchtblase von der Nase und dem Mund des Babys entfernen, damit es atmen kann.

Das Baby warm halten

Wickle das Baby sofort in eine sterile und vorzugsweise warme Babydecke. Wechsle die Decke nach Bedarf, damit das Baby keine Körperwärme verliert.

Die Atemwege reinigen

Mache die Atemwege des Babys umgehend frei. Wenn du das Kind hochnimmst, achte darauf, daß die Nabelschnur nicht so sehr gespannt wird. Das Baby ist wahrscheinlich sehr glitschig. Stütze den Kopf ständig mit einer Hand und sei darauf vorbereitet, Körper und Beine mit der anderen zu halten.

Wenn das Baby noch nicht geschrien hat, sind seine Atemwege wahrscheinlich durch zähen Schleim blockiert. Deine Helferin sollte deshalb den Mund und wenn nötig auch die Nase mit einer Ohrenspritze sorgfältig freisaugen. Laß die Mutter das Baby sobald wie möglich berühren. Wenn die Nabelschnur lang genug ist und das Baby gleichmäßig und frei atmet, kannst du es mit dem Gesicht nach unten auf den Bauch der Mutter legen und es mit einer sterilen Babydecke zudecken.

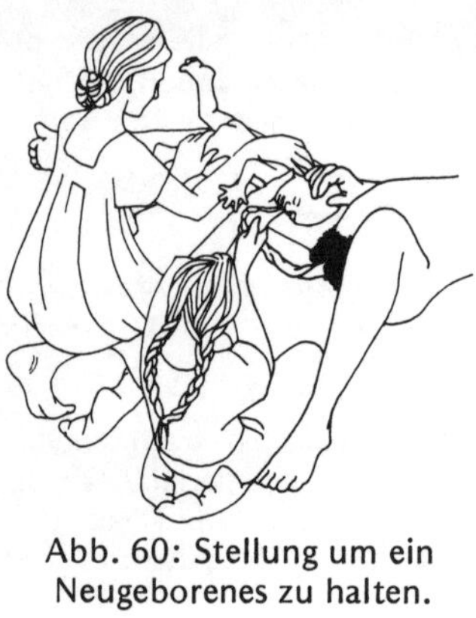

Abb. 60: Stellung um ein Neugeborenes zu halten.

Laß das Baby eine Zeitlang schreien, bis es schön rosig ist. Auf diese Weise kommt seine Atmung und sein Kreislauf in Gang. Wenn ich es mit einem Baby zu tun habe, das ganz still ist, stimuliere ich es ein bißchen, bis es einen kräftigen Schrei von sich gibt – es sei

denn, dieses Baby ist sehr rosig und atmet bereits tief. Dies ist nicht der richtige Moment um sentimental zu sein.
[Wenn das Baby mehr Starthilfe braucht, siehe **Wiederbelebung,** Seite 115 ff]

Beurteilung der Apgar-Zahl

Das Apgar-Zahlenschema wurde von Virginia Apgar zur schnellen Beurteilung des Zustands des Kindes unmittelbar nach der Geburt entwickelt. Die Beurteilung erfolgt 1 Minute, 5 Minuten und 10 Minuten nach der Geburt. Fünf Faktoren sind dabei zu überprüfen und jeder wird mit 0, 1 oder 2 Punkten bewertet. Ein Endwert von 7 - 10 ist gut, von 4 - 6 bedeutet gefährdet und von 0 - 3 ist lebensgefährlich für das Neugeborene.

Zeichen	0	1	2
Herzfrequenz	keine	langsam (unter 100)	über 100
Atembewegungen	keine	flach	gut, Schreien
Muskelspannung	schlaff	leichte Beugung der Gliedmaßen	aktive Bewegungen
Reflextätigkeit	keine Reaktion	"Grimassen"	kräftiger Schrei
Hautfarbe	blau	Körper rosig, Gliedmaßen blau	vollständig rosa

Abklemmen und Durchschneiden der Nabelschnur

Du kannst die Nabelschnur durchschneiden, nachdem sie aufgehört hat, stark zu pulsieren. Das ist normalerweise nach fünf Minuten der Fall. Die Nabelschnur darf nicht ausgestrichen werden, da die Möglichkeit besteht, daß das Baby dadurch Gelbsucht bekommt. Zum Abklemmen kann man eine Plastikklemme, eine wiederverwendbare Metallklemme oder einen sterilen Baumwollschnürsenkel benutzen, mit dem man sorgfältig einen festen unlöslichen Knoten machen muß.

Abb. 62: Abklemmen der Nabelschnur

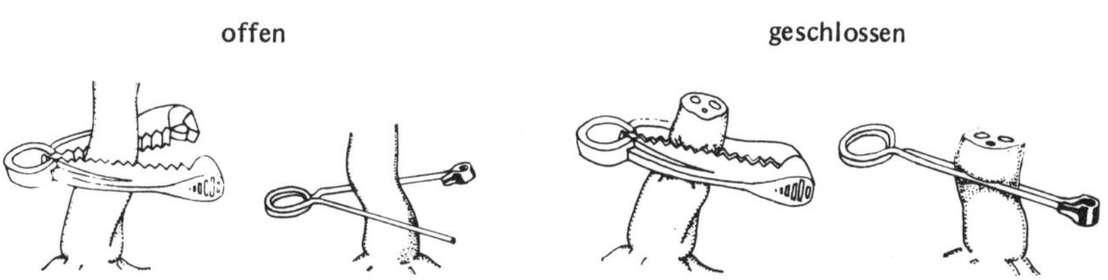

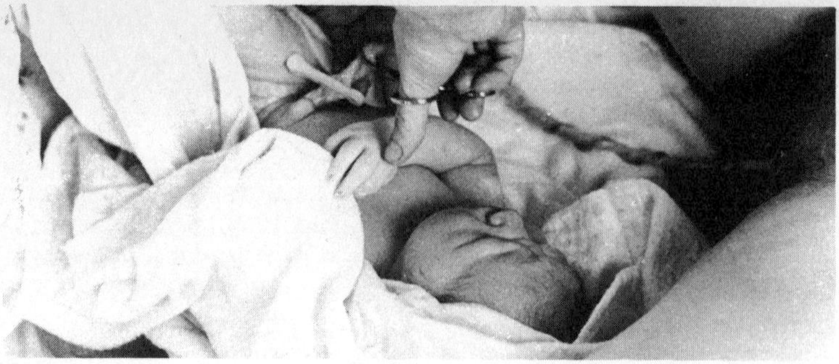

Einen unlöslichen Knoten macht man folgendermaßen: zuerst wird das rechte Ende des Schnürsenkels über das linke gelegt, im zweiten Schritt dann das linke über das rechte.

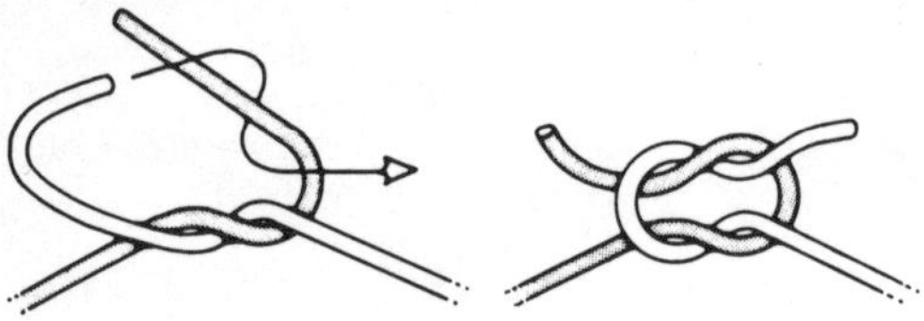

Abb. 63b: Dieser Knoten hält

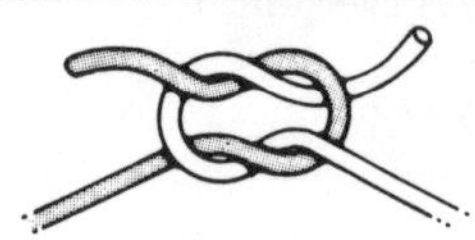

Abb. 63a: Dieser Knoten löst sich

Die Klemme oder der Knoten sollte zweieinhalb Zentimeter vom Nabel des Babys entfernt sein. Etwa acht Zentimeter von der ersten Klemme entfernt (in Richtung Plazenta) sollte eine große Nabelschnurklemme angebracht werden. Schneide die Nabelschnur zwischen den beiden Klemmen mit einer abgerundeten Schere durch. Vergewissere dich sorgfältig, daß durch die Nabelschnur kein Blut verlorengeht.

Sind bei einem Baby deiner Ansicht nach eventuell lebensrettende Maßnahmen erforderlich oder muß sein Blut ausgetauscht werden, dann setze die erste Klemme statt zweieinhalb etwa acht Zentimeter vom Nabel entfernt.

Nachdem die Nabelschnur durchtrennt ist, entnimm einem der Blutgefäße der Nabelschnur mit einer sterilen Spritze eine Blutprobe. Du kannst die Probe in einem sterilen Reagenzglas aufbewahren, und falls Mutter oder Kind ins Krankenhaus müssen und man Fragen an dich hat, kannst du die Blutprobe zu Diagnosetests verwenden und dem Baby vielleicht ein oder zwei Einstiche ersparen.

Eine deiner Helferinnen sollte das Baby an einem sauberen, gepolsterten, gut erleuchteten Platz sauber machen unduntersuchen (siehe Seite 99 ff, "Das Baby"), während du bei der Mutter bleibst und die Plazenta entbindest. Haltet das Baby die ganze Zeit warm! Das ist sehr wichtig, Untersuche den Nabelstumpf um sicherzugehen, daß kein Blut herauströpfelt und um festzustellen, ob sie drei Blutgefäße enthält. Wenn nur zwei Blutgefäße in der Nabelschnur sind, laß das Baby am besten von einem Kinderarzt untersuchen, da dies manchmal mit bestimmten Mißbildungen von Herz, Niere und Magen- und Darmtrakt verbunden ist.

DIE NACHGEBURTSPHASE, ENTBINDUNG DER PLAZENTA

Lösen und Ausstoßen der Plazenta

Die Plazenta löst sich normalerweise innerhalb von fünf Minuten nach der Geburt des Babys von der Gebärmutterwand. Die Gebärmutter zieht sich zusammen und wird kleiner, die Plazenta behält ihre Größe. Sie muß sich schließlich wölben und löst sich so ab. Normalerweise strömt ein wenig dunkelrotes Blut (etwa zwei bis vier Teelöffel) aus der Muschi, wenn sich die Plazenta löst. In der Regel wird sie kurz danach geboren.

Nachdem die Plazenta sich von der Gebärmutterwand gelöst hat, wird sie durch die Kontraktionen der Gebärmutter durch den Gebärmutterhals ausgestoßen. Anschließend wird sie durch Pressen der Bauchmuskeln weiter hinausgeschoben.

Die Plazenta kann normal, mit der kindlichen Seite voran, geboren werden (Schultz-Mechanismus) oder mit der mütterlichen Seite voran (Duncan-Mechanismus). Du mußt besonders darauf achten, daß die Plazenta entbunden wird, ohne daß die Häute zerreißen und Reste in der Gebärmutter zurückbleibein. Das könnte weiteres Bluten verursachen.

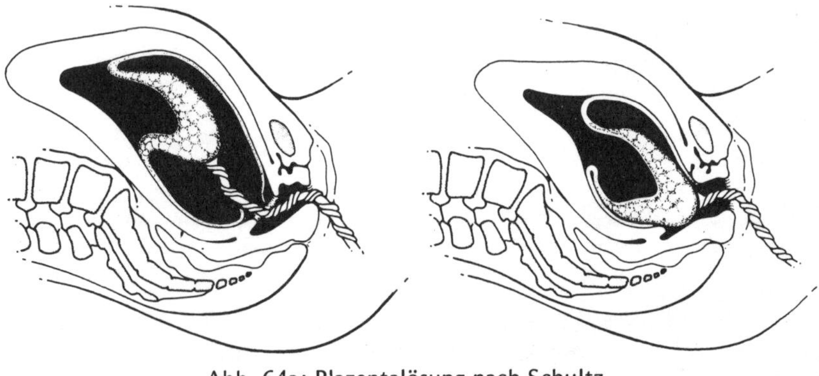

Abb. 64a: Plazentalösung nach Schultz

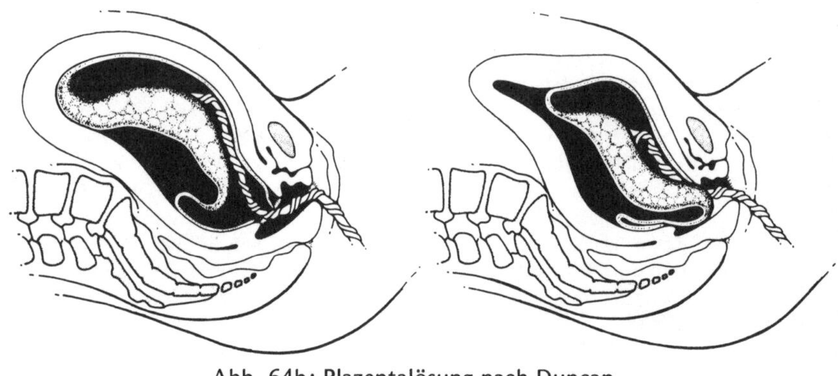

Abb. 64b: Plazentalösung nach Duncan

Entbindung der Plazenta

Direkt nach der Geburt des Kindes sollte eine deiner Helferinnen die Gebärmutterkuppe abtasten, um sich zu vergewissern, daß die Gebärmutter ihre Muskelspannung beibehält. Der Mann oder eine der Helferinnen kann Brüste und Nippel der Frau stimulieren, dadurch werden die Gebärmutterkontraktionen angeregt. (Durch die Stimulierung der Brüste wird ein starkes endokrines Hormon, "Oxytocin" genannt, ausgeschüttet. Das Oxytocin stimuliert wiederum die Gebärmutterkontraktionen.)

Die Geburtswellen, durch die die Plazenta ausgestoßen wird, sind leichter als die Geburtswellen, die das Kind hinausschieben. Die Mutter empfindet sie ähnlich wie Menstruationskrämpfe.

Um festzustellen, ob die Plazenta sich schon abgelöst hat, schiebe die Gebärmutter, die sich wie eine feste Masse etwa in der Größe einer Kantalupe anfühlen sollte, nach oben in Richtung Kopf. Wenn die Nabelschnur dabei etwas nach oben in die Muschi gezogen wird, haftet die Plazenta wahrscheinlich noch an der Gebärmutterwand. Wenn das der Fall ist, massiere die Gebärmutter *sanft* und warte ein paar Minuten darauf, daß die Plazenta sich löst.

Wenn die Mutter eine Geburtswelle spürt, laß sie die Plazenta herausdrücken. Sie kommt normalerweise sofort.

Entbinde die Plazenta langsam. Das Gewicht der nach unten abgehenden Plazenta hilft den Eihäuten, sich von der Gebärmutterwand zu lösen. Wenn die Plazenta herauskommt, kannst du sie mehrmals drehen, wodurch die Eihäute sich zu einem Strang ineinanderdrehen, stabiler werden und weniger leicht reißen.

Versuche nicht, durch Ziehen an der Nabelschnur die Nachgeburtsphase zu beschleunigen. Bei der Entbindung der Plazenta ist es oft hilfreich, wenn die Frau in Hockstellung gestützt wird und die Plazenta herauspreßt. Laß sie sich danach sofort hinlegen, damit du sie auf mögliche Blutungen hin untersuchen kannst, die zu diesem Zeitpunkt oft erfolgen. Halte eine Schüssel bereit, in die du die Plazenta sofort nach der Entbindung legen kannst. Später kann sie vergraben werden. Sie ist guter Dünger für den Garten.

Denke bei der Entbindung der Plazenta daran, daß du nicht ungeduldig oder angespannt werden darfst, weil diese Art von Schwingungen sich unmittelbar hemmend auf die Geburtswellen auswirken. Die Hebammen der Farm pflegen zu sagen: "Die Plazenta kommt immer heraus."

Untersuchung der Plazenta

Wenn die Plazenta geboren ist, untersuche sie sorgfältig auf ihre Vollständigkeit hin. Sieh dir als erstes die Eihäute an, ob sie groß genug aussehen, um das Baby beherbergt zu haben. Die Plazenta sollte dunkelbläulich-rot und fest sein. Sie muß vollständig sein, und wenn du sie flach hinlegst, müssen alle Stücke ineinanderpassen. Wenn ein ziemlich großes Stück von der Plazenta oder den Eihäuten zu fehlen scheint, hebe das Gewebe auf und sprich mit dem Arzt. Reste, die in der Gebärmutter zurückbleiben, können nach der Geburt (post partum) Blutungen oder Entzündungen verursachen. Wenn kleine Reste der Plazenta oder der Eihäute in der Gebärmutter bleiben, kommen sie normalerweise in den nächsten Tagen mit dem Ausfluß heraus. In dem Fall kann es sein, daß die Mutter Schwierigkeiten mit Blutungen bekommt. Sprich mit dem Arzt – möglicherweise hält er es für richtig, eine Ausschabung zu machen.

Blutungen nach der Entbindung der Plazenta

[Was bei schweren Blutungen zu tun ist siehe Seite 167 ff.]

Wenn es nach der Entbindung der Plazenta aus der Muschi blutet, mußt du die Ursache herausfinden. Handele schnell. Lege deine Hände auf den Bauch der Mutter und stelle fest, ob die Gebärmutter zusammengezogen und hart ist. Ist sie es nicht, kann diese Erschlaffung die Blutung verursacht haben, und du mußt die Gebärmutter so lange massieren, bis sie sich zusammenzieht. Du mußt mit dem Massieren fortfahren, wenn die Gebärmutter die Neigung zeigt, ihre Muskelspannung zu verlieren und wieder zu erschlaffen.

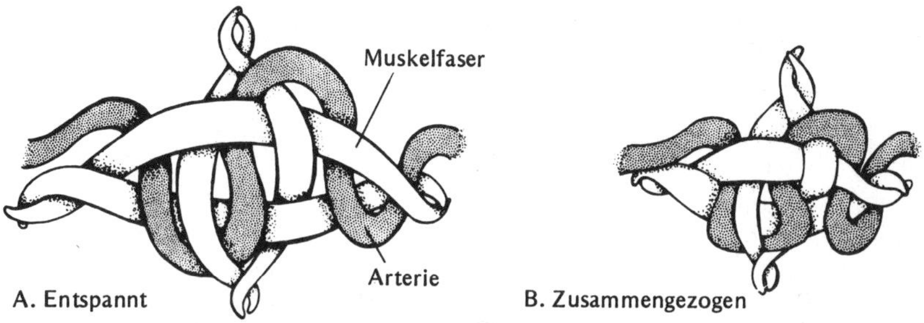

Abb. 65: Verflochtene Muskelfasern und Blutgefäße der Gebärmutter

Wenn die Muskeln der Gebärmutter zusammengezogen sind, werden die Blutgefäße, die mit ihnen verschlungen sind, verengt.

Wenn die Gebärmutter bei deinem ersten Nachfühlen weich und erschlafft war und die Neigung zeigt, wieder zu erschlaffen, wenn sie nicht aktiv stimuliert wird, gib der Mutter eine intramuskuläre Pitocin-Spritze (10 Einheiten) in den Oberschenkel. (Siehe Seite 198 ff, Spritzen.)

Wenn die Mutter nie an Bluthochdruck gelitten hat, kannst du ihr statt des Pitocins auch 0,2 mg Methergin spritzen.

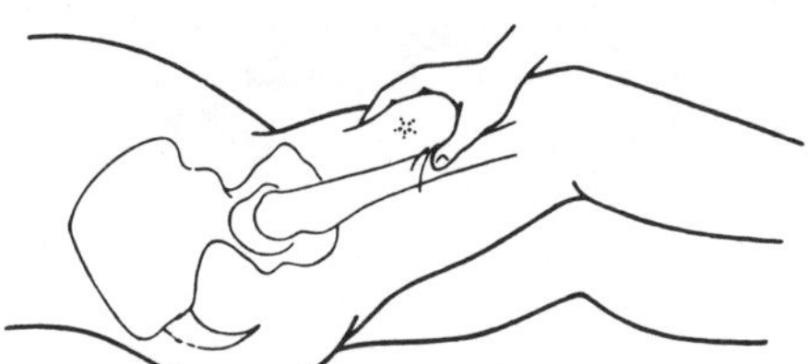

Abb. 66: Ansatzstelle für die intramuskuläre Spritze

Wenn die Gebärmutter ziemlich hart ist und es aus der Muschi blutet, untersuche den Geburtskanal nach Rissen. Wische zuerst das Blut mit einem sterilen Mullappen weg und versuche dann, die Ursache zu finden. Etwa 4 cm hoch im Geburtskanal und 2 1/2 cm unter der Schleimhaut liegen einige Arterien, die ziemlich heftig bluten können, wenn sie reißen.

Wenn die Blutung an ihrem Ursprung auch dann nicht aufhört, wenn du Druck auf die Stelle ausübst, und wenn du siehst, daß der Blutstrom pulsiert,

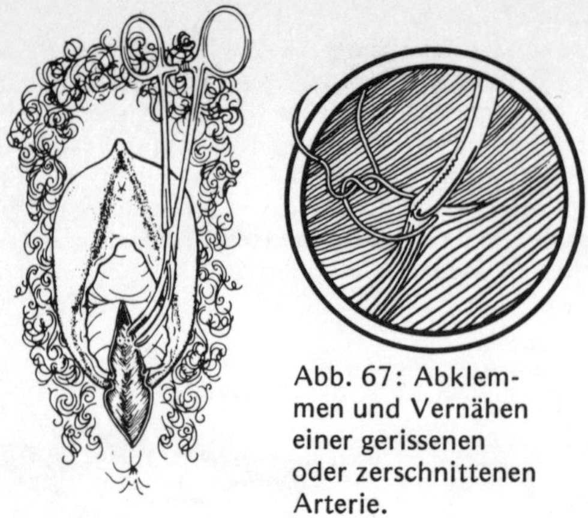

Abb. 67: Abklemmen und Vernähen einer gerissenen oder zerschnittenen Arterie.

hast du es vermutlich mit einer Arterie zu tun. Um die Blutung zu stoppen, mußt du die zerrissenen Enden der Arterie mit Moskitoklemmen abzwikken und das Gewebe direkt oberhalb der Klemmen mit ein oder zwei Stichen nähen.

In Kapitel 8 (Seite 110 ff.) kannst du nachlesen, was bei einem Riß weiter zu tun ist.

Wenn die Blutung nicht durch einen Riß verursacht ist, die Gebärmutter fest und die Plazenta vollständig ist, führe ein steriles Spekulum in den Geburtskanal ein und sieh nach, ob der Gebärmutterhals eingerissen ist. Eine andere Möglichkeit, den Gebärmutterhals anzusehen, besteht darin, seine oberen Ränder mit Schwammklemmen festzuklammern, sie sanft anzuheben und zu ziehen, während du mit deinen Fingern die Muschi aufhältst. Wenn der Gebärmutterhals eingerissen ist, klemme ihn möglichst mit Schwammklemmen zusammen und bringe die Mutter dann ins Krankenhaus, um den Riß nähen zu lassen.

Versorgen der Mutter

Nachdem die Plazenta geboren ist, untersuche die Muschi und stelle fest, ob sie an irgendeiner Stelle genäht werden muß. Wenn du alle etwaigen Risse genäht hast, wasche die Mutter mit Wasser und einem sterilen Lappen. Wasche sie zuerst um die Muschi herum, anschließend die Beine und den Hintern. Versorge sie mit zwei Menstruationsbinden, und mache dann alles sauber, damit sie in einer sauberen und ordentlichen Umgebung liegt.

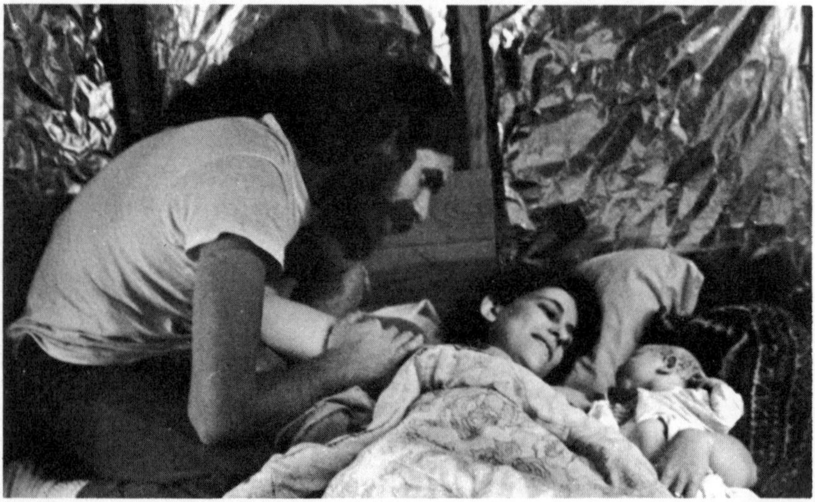

Neugeborene Babys sind großartig. Mit einem Neugeborenen zusammen zu sein, ihm deine ganze Aufmerksamkeit zu schenken, ist ein Gefühl, als würdest du deiner Seele einen Schluck frisches, klares Wasser zu trinken geben. Neugeborene Babys haben starke, klare Schwingungen, weil ihre Aufmerksamkeit ungeteilt ist – was sie auch immer machen, sie sind mit ihrer ganzen Aufmerksamkeit dabei. Wennn du einem neugeborenen Kind deine konzentrierte Aufmerksamkeit schenkst, wird sein klarer Verstand deinen Geist reinigen.

6.
DAS BABY

Deine Partnerin sollte sich um das Baby kümmern, während du die Plazenta entbindest.

Es ist wichtig, ein Neugeborenes Baby zu untersuchen, weil es einige Dinge gibt, die du so früh wie möglich wissen mußt – entweder weil sie leichter zu beheben sind, wenn sie gleich bemerkt werden oder einfach weil sie für das Wohlergehen des Babys notwendig sind. Diese Untersuchung besteht im wesentlichen einfach darin, das Baby ganz genau anzusehen. Sieht sein Mund wie ein normaler Mund aus? Sind alle Finger und Zehen da? Wenn alles in Ordnung zu sein scheint, kannst du die Untersuchung in zwei Teile unterteilen, damit du das Baby unmittelbar nach seiner Geburt nicht zu sehr zu stören brauchst. Den zweiten Teil der Untersuchung kannst du vornehmen, wenn du Mutter und Kind am Tag nach der Entbindung besuchst.

Direkt nach der Geburt

1. **Überprüfe das allgemeine Aussehen des Babys.**
2. **Überprüfe seine Atmung:** in den ersten paar Stunden nach der Geburt sollte es etwa 60 - 70 mal pro Minute atmen, später dann noch etwa 40 - 60 mal. Das schnellere Atmen in den ersten Stunden nach der Geburt dient dazu, die normale, bei der Geburt bestehende Unausgewogenheit des Stoffwechsels zu korrigieren. Die Atmung eines Neugeborenen ist oft unregelmäßig und verändert sich leicht durch innere oder äußere Reize. Das Baby sollte relativ gleichmäßig atmen, und es sollte nicht so aussehen, als müßte es schwer arbeiten, um Luft zu bekommen. Wenn es beim Atmen schnarchende oder gurgelnde Geräusche von sich gibt, sauge seine Atemwege so oft wie nötig frei.
   Horche die Brust des Babys mit einem Stethoskop ab. Die Atemgeräusche sollten sich auf beiden Seiten sowie an der Spitze und der Unterseite der Lungenflügel etwa gleich anhören. (Du kannst das am besten beurteilen, wenn du vorher bei deinen Freunden und Kindern übst.)

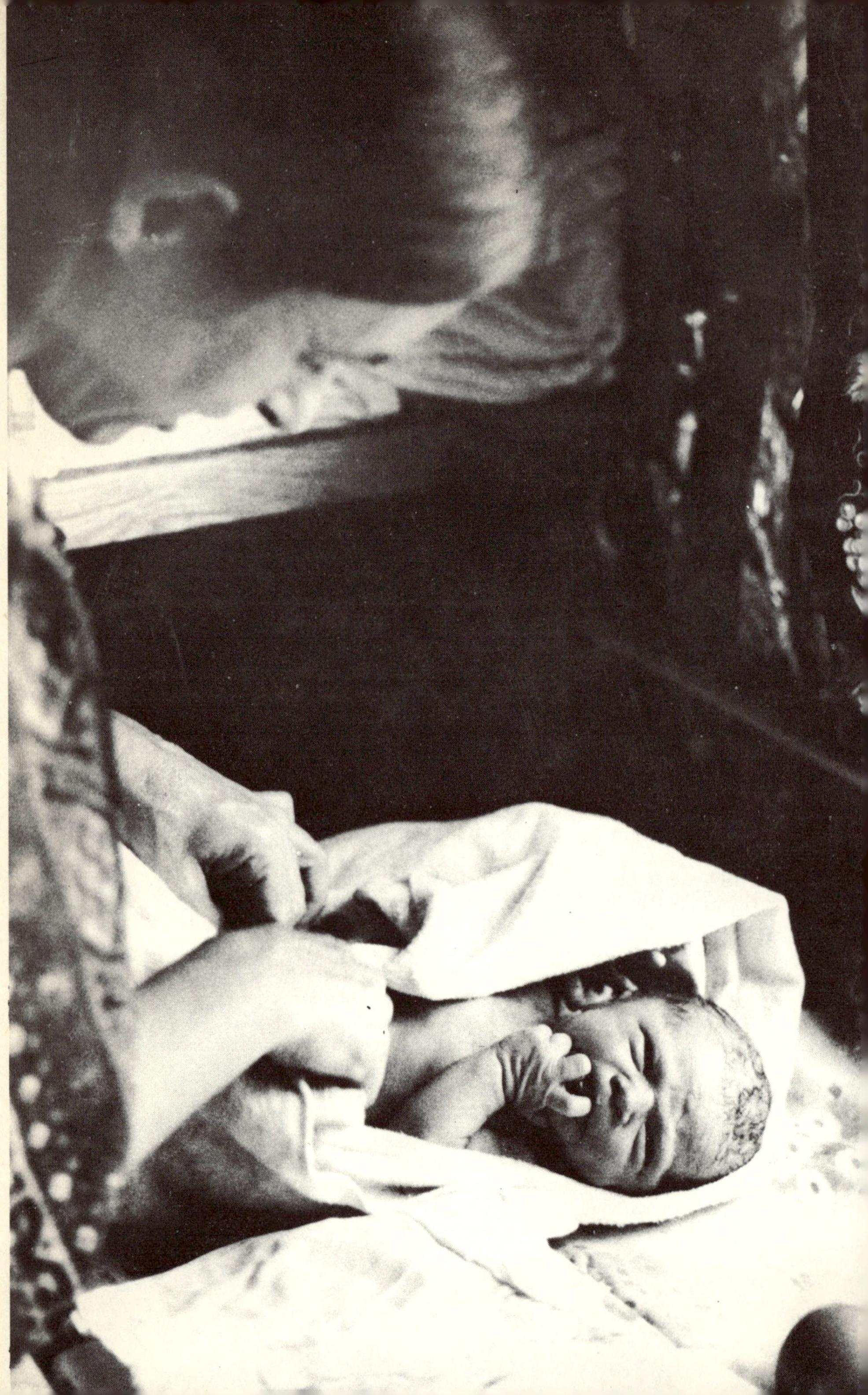

Anzeichen für das Atemnotsyndrom des Neugeborenen
Atmungsfrequenz von mehr als 70 Atemzügen pro Minute nach zwei oder drei Stunden nach der Geburt;
Retraktion – die Brust zieht sich direkt unter oder zwischen den Rippen zusammen (wird eingesogen), wenn das Baby atmet;
gurgelnde Geräusche beim Ausatmen;
das Kind schnappt nach Luft;
Flattern der Nasenflügel beim Atmen;
Zyanose (siehe weiter unten);
Wenn ein Baby irgendeins dieser Anzeichen aufweist, setze dich mit dem Arzt in Verbindung oder bringe es ins Krankenhaus.

3. **Miß den Puls.** Wenn du mit dem Stethoskop die Atemgeräusche abhörst, zähle auch die Herzschläge und höre dir die Herzgeräusche an. Der normale Pulsschlag eines Neugeborenen liegt bei 120 - 160.
   Wenn du irgendwelche ungewöhnlichen Herzgeräusche hörst oder die Herzfrequenz sich nicht in der normalen Spanne bewegt, besonders wenn sie unter 100 liegt, rufe den Arzt.
4. **Miß die Temperatur des Babys** etwa fünf Minuten nach der Geburt. Sie sollte 36,5 - 37,5°C betragen, im After gemessen. Wenn die Körpertemperatur unter dem Normalwert liegt, mußt du unbedingt zusehen, daß sie wieder steigt, indem du das Baby in mehrere Decken einwickelst beziehungsweise das Zimmer wärmer machst. Wenn die Körpertemperatur nach einer halben Stunde noch nicht angefangen hat zu steigen, versuche es damit, daß du ein paar Decken im Backofen aufwärmst und das Baby darin einwickelst. Wenn seine Temperatur dann immer noch nicht steigt, solltest du dich mit dem Arzt in Verbindung setzen.
5. **Sieh dir die Farbe des Babys an,** besonders an den Lippen und Ohren. Bei dunkelhäutigen Babys mußt du die Fingernägel und die Schleimhäute im Mund und an der Innenseite der Lippen daraufhin ansehen, ob sie blau sind (Zyanose).
6. **Beurteile die Apgar-Zahl** etwa fünf Minuten nach der Geburt.

> *Wenn eines der Lebenszeichen (Puls, Temperatur und Atmung) oder die Farbe nicht normals ist, das Baby aber ansonsten einen guten Eindruck macht, achte darauf, ob es zu warm angezogen ist oder ob es schreit, und überprüfe die Lebenszeichen etwa eine halbe Stunde später noch einmal.*

7. **Wiege das Baby.**
8. **Überprüfe seine Muskelspannung** – bewegen sich alle Gliedmaßen gleich gut?
9. **Sieh nach, ob das Baby Kratzer, Blutergüsse oder andere Geburtsverletzungen hat.**
10. **Stelle fest, ob der Moro-Reflex gut ist.** Das wird folgendermaßen gemacht: hebe die Arme des Babys hoch, ohne den Kopf anzuheben und laß sie dann los. Das Baby sollte Arme und Hände in einer umarmenden Bewegung ausstrecken.

11. **Mache das Baby sauber.** Wasche mit einem sterilen Lappen alles Wasser oder Blut ab, aber laß die weiße Käseschmiere auf der Haut des Babys. Sie ist gut für die Haut und hilft, Infektionen zu vermeiden. Wenn das Kind Kratzer hat, halte sie sauber und trocken und achte sorgfältig darauf, daß sie sich nicht entzünden.
12. **Versorge den Nabelstumpf.** Wenn du statt einer Klemme ein steriles Schuhband genommen hast, schneide die Enden des Bandes ab. Bestreiche den Nabelstumpf mit Hilfe von sterilen Wattestäbchen mit Silbernitrat, einer Merkurochromlösung oder Gentianaviolett. Bestreiche die Ansatzstelle, wo der Nabel in den Unterleib übergeht, und die Schnittstelle.
13. **Ziehe das Baby an.** Lege ihm eine Windel um, ziehe ihm ein Kimonohemdchen an und wickele es in eine Decke. Schlage einen Zipfel der Decke über den Kopf des Babys, um es warm zu halten. Wenn das Zimmer sehr warm ist (27°C oder mehr) und es nirgends zieht, kannst du das Hemdchen vorn offen lassen, damit das Kind viel Hautkontakt mit seiner Mutter haben kann. Die Mutter kann es an sich drücken und mit ihrer Wärme wärmen. Lege eine leichte Decke über das Kind, damit es keine Körperwärme verliert.
14. **Träufele Tropfen in die Augen des Babys.** Es ist wichtig, irgendwann in den ersten zwei oder drei Stunden Argyrol-Tropfen in die Augen des Babys zu träufeln. Es könnte sein, daß die Mutter ohne es zu wissen eine schlafende Gonorrhöe hat und diese bei der Geburt auf das Baby übertragen wird. Eine solche Infektion wird möglicherweise nicht einmal durch Anlegen einer Kultur festgestellt. Um die Augen des Babys vor den Gonokokken zu schützen, die zum Erblinden führen können, benutzen wir eine Sorte von Silberlösungstropfen, die Argyrol heißen. Diese Silbermischung ist gemildert, damit sie dem Baby nicht in den Augen brennt. Wir haben Argyrol an uns selbst getestet, um festzustellen, ob es die Augen reizt. Das ist nicht der Fall. Der einzige Nachteil von Argyrol ist, das es sehr leicht aus der Pipette herauströpfelt. Wenn einige Tropfen auf das Gesicht des Babys kommen, kannst du sie mit etwas sterilem Wasser abwaschen. Reine Silbernitrattropfen brennen in den Augen. Du kannst ein paar Stunden mit der Behandlung der Augen warten, wenn du nicht den ersten Augenkontakt zwischen Mutter und Kind stören willst.

Sauge Nase und Mund des Babys oft von Schleim frei. Es kann sein, daß du das mehrmals im Lauf der ersten Stunde machen mußt. Wenn viel zäher Schleim vorhanden ist, flößt du dem Baby am besten lauwarmes steriles Wasser durch den Mund ein. Benutze dazu eine sterile Pipette.

Wir lassen die Mutter ihr Baby an die Brust legen, sobald wir wissen, daß mit beiden alles in Ordnung ist. Mutter und Kind sind so am glücklichsten.

Du solltest nach der Entbindung immer noch mindestens eine Stunde bei der Mutter bleiben. Vergewissere dich mehrmals, daß ihr Uterus schön fest ist. Sorge dafür, daß sie soviel zu trinken bekommt, wie sie möchte. Bitte eine Frau, der du vertrauen kannst, für ein paar Tage bei den jungen Eltern und dem Baby zu bleiben, damit Mutter und Baby beruhigt und gut versorgt sind. Sage ihr, sie soll über mehrere Stunden den Zustand der Gebärmutter alle paar Stunden überprüfen. Bevor du gehst, solltest du das Kind noch einmal auspacken und dir die Farbe seiner Gliedmaßen, Ohren und Lippen ansehen und den Nabelstumpf betrachten. Ohren und Lippen sollten rosig sein. Wenn sie bläulich aussehen, solltest du das Kind von einem Arzt untersuchen lassen. Vergewissere dich, daß kein Blut aus dem Nabelstumpf sickert.

Sage der Mutter, sie soll dich anrufen, wenn sie Fieber bekommt, ihr Ausfluß schlecht riecht, sie Schmerzen oder Schwächegefühle im Unterleib hat. Das könnten Anzeichen für eine post partum-Infektion sein, und sie müßte in dem Fall Antibiotika bekommen. Sprich mit dem Arzt.

Bevor du gehst, vergewissere dich, daß die Mutter weiß, wie sie das Baby halten muß, wie man Windeln wechselt usw. Es ist auch ganz gut, wenn du Mutter und Baby beim ersten Mal Stillen behilflich bist. (Manchmal interessiert sich das Baby noch nicht fürs Stillen – das ist völlig in Ordnung.)

Wenn die Mutter kein Interesse an ihrem Kind zeigt (was unwahrscheinlich ist, aber trotzdem manchmal vorkommt), bleibe bei den beiden, bis du dich davon überzeugt hast, daß sie in ihr Baby *verliebt* ist. Wenn nötig, können dir zuverlässige Freunde in dieser Situation helfen.

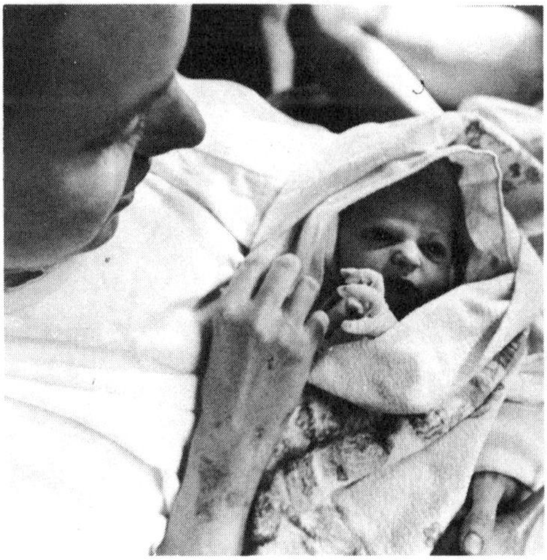

Einen bestimmten Unterschied sollte jede Hebamme sich sehr bewußt machen. Wir haben nicht deshalb aufgehört, das Silbernitrat zu benutzen, weil es dem Baby einen Augenblick lang eine unangenehme Empfindung bereitet, sondern weil es tatsächlich das Gewebe leicht schädigt. Man muß unterscheiden zwischen einer Sache, die schädlich ist und sentimentalen Gefühlen. Die kindlichen Sinne sind zuerst weit geöffnet, und jedes Kind sollte wie ein lebendiger Buddha behandelt werden, was es ja auch ist. Aber du darfst nicht sentimental sein, denn das führt dazu, daß du auch den Frauen gegenüber, die ein Kind bekommen, sentimental bist. "Oh, tut es weh? Du Arme. Das tut mir so leid, oh je." Auf solch eine Einstellung sind Narkosen bei der Entbindung zurückzuführen.

– Stephen

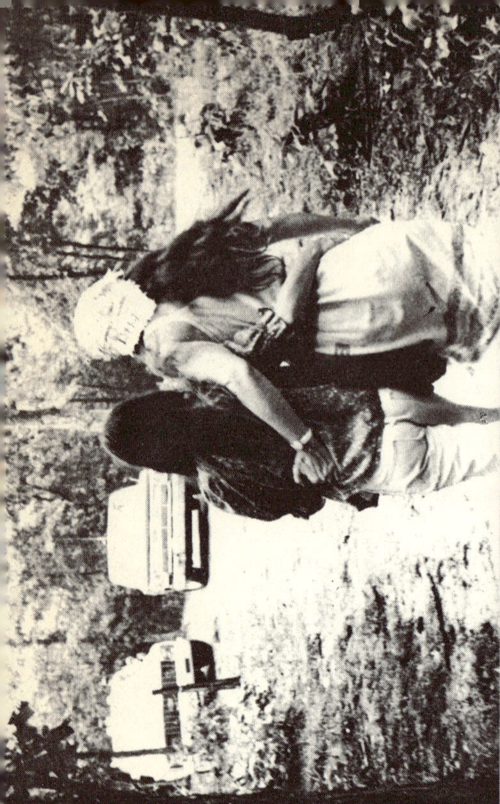

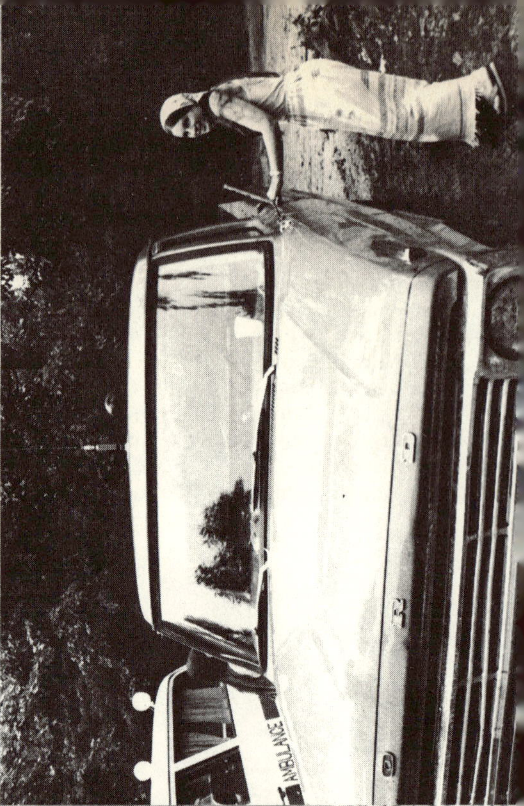
AMBULANCE

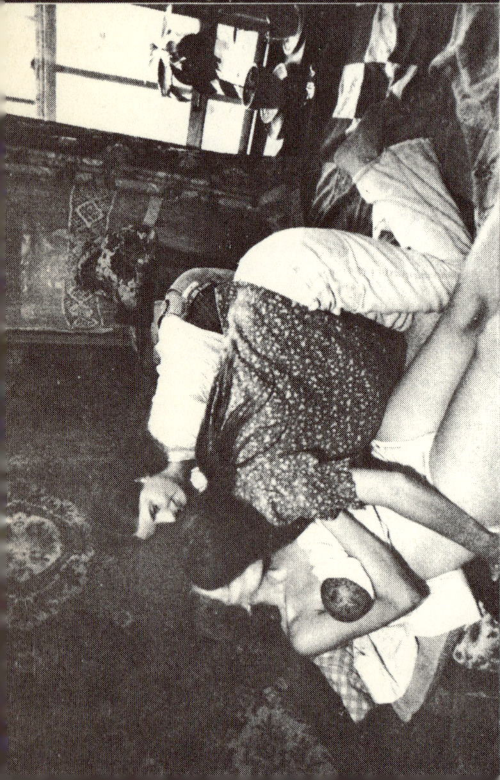

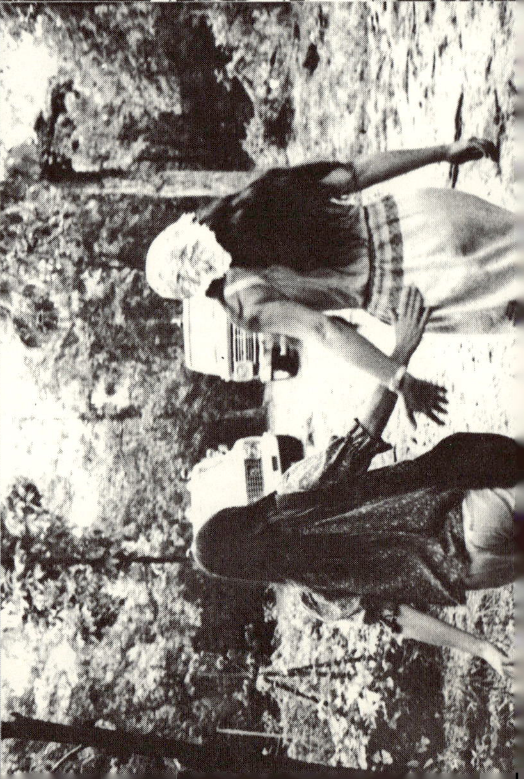

7.
NACHUNTERSUCHUNG FÜR MUTTER UND NEUGEBORENES

Untersuchung des Babys am zweiten Tag

1. **Miß die Größe des Babys.** Ein reifes Neugeborenes ist zwischen 45 und 53 cm groß.
2. **Überprüfe noch einmal das Gewicht.** Es ist üblich, daß ein Neugeborenes einige Gramm abnimmt, bevor es anfängt zuzunehmen. Es dauert normalerweise zwischen zwei Tagen und einer Woche, bis das Baby sein Geburtsgewicht wiedererreicht hat.
3. **Kopf:** Miß den Kopfumfang. Das Ergebnis ist jetzt genauer als am ersten Tag, da die Schädelknochen nicht mehr übereinandergeschoben sind. Der Kopf sollte einen Umfang von etwa 35 cm haben. Überprüfe die Schädelnähte und die Kopfform, um dich zu vergewissern, daß nicht schon einige der Nähte hart geworden sind. Sollte das doch der Fall sein, sprich mit dem Arzt.

   Überprüfe die Fontanellen. Die große Fontanelle ist rautenförmig und etwa 2,5 x 2,5 cm, die kleine Fontanelle ist dreieckig und kann bei der Geburt geschlossen sein. Ist die Fontanelle gewölbt, wenn das Baby nicht schreit, bedeutet das, daß an dieser Stelle ein verstärkter Druck herrscht. Du mußt das Baby dann sofort ins Krankenhaus bringen. Ist sie eingesunken, hat das Baby zu wenig Flüssigkeit und könnte dehydriert (ausgetrocknet) sein, was bedeutet, daß du es je nach seiner sonstigen Verfassung ins Krankenhaus bringen mußt. Wenn das Baby wirklich sehr schläfrig ist oder einfach schlecht aussieht, bring es ins Krankenhaus.

   Stelle fest, ob der Gaumen gespalten ist. Eine Gaumenspalte ist von außen nicht immer sichtbar, kann aber das Stillen beeinträchtigen. Du kannst es feststellen, indem du mit einem sauberen Finger den oberen Gaumen abfühlst.

   Sieh dir die Augen des Babys an. Manchmal platzen durch den Druck im Geburtskanal kleine Äderchen. Das geht nach ein paar Tagen von allein weg.
4. **Hals:** Taste nach Knötchen.
5. **Brustkorb:** Sieh dir die Form an. Höre die Atemgeräusche mit einem Stethoskop ab, und überprüfe Frequenz und Regelmäßigkeit der Atembewegungen. Am zweiten Tag sollte das Kind 40 - 60 mal pro Minute atmen.

   Untersuche das Baby noch einmal auf Anzeichen für das Atemnotsyndrom (siehe Seite 101). Es fängt normalerweise wenige Stunden nach der Geburt an, kann sich aber auch im Laufe eines Tages entwickeln.
6. **Unterleib:** Taste nach Knötchen. Untersuche zuerst die eine, dann die andere Seite. Lege eine Hand zur Stützung des Babys unter die Seite,

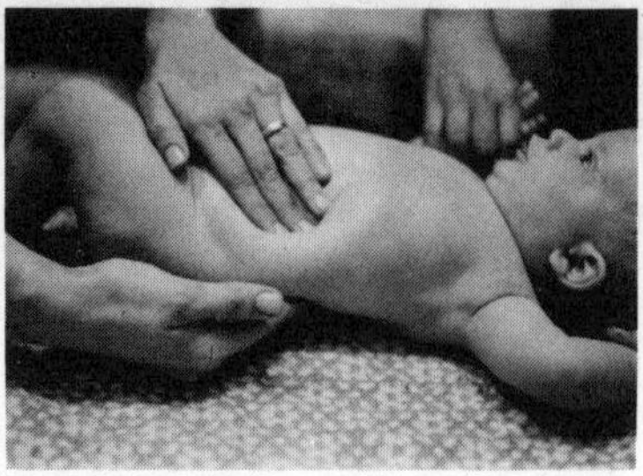

die du untersuchst und die andere auf den Bauch. Drücke mit der oberen Hand sanft, aber tief in den Bauch des Kindes. Eigentlich dürftest du dort nichts Besonderes spüren. Es ist ganz gut, wenn du vorher bei etwas größeren Kindern übst, damit dir klar ist, worum es geht. Wenn das Baby schreit, ist es schwierig, genaue Untersuchungsergebnisse zu bekommen.

7. **Gelenke:** stelle fest, ob eine angeborene Hüftluxation vorliegt (siehe Seite 175 f). Dies gehört zu den Dingen, die normalerweise relativ leicht zu beheben sind, wenn sie rechtzeitig erkannt werden. Dreh das Baby auf den Bauch. Untersuche alle Rillen und Falten der Beine und des Pos, sieh nach, ob sie symmetrisch sind und ob beide Beine gleich lang sind. Lege das Baby dann auf den Rücken und winkele seine Beine an. Halte die Knie fest und drehe die Oberschenkel nach innen und nach außen im Kreis. Bei der Drehung nach außen werden beide Knie wahrscheinlich die Tischplatte berühren. Wenn sich die Bewegung der Beine ungleich anfühlt, liegt wahrscheinlich an der schwer zu bewegenden Seite eine Hüftluxation vor. Wenn du beim Bewegen der Beine ein Knacken hörst, kann das ebenfalls ein Anzeichen dafür sein, muß aber nicht. Wenn du vermutest, daß mit der Hüfte etwas nicht in Ordnung ist, laß das Kind vom Arzt untersuchen.

   Vergewissere dich, daß alle anderen Gelenke sich richtig bewegen, indem du sie auf normale Weise bewegst. Es kann sein, daß Unterschenkel und Füße aufgrund der Stellung im Mutterleib ein bißchen nach innen gebogen sind. Wenn sich die Füße des Babys nicht strecken lassen, hat es eventuell Klumpfüße, was so früh wie möglich behandelt werden sollte.
8. **Po:** Sieh nach, ob der Harnröhrenausgang an der richtigen Stelle sitzt und ob die Hoden abgestiegen sind (manchmal geschieht das erst, wenn der Junge ungefähr ein Jahr alt ist). Überprüfe den Darmausgang, indem du ein Thermometer hineinsteckst. Selbst wenn keine Öffnung da ist, sieht es nach außen in der Regel normal aus. Vergewissere dich, daß das Baby pinkelt und kackt. Es sollte eine Temperatur von 36.5 - 37,5°C haben, im After gemessen.
9. **Wirbelsäule:** Vergewissere dich, daß sie normal aussieht.
10. **Reflexe:** Außer dem Moro-Reflex, den du bei der ersten Untersuchung überprüft hast, sind noch einige andere Reflexe zu prüfen.

    Greifen: Das Baby umklammert deinen Finger, wenn du ihn in seine Hand legst und versucht, deinen Daumen mit seinen Zehen zu greifen, wenn du ihn unter die Zehen legst.

    Saugen: Frage die Mutter, ob das Kind beim Stillen richtig saugt.

    Babinski-Reflex: Wenn du mit dem Fingernagel am seitlichen Fußrand des Babys entlangstreichst, steht sein großer Zeh hoch, die anderen sind vielleicht gespreizt.

    Laufen: Das Baby setzt einen Fuß vor den anderen, wie beim Laufen, wenn du es hochnimmst und mit den Füßen auf eine Unterlage stellst.

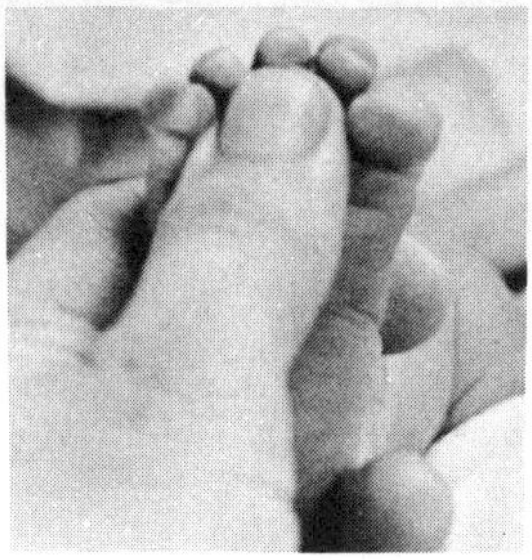

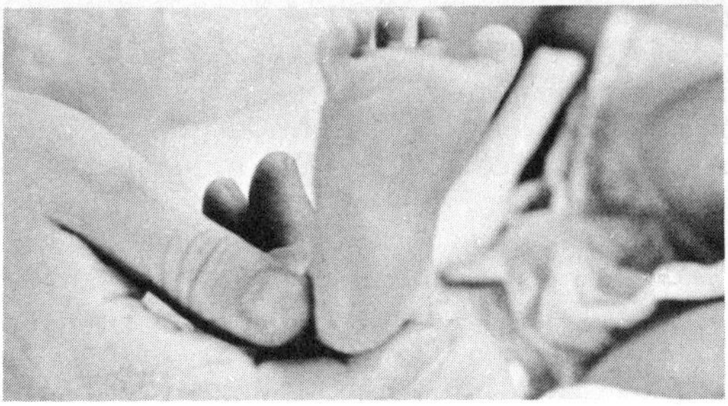

11. **Puls:** Der Puls des Babys sollte zwischen 130 und 160 betragen, wenn das Kind ruhig liegt, kann aber zwischen 90 (bei sehr entspanntem Schlaf) und 180 (wenn das Kind sehr aktiv ist) schwanken. Prüfe den Puls am Handgelenk (radial) und am Oberschenkel (femoral). Der radiale Puls wird an der Innenseite des Handgelenks gemessen, der femorale Puls in der Leiste.

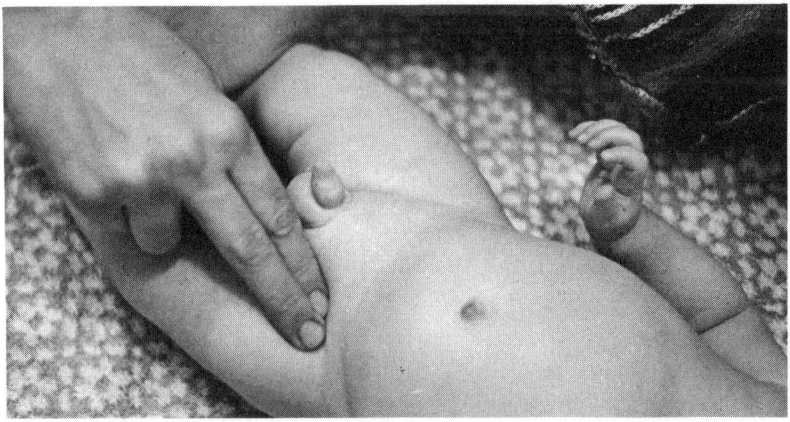

Fürsorge in der ersten Woche

Du oder eine zuverlässige Freundin solltet die jungen Eltern und das Baby in der ersten Woche, wenn nötig auch länger, täglich besuchen um sicherzustellen, daß sie einen guten Start haben. Sage der Mutter, daß sie dich jederzeit, Tag und Nacht, anrufen soll, wenn sie eine Frage hat.

Wenn du oder die Mutter in den ersten Tagen nach der Geburt eins der folgenden Anzeichen feststellst, laß das Baby vom Arzt untersuchen:

- Arme und Beine sind bläulich (Zyanose)
- Atemschwierigkeiten
- Fieber oder unterdurchschnittliche Körpertemperatur
- das Baby trinkt schlecht
- Erbrechen "in hohem Bogen" oder wiederholtes Erbrechen, nicht das normale Spucken
- Gelbsucht in den ersten zwei Tagen nach der Geburt
- alles, was ihr beim Baby feststellt und das euch ein ungutes Gefühl gibt.

Gelbsucht

Die gelbe Farbe der Gelbsucht ist auf Ablagerungen von Bilirubin in der Haut zurückzuführen. Etwa zwei Drittel aller Neugeborenen bekommen eine leichte Gelbsucht. Die einfache Gelbsucht fängt normalerweise um den zweiten oder dritten Tag nach der Geburt herum an und dauert bis zu einer Woche oder zehn Tagen. Bilirubin entsteht durch das Zersetzen alter oder zusätzlicher Blutzellen und wird normalerweise mit der Gallenflüssigkeit, beziehungsweise ein wenig auch durch die Nieren, in den Verdauungstrakt ausgeschieden. Da beim Neugeborenen sehr viele zusätzliche Blutzellen zu zersetzen sind, die Leber aber normalerweise noch unreif und überlastet ist, dauert es ein paar Tage, bis sie aufholt. Ein Baby mit einfacher Neugeborenengelbsucht sieht gelbbraun oder orange-rosig aus, ißt gut und ist munter. Die Mutter soll dem Kind soviel Wasser zu trinken geben wie es annimmt. Wenn das Wetter es erlaubt, sollte sie ihm auch möglichst viele seiner Sachen ausziehen und seine Haut jeweils fünf Minuten lang von der Sonne bescheinen lassen (sage ihr, sie soll aufpassen, daß das Baby keinen Sonnenbrand bekommt). Sonnenlicht hilft, das Bilirubin abzubauen. (Es ist selbst dann wirksam, wenn es durch eine Fensterscheibe ins Zimmer scheint.)

Die einfache Gelbsucht ist nicht gefährlich und verschwindet normalerweise ohne besondere Behandlung. Wenn du findest, daß das Baby bei gutem Licht ziemlich gelb aussieht, sprich mit dem Arzt. Wenn Handflächen und Fußsohlen des Babys gelb sind, und die Gelbsucht mit Fieber, Lethargie und Appetitlosigkeit einhergeht, wende dich an den Arzt. Die meisten Ärzte wollen Kinder mit Gelbsucht unter UV-Licht legen (das dieselbe Wirkung wie Sonnenlicht hat), wenn der Bilirubinspiegel über 15 mg/100 ml liegt (das ist in etwa der Wert, ab dem die Handflächen und die Fußsohlen gelb aussehen). Wenn der Bilirubinspiegel zu lange zu hoch ist, kann das schädlich für das Baby sein.

Wenn die Gelbsucht bei der Geburt, am ersten Tag oder zum ersten Mal nach dem fünften Tag auftritt, wende dich an den Arzt.

Muttermilchgelbsucht

Manchmal bekommt ein Baby in der zweiten Woche "Muttermilchgelbsucht". Sie wird durch ein Hormon verursacht, das die für die Zersetzung und Ausscheidung des Bilirubin notwendigen Enzyme hemmt. Ein Arzt muß feststellen, ob dies wirklich die Ursache ist. Wenn das Baby ansonsten gut gedeiht und sein Bilirubinspiegel nicht zu hoch ist, kann die Mutter ruhig weiter stillen, soll dem Baby aber außerdem soviel Wasser zu trinken geben, wie es annimmt. Wenn das Kind einen hohen Bilirubinspiegel hat und es ihm nicht gut zu gehen scheint, sprich mit dem Arzt.

Andere Gelbsuchtarten

Gelbsucht kann auch ein Anzeichen für andere Probleme sein, wie eine Infektion, Leberkrankheit, Rhesus- oder ABO-Unverträglichkeit. Wenn das Baby innerhalb der ersten 24 Stunden gelb wird, kann das auf Rhesus- oder ABO-Unverträglichkeit zurückzuführen sein, und du solltest es vom Arzt untersuchen lassen. Es kann sein, daß es eine Bluttransfusion braucht. Wenn das Baby schlecht ißt, mehr als für ein Neugeborenes üblich schläft (schwer zu wecken ist) oder nicht gut aussieht, laß es vom Arzt untersuchen.

Was du der Mutter sonst noch sagen mußt

Erkläre ihr, daß sie bereits vier Wochen nach der Entbindung wieder ihre Periode bekommen kann – *selbst wenn sie stillt.* Eine Frau kann zwei oder drei Wochen nach der Entbindung wieder einen Eisprung haben und schwanger werden, bevor ihre Periode wieder eingesetzt hat. (Der erste Eisprung geht der ersten Periode um etwa zwei Wochen voraus.)

Ich schlage die *"Natürliche Geburtenkontrolle. Eine kooperative Methode"* von Margaret Nofziger als sichere und wirksame Verhütungsmethode vor.

Vergewissere dich, daß die frischgebackenen Eltern gut miteinander klar kommen. Wenn nötig, führe ein beratendes Gespräch mit ihnen.

Wenn die Mutter gesundheitlich wieder ganz auf der Höhe ist, ermutige sie, Rückbildungsgymnastik zu machen, damit ihr Körper wieder in guter Form ist. Rate ihr auch, die Muskeln im Dammbereich und um die Harnröhrenöffnung herum durch abwechselndes Zusammenziehen und Wiederloslassen zu trainieren.

Nachuntersuchung nach sechs Wochen

Etwa sechs Wochen nach der Entbindung sollte die Mutter noch einmal untersucht werden. Prüfe Blutdruck, Urin, Hämatokritwert, Größe und Lage der Gebärmutter, Aussehen des Gebärmutterhalses sowie den Zustand der Beckenorgane und des Damms, besonders wenn sie genäht worden ist. Jetzt ist auch der richtige Zeitpunkt für einen zytologischen Abstrich. Frage sie, wie es mit ihrer Blutung aussieht, und untersuche ihr Baby.

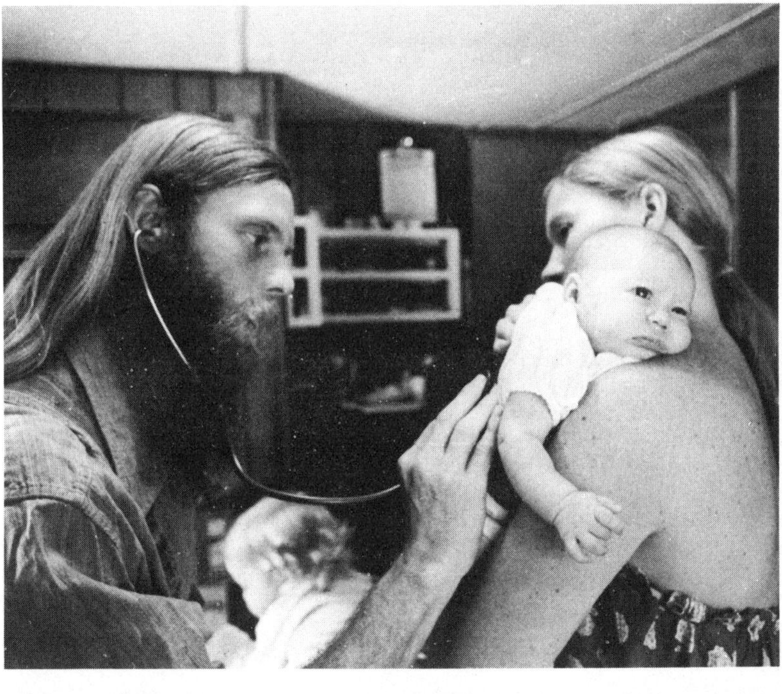

8.
VERLETZUNGEN DES BECKENBODENS UND IHRE BEHEBUNG

Risse (und Episiotomien) **des Geburtskanals und der Muschi**

Dammrisse können in drei Kategorien eingeteilt werden:

1. Risse ersten Grades; betroffen ist die Haut direkt unter oder in der Muschi.
2. Risse zweiten Grades; betroffen sind die Haut direkt unter der Muschi, der Damm und die Dammuskeln.
3. Risse dritten Grades; betroffen sind alle oben genannten Stellen sowie der Schließmuskel des Afters.

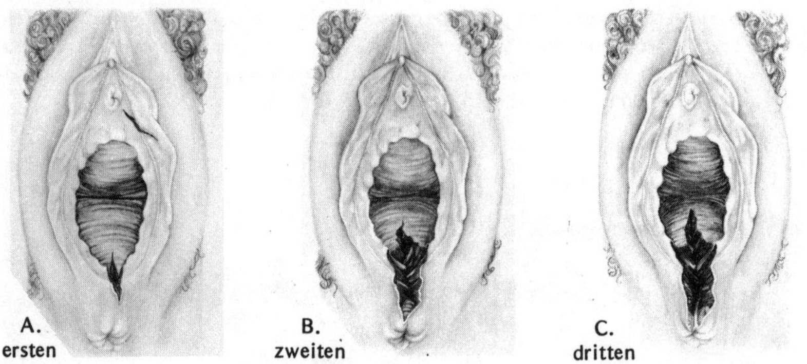

Abb. 68: Damm- und Geburtskanalrisse

Venuslippenrisse

Diese Risse sind normalerweise klein, aber ziemlich schmerzhaft. Nähe den Riß, wenn er so gespalten ist, daß er nach dem Verheilen beim Liebemachen als störend empfunden wird.

Scheidendammschnitte (Episiotomien)

Am leichtesten zu nähen und am günstigsten im Hinblick auf das Verheilen ist ein gerader Dammschnitt, eine mediane Episiotomie. Dieser Schnitt bereitet der Mutter während des Heilungsprozesses wesentlich weniger Schmerzen als der seitliche Dammschnitt. Eine langsame Entbindung des Kopfes verringert die Notwendigkeit einer Episiotomie sowie auch die Größe eines eventuell erforderlichen Schnittes.

Vernähen eines geraden Dammschnitts

Die Hebamme kann Risse ersten und zweiten Grades beheben, wenn sie nähen kann. Risse dritten Grades sollten aufgrund ihrer Größe am besten von einem Arzt genäht werden, zumindest aber sollte ein Arzt dabei sein.

Du solltest mit dem Nähen von Rissen oder Episiotomien bis nach Beendigung der Nachgeburtsphase warten. Genäht wird mit Katgut-Fäden.

1. Reinige die Wunde, wenn sie nach der Entbindung des Babys auf irgendeine Weise verunreinigt worden ist.
2. Betäube die Ränder der Schnittwunde mit einer Lokalanästhesie, zum Beispiel Xylocain, direkt unter der Haut. Du brauchst nur die Ränder des Damms oder der Venuslippen zu betäuben, da die Schleimhautränder des Geburtskanals nicht schmerzempfindlich sind.
   Benutze eine mittlere, runde Ferguson-Nadel mit Chrom-Katgut Nr. 3/0. Je nach Größe des Schnitts kann es sein, daß du ab und zu Chrom-Katgut Nr. 2/0 oder 4/0 benutzen mußt. Nr. 4/0 ist dünner, 2/0 ist dicker.
3. Bei einem tiefen Riß oder Schnitt mußt du zuerst einige tiefliegende Nähte machen. Sie erleichtern das Zusammenbringen der Ränder der Rißwunde und nehmen die Spannung von den Nähten in der Schleimhautverkleidung. Du stichst dicht unter dem linken Wundrand ein, gehst weitreichend in die Tiefe und kommst auf der anderen Seite dicht unter dem Wundrand heraus. Die Nadel muß stets am tiefsten Punkt der Wunde vorbeigeführt werden. Es werden drei chirurgische Knoten gemacht und die Fadenenden anschließend kurz abgeschnitten. Mache soviele Stiche wie nötig sind, um einen tiefen Riß zusammenzufassen.

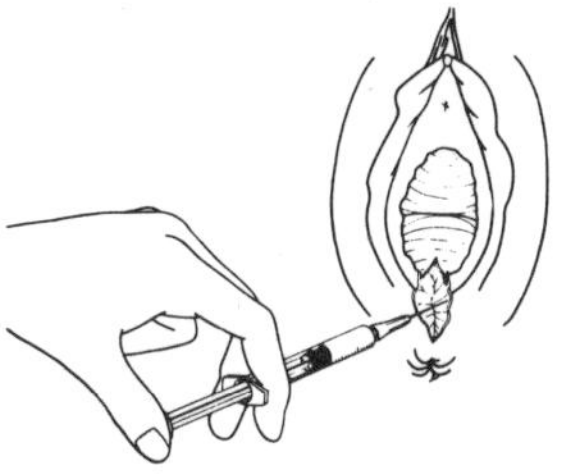

Abb.69:
Einspritzen einer Lokalanästhesie

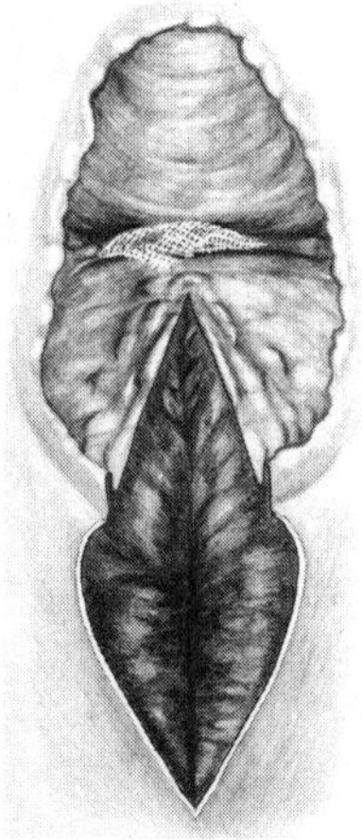

Abb. 70:
nähbereiter gerader Dammschnitt

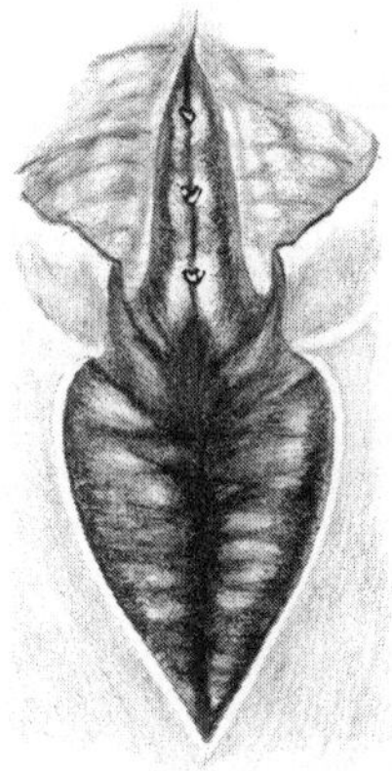

Abb. 71:
Mit einer tiefen Naht werden die Wundränder zusammengefaßt

4. Nähe die Schleimhautverkleidung des Geburtskanals zusammen. Fange mit dem ersten Stich am oberen Ende der Wunde an, und zwar etwas oberhalb der Spitze. Verknote diesen Stich und lasse das kürzere Ende

etwa 9 mm lang. Vernähe die Wundränder mit fortlaufender Naht, indem du sie einander möglichst gut anpaßt. Achte darauf, daß du den Faden nicht zu stramm ziehst und so die Blutgefäße abschnürst. Wenn du willst, kannst du für die Schleimhaut Einzelknopfnähte verwenden. Bei jedem Nadelstich wird gleichzeitig die Schleimhaut des Geburtskanals und das Gewebe zwischen Geburtskanal und Mastdarm gefaßt. Dadurch heilt die Wunde besser, da Hohlräume vermieden und Blutungen gering gehalten werden. Nähe hinunter zu den Hauträndern. Verwende den Hymenalring als Anhaltspunkt, um das Gewebe nicht zu verziehen. Führe die letzten ein oder zwei Stiche subkutan (unter der Haut) aus – also ohne die Haut (die Schleimhautverkleidung) zu durchstechen. Wenn keine tiefen Muskelrisse des Damms vorliegen, mach mit Schritt 6 weiter, benutze dieselbe Nadel und dasselbe Nähmaterial. Bei einem tiefen Muskelriß läßt du das Ende der Naht mit der Nadel darin vorübergehend liegen. Du arbeitest mit dieser Nadel weiter, nachdem du den tiefen Muskelriß wiederhergestellt hast.

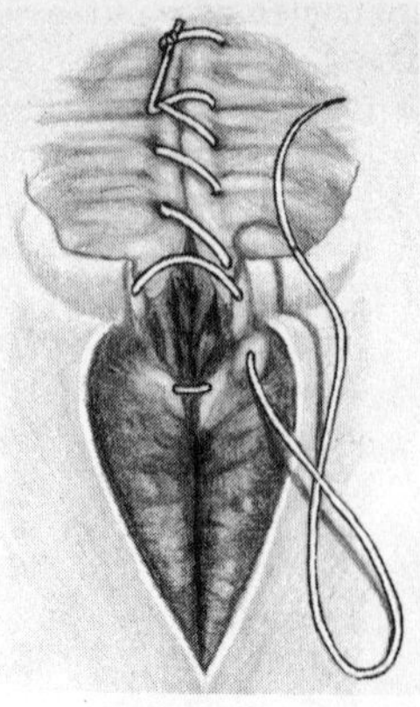

Abb. 72: Mit einer fortlaufenden Naht wird die Schleimhautverkleidung geschlossen.

5. Laß die fortlaufende Naht beiseite und ziehe die tiefliegenden Muskeln und Faszien des Damms mit drei oder vier Stichen zusammen, wobei jeder Stich einzeln verknotet wird. Diese Stiche müssen die richtige Spannung haben: sind sie zu stramm, schnüren sie die Blutversorgung des Gewebes ab; sind sie zu locker, ist die Öffnung zu weit.

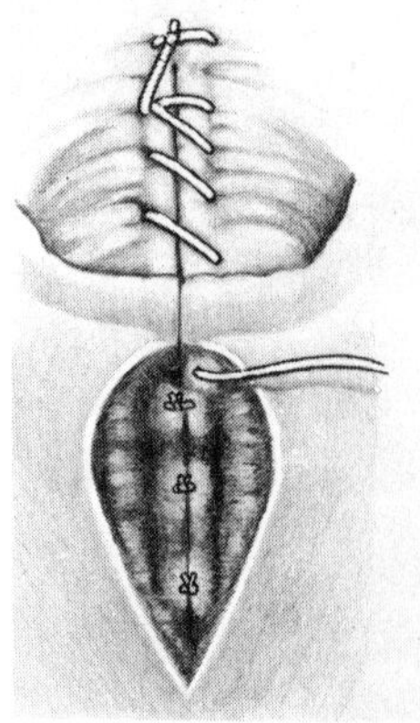

Abb. 73: Die tiefliegenden Dammuskeln werden zusammengefaßt

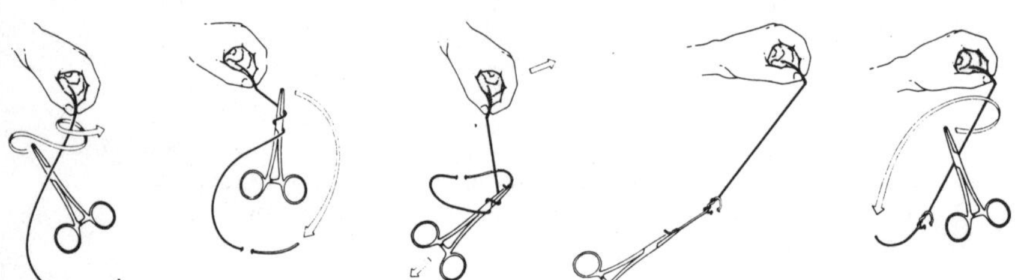

Abb. 76: Verknoten von Nähten unter Beibehaltung

6. Mache dann mit der unter Schritt 4 liegengelassenen Naht weiter, und nähe in die Tiefe, um die nächste Muskelschicht zusammenzubringen. Verwende fortlaufende Stiche. Führe die Nadel am tiefsten Punkt der Wunde vorbei.

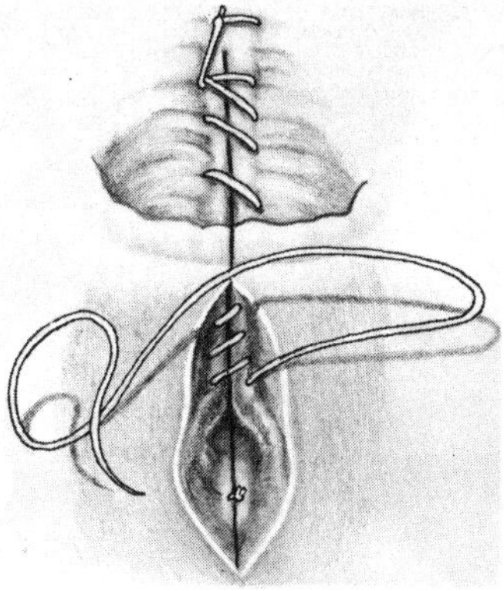

Abb. 74: Mit fortlaufenden Nähten werden die oberflächlichen Muskelschichten und die Faszien des Damms zusammengefaßt

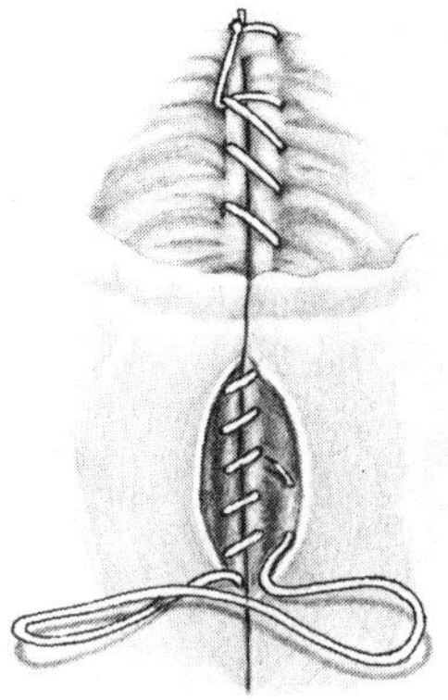

Abb. 75: Mit einer fortlaufenden Naht werden die Hautränder des Damms zusammengefaßt

7. Zum Schluß schließe den Schnitt mit einer fortlaufenden subkutanen Naht, fange am unteren Ende der Wunde an. Mache den ersten Einstich direkt unter, aber nicht durch die Haut, und nähe dann von einer Seite zur anderen, bis das andere Ende der Wunde erreicht ist. Wenn du die Geburtskanalmündung erreicht hast, verknote das Ende des Fadens mit einer Schlinge.

Pflege der Nähte

Erkläre der Mutter, wie sie die Wundnähte sauber halten kann, und versorge sie mit einer milden antiseptischen Seife. Wenn nötig kann sie die Schwellung mit der Wärme einer Glühbirne zum Abklingen bringen. Sage ihr, sie soll sich den Hintern immer von vorne nach hinten abwischen. Täglich einmal zu duschen ist eine gute Idee.

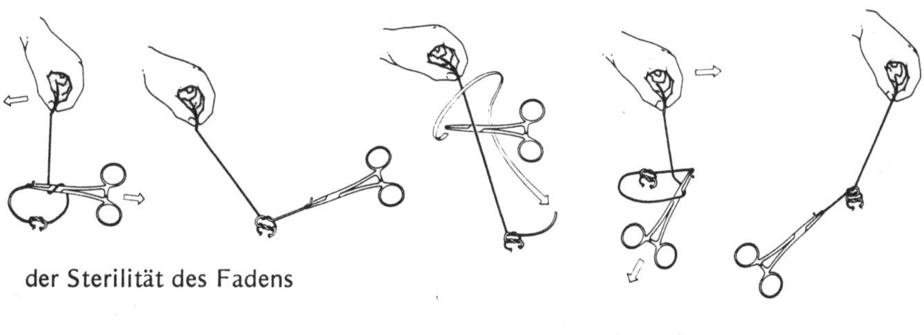

der Sterilität des Fadens

9.
ASPHYXIE (ERSTICKUNGSZUSTAND) DES NEUGEBORENEN

Ein normales gesundes Baby sollte innerhalb einer halben bis einer Minute nach der Geburt zu atmen anfangen. Gelegentlich atmet ein Baby nicht spontan oder fängt erst an zu atmen und hört dann wieder auf. Ein solches Baby muß stimuliert werden oder braucht besondere Hilfe. Auch wenn sich diese Situation vielleicht nur selten ergibt, mußt du bei jeder Geburt darauf vorbereitet sein und schnell handeln können. Du mußt sofort erkennen, ob ein Baby Schwierigkeiten hat, mit dem Atmen zu beginnen und dann unverzüglich eingreifen.

Der Erstickungszustand kann leicht oder schwer sein.

Leichte Asphyxie

Die leichte Asphyxie kann so aussehen, daß das Baby nicht schreit, etwas unregelmäßig atmet, leicht blau angelaufen ist und seine Muskelspannung schwächer als normal ist. Deine Helferin sollte die genaue Geburtszeit festhalten und sich kurz mit einem Stethoskop die Herztöne des Babys anhören. Wenn der Herzschlag bei über 100 liegt, besteht keine unmittelbare Gefahr. Halte das Baby stets warm. Sorge dafür, daß seine Atemwege frei sind. Solange irgendwelche Flüssigkeit oder Schleim seine Atemwege blockieren könnte, müssen diese wiederholt freigesaugt werden (du solltest damit vor der Geburt des Körpers beginnen). Achte darauf, daß der Kopf tiefer liegt als der restliche Körper, damit die Flüssigkeit aus Brust und Atemwegen herauslaufen kann. Laß die Ohrenspritze jeweils nur kurze Zeit im Mund des Babys, um seinen Atemrhythmus nicht zu stören. Wenn der die Atemwege blockierende Schleim nicht mit einer Ohrenspritze beseitigt werden kann, mußt du eventuell eine maschinelle Absaugevorrichtung (siehe Seite 197) benutzen. Du solltest mit der Benutzung dieses Gerätes vertraut sein.

Ein Baby mit leichter Asphyxie reagiert oft sehr gut auf Stimulierung durch Berührung. Lege eine Fingerspitze auf jede Seite seines Rückgrats und streiche dann, von unten nach oben, am Rückgrat entlang. Der Sinn ist, die Aufmerksamkeit des Babys auf seinen Körper zu lenken. Sei sanft, aber versuche, das Baby dazu zu bringen, daß es schreit. Ein schreiendes Baby holt schön tief Luft, wodurch sich die Lunge ausdehnt und rasch Sauerstoff in den Organismus gepumpt wird. Wenn das Baby gut atmet, der Mund aber innen noch mit zähem Schleim überzogen ist, tauche deine Finger in steriles Wasser und fahre mit ihnen durch den Mund des Kindes. Zusätzlicher Sauerstoff sollte verfügbar sein. Er kann dem Baby mit Hilfe eines Beatmungsbeutels für Säuglinge, der Mund und Nase bedeckt, gegeben werden, und zwar 4 Liter pro Minute. Bei leichter Asphyxie bessert sich der Zustand des Babys dann im allgemeinen rasch.

Schwere Asphyxie

Ein schwerer Erstickungszustand liegt vor, wenn das Baby kraftlos ist, blau oder weiß anläuft und nicht reagiert, wenn es stimuliert wird (die Apgar-Zahl ist dann 4 oder weniger).

Halte das Baby warm. Eine zu heiße oder zu kalte Umgebung vergrößert den Sauerstoffbedarf des Kindes, deshalb ist es wichtig, es gleichmäßig warm zu halten. Unternimm alles Erforderliche, um seine Körpertemperatur zwischen 36,5 und 37,7°C zu halten.

Wiederbelebung

Bei der Wiederbelebung eines Babys sind bestimmte Dinge vordringlich zu beachten. Sie sind hier in der Reihenfolge ihrer Dringlichkeit aufgeführt:

A: Halte die **Atemwege** frei

B: Halte die **Atmung** aufrecht.

C: Halte den **Kreislauf** aufrecht.

A. Das Wichtigste ist, die Atemwege freizuhalten

Lege das Baby in einem Winkel von 30° von der Horizontalen hin, mit dem Kopf nach unten und leicht nach hinten geneigt. Wenn der Kopf nach hinten gebeugt wird, wird die Zunge von den Atemwegen gezogen. Bei einem Baby verschließen sich die Atemwege sowohl, wenn der Kopf zu stark als auch wenn er zu wenig gebeugt wird, deshalb mußt du die Position herausfinden, in der der Atem am leichtesten fließen kann. Ein zusammengerolltes Handtuch unter der einen Schulter verhindert, daß das Kinn des Babys auf seiner Brust liegt; der Kopf rollt dadurch ein wenig zur Seite, so daß eventuell hochkommende Flüssigkeit sich in der Wange statt hinten in der Kehle sammelt.

Sauge alle Flüssigkeit aus Mund und Nase mit Hilfe einer Ohrenspritze. Wenn die Atemwege immer noch nicht frei sind, benutze die DeLee-Absaugevorrichtung. (Siehe Seite 197)

- Wenn das Baby atmet, nachdem du seine Atemwege frei gemacht hast, gib ihm mit Hilfe des Beatmungsbeutels mit Sauerstoff angereicherte Luft.
- Wenn das Baby nach 1 - 2 Minuten immer noch keinen Versuch macht zu atmen, fange mit Wiederbelebungsmaßnahmen an.

B. Das Zweitwichtigste ist, daür zu sorgen, daß Sauerstoff in die Lunge des Babys kommt.

Das ist der Moment, dein tragbares Sauerstoffgerät zum Einsatz zu bringen.

Wiederbelebung mit einem Säuglingsbeatmungsbeutel

Am besten benutzt du einen Beatmungsbeutel, weil du dann das Kind leichter beobachten kannst, während du dich um es bemühst. Ein Beatmungsbeutel mit einem eingebauten Überdruckventil ist am besten, weil dadurch die Lunge des Kindes vor Verletzung geschützt ist. Beuge den Kopf des Babys nach hinten und lege die Maske auf das Gesicht, mit der Spitze über der Nase. Schließe einen Sauerstoffschlauch an das Sauerstoffeinlaßventil an, mit einer Zufuhr von 4 - 8 lpm. Wenn das Baby ganz blaß oder blau aussieht, beatme mit reinem Sauerstoff. Mit Daumen, Zeige- und Mittelfinger drücke den Beutel 24 mal pro Minute zusammen. Dabei bleibt zwischendurch jeweils genug Zeit zum Ausatmen. Wenn die Belüftung der Lunge nicht ausreichend ist, kannst du den Beutel mit mehr als drei Fingern zusammenpressen, wodurch mehr Druck erzeugt wird. Achte darauf, daß die Gesichtsmaske um Mund und Nase des Babys herum dicht abschließt. Beobachte die Brust des Kindes und höre sie mit einem Stethoskop ab, um sicherzugehen, daß gute Atembewegungen erfolgen.

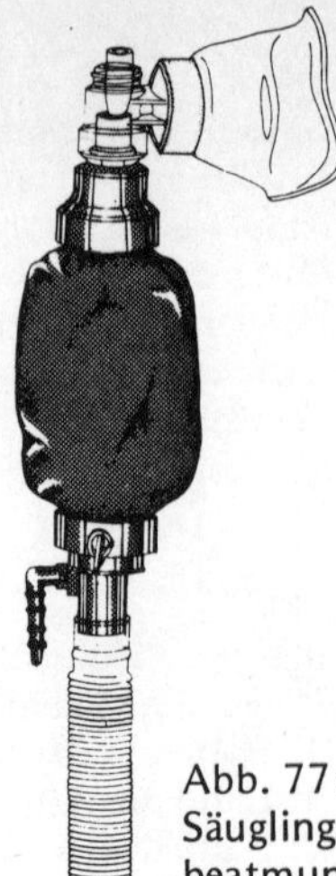

Abb. 77: Säuglingsbeatmungsbeutel

Mund-zu-Mund-Beatmung

Lege deinen Mund über Nase und Mund des Babys und blase ihm Luft aus deinem Mund (nicht aus deiner Lunge ein), mit einer Geschwindigkeit von 24 mal pro Minute. Die Lunge eines Neugeborenen ist sehr empfindlich und kann durch zu starken Druck verletzt werden. Denke daran, wenn du bei der Beatmung nachfühlst, wie die Brust des Babys sich hebt und deinem Atem ein leichter Widerstand entgegengesetzt wird, wenn die Lunge voll ist. Du kannst den Sauerstoffgehalt der Luft, die du dem Baby einbläst, vergrößern, indem du einen Sauerstoffschlauch in deinen Mund hältst, während du für das Baby atmest. Achte darauf, daß du Mund und Nase des Babys mit deinem Mund gut verschließt, damit die Luft nicht entweicht. Beobachte die Brust des Babys und horche sie mit einem Stethoskop ab um sicherzugehen, daß gute Atembewegungen erfolgen.

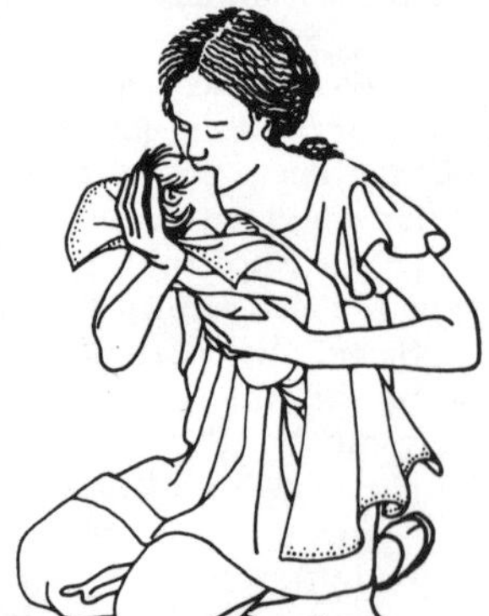

Abb. 78: Mund-zu-Mund-Beatmung

C. Als Drittes mußt du mit einer Herzmassage beginnen, wenn der Puls des Babys unter 60 Schläge pro Minute sinkt.

Du oder deine Helferin sollte die Herzfrequenz des Babys feststellen. Das Herz fängt an, langsamer zu schlagen, wenn das Baby 1 1/2 bis 2 Minuten lang keinen Sauerstoff bekommen hat. Höre die Brust mit einem Stethoskop ab oder fühle an der Leisten- oder Halsschlagader. Verstärke die Mund-zu-Mund-Beatmung durch eine Herzmassage, wenn die Herzfrequenzen niedriger als 60 Schläge pro Minute ist.

Das Baby muß bei der Herzmassage auf einer festen Unterlage liegen. Lege deine Daumen auf das Brust-

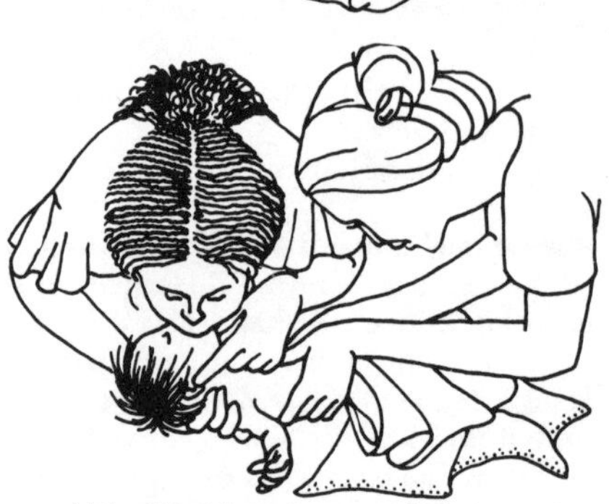

Abb. 79: Herz-Lungen-Wiederbelebungsmaßnahmen

bein (Sternum) des Babys, deine Hände um seinen Rücken, und drücke das Brustbein dann mit deinen Daumen 2 mal pro Sekunde etwa 2 - 3 cm tief kräftig in Richtung auf die Wirbelsäule. Bei jedem vierten oder fünften Zusammendrücken blase dem Baby etwas Luft ein, ohne den Rhythmus der Herzmassage zu unterbrechen. Du mußt das Baby in der Pause *zwischen* den Kompressionen beatmen. Du brauchst etwas Übung bis das klappt.

Eine Herzmassage darf auf keinen Fall gegeben werden, wenn die Herzfrequenz bereits zufriedenstellend ist. Selbst bei einem Pulsschlag von unter 60 kann es sein, daß die Herztätigkeit durch asynchrones Zusammendrücken weniger effektiv wird und die Herzmassage sich schädlich auswirkt.

Durch Herz-Lungen-Wiederbelebungsmaßnahmen über 30 bis 45 Minuten haben wir Babys retten können, ohne daß Hirnschäden erfolgt sind.

Injektion von Koffein

Ein Baby, das infolge eines Erstickungszustands nach einer langen oder schweren Austreibungsphase extrem lethargisch ist, kannst du durch eine intramuskuläre Spritze von 0,1 cc Koffein zu stimulieren versuchen. Warte mit der Spritze 3 - 31/2 Minuten nach der Geburt, wenn die Atembemühungen des Kindes schwach sind oder ganz fehlen. 0,1 cc ist eine extrem kleine Flüssigkeitsmenge. Verwende eine Insulin-Spritze und eine 17er Nadel. Insulin-Spritzen sind sehr dünn und haben fein dosierbare Markierungen am Zylinder. Meiner Erfahrung nach hilft eine solche Injektion in vielen Fällen, und diese Koffeinmenge schadet einem Neugeborenen nicht. Spritze in den vorderen seitlichen Teil des Oberschenkels.

Bringe das Baby ins Krankenhaus, wenn sich sein Zustand nicht innerhalb weniger Minuten nach der Geburt dramatisch bessert. Notfalls mußt du mit den Wiederbelebungsmaßnahmen fortfahren, bis ihr im Krankenhaus ankommt.

Wenn ein Baby ins Krankenhaus muß

Wenn ein Baby gefährdet ist, überprüfe etwa alle 15 Minuten (wenn nötig auch öfter) seine Lebenszeichen – Temperatur, Puls und Atmung – und zwar so lange, bis sich sein Zustand stabilisiert hat. Das ist dann der Fall, wenn Temperatur, Puls und Atmung gleichbleibend sind und vom Baby selbst aufrecht erhalten werden können. Wenn sich der Zustand stabilisiert hat, überprüfe die Lebenszeichen etwa alle halbe Stunde um sicherzugehen, daß er sich nicht wieder verschlechtert. Fahre damit auch auf dem Weg ins Krankenhaus fort, aber achte darauf, daß sich das Kind dabei nicht unterkühlt.

Halte schriftlich oder zumindest in Gedanken fest, wie seine Hautfarbe sich verändert, ob der Puls kräftig und regelmäßig schlägt, ob die Atmung beschwerlicher wird oder nicht etc. Wenn du dann im Krankenhaus ankommst, weiß der Arzt, ob sich der Zustand des Kindes gebessert oder verschlechtert hat und wie gut es die Fahrt vertragen hat. Wenn möglich, sieh auf die Uhr, bevor du abfährst.

Wenn du Zeit dazu hast, stecke die Vorgeburts- und Geburtsaufzeichnungen der Mutter ein. Sie geben dem Arzt Aufschluß über den vorherigen Gesundheitszustand des Babys, was unter Umständen wichtig sein könnte. Bringe eine Blutprobe aus der Nabelschnur mit, wenn es geht.

Laß jemanden im Krankenhaus anrufen und Bescheid sagen, daß du unterwegs bist, wen du bringst und worum es sich handelt, und zwar so genau wie möglich. Am besten stellst du schon vorher fest, welches der kürzeste Weg zum Krankenhaus ist. Wenn es sich um einen akuten Notfall handelt, bitte jemanden, die Polizei anzurufen. Manchmal macht sie in solch einem Fall mit Blaulicht den Weg frei. Vielleicht kannst du auch dafür sorgen, daß dir ein Krankenwagen auf halbem Weg entgegenkommt, wenn das erforderlich sein sollte. Wenn eben möglich, nimm den Vater und die Mutter – falls sie dazu in der Lage ist – mit ins Krankenhaus. Du oder deine Helferin kann ihnen erklären, was los ist. Es ist gut für sie und für das Baby, wenn sie dabei sind.

Ich hielt dies für eine gute Stelle für Tristans Geschichte, die von seinen Eltern aufgeschrieben worden ist. Tristan war das erste Baby mit starken Erstickungszuständen – 20 Minuten lang waren Wiederbelebungsmaßnahmen und ab und zu Herzmassage erforderlich – das wir auf der Farm versorgen konnten. Er hat uns gezeigt, daß ein Baby mit schwerer Asphyxie und den in den ersten Tage dafür üblichen Anzeichen – Lethargie, wenig oder keine Saugreaktion, schnelles Atmen, Krämpfe und geringe Reflextätigkeit – sich vollständig erholen kann. Diese Erscheinungen werden durch die mit einer schweren Asphyxie einhergehenden Schwellung des Gehirns verursacht, und das normale Neugeborenenverhalten stellt sich wieder ein, sobald die Schwellung zurückgeht. Es ist ein großer Fehler, davon auszugehen, daß diese Kinder auf irgendeine Weise dauerhaft geschädigt sein müssen. Deshalb sollten die Eltern eines solchen Kindes sich nicht dazu verleiten lassen, zu glauben, ihr Kind sei nicht vollkommen. Denke daran, daß ein Baby, das unter Erstickungszuständen gelitten hat, soviel Berührungskontakt wie möglich mit seiner Mutter braucht, da es durch die sehr intensive, aber notwendige Behandlung bei seiner Geburt wahrscheinlich nervös ist.

Tristans Geschichte

Mick: 9 Uhr abends, Dienstag.

Ich gehe für einen Moment nach draußen, und als ich nach oben schaue, sehe ich den Schweif einer Sternschnuppe. Dann noch einen und noch einen, in zwei verschiedenen Richtungen. Mensch, drei Sternschnuppen. Dann ist da noch eine, und als ich ein letztes Mal hochsehe, saust gerade die bisher größte Sternschnuppe über den Himmel und zieht für den Bruchteil einer Sekunde einen grünen Schweif hinter sich her. Fünf Sternschnuppen auf dem kleinen Fleckchen Himmel, das ich durch die Bäume sehen kann! Und alle innerhalb von wenigen Minuten.

Später gehe ich vom Haus herüber zum Bus, um mich schlafen zu legen...:

"Träumt alle was Schönes..." Und Betsy, eine der Frauen, die im Haus wohnen, sagt: "Schlaf gut, vielleicht ist es ja heute nacht so weit."

Gegen 3.30 Uhr morgens, am Dienstag dem 6., werde ich wach, weil Cathy herumkrabbelt und merke, daß das Bett ganz naß ist. Betsy hatte Recht!

Cathy: Die Fruchtblase fing um 3.30 Uhr an zu lecken. Ich faßte nach unten, hatte ganz nasse Hände. Was tun? Konnte keine Streichhölzer finden, um die Lampe anzuzünden, die Taschenlampe brannte nur schwach. Tröpfelte vor mich hin und wühlte im Dunkeln herum, fühlte mich wie ein Kind, das ins Bett gemacht hat...

Mary hatte gesagt, ich sollte anrufen, wenn die Wehen in Abständen von 5 Minuten kämen, und ich sollte versuchen, etwas zu schlafen, aber ich war zu aufgeregt und fühlte mich etwas unwohl – ob ich wohl tapfer genug sein würde? Würde die Geburt so sein, wie ich es mir erhoffte?

Mick: Gegen 4.15 Uhr kamen Cathys Geburtswellen alle 5 bis 6 Minuten, sie waren ziemlich leicht. Wir waren beide etwas gereizt, weil wir nicht wieder einschlafen konnten. Wir riefen Mary noch einmal an, um sie auf dem Laufenden zu halten.

Die Geburtswellen kamen ziemlich problemlos, und als es gerade hell wurde, begriff ich endlich, daß es jetzt soweit war und wurde ganz wach. Ich zog mir schöne saubere Sachen an, fegte den Bus und räumte etwas auf.

Kathleen kam vom Haus herüber, um uns zu helfen. Wir fühlten uns gut, waren aber etwas ängstlich. Die Sachen für die Entbindung wurden gegen 7 Uhr gebracht, zusammen mit Sauerstofflaschen und -beuteln, den sterilen Päckchen und der Waage. Ich fragte mich, wen wir wohl auf dieser Waage wiegen würden und hoffte, daß wir die ganzen Erste-Hilfe-Sachen nicht brauchen würden.

Die Geburtswellen wurden langsam stärker, gegen 7.30 Uhr waren sie so, daß wir gerade noch mit ihnen fertig wurden. Kathleen sagte zu Cathy, sie sollte mir in die Augen sehen. Das machte einen gewaltigen Unterschied. Bei jeder Geburtswelle atmeten wir zusammen, und wenn wir uns tief in die Augen sahen, war es, als könnten wir die Kraft der Wellen als Quelle der Stärke benutzen und einfach durch die Geburtswellen hindurchgleiten.

Cathy: Als die Geburtswellen allmählich stärker wurden, hatte ich das Gefühl, zwischen den Kontraktionen die Kontrolle über mich zu haben, aber wenn eine neue Geburtswelle auf mich zurollte, wand ich mich hin und her wie ein verwundeter Elefant. Mein Muttermund war erst wenige Zentimeter geweitet, und ich fragte mich, wie ich bloß mit den späteren Geburtswellen fertig werden wollte, wenn ich mich jetzt schon ziemlich angegriffen fühlte.

Dann sagte eine der Frauen, die mithalfen, daß es mir bestimmt helfen würde, wenn ich jemandem in die Augen sehen würde. Bei der nächsten Geburtswelle sah ich in ihre Augen und war verblüfft, was für ein vertrautes und kraftvolles Gefühl mir das gab. Dann suchte ich bei Mick Halt: ich stürzte mich in seine Augen und blieb dort. Er fühlte sich so stark und rein und liebevoll an, daß ich mich ganz von Neuem in ihn verliebt habe. Er hat mich Atemzug für Atemzug durch jede Geburtswelle hindurchgesteuert. Er lächelte, und meine Seele füllte sich mit Licht. Wenn er ein paar Minuten rausgehen mußte, hörten meine Geburtswellen vollständig auf, bis er zurückkam.

Es war heiß im Bus, 30°C. Ich erinnere mich noch, daß ich auf der Küchenanrichte ein Päckchen Butter in der Sonne schmelzen sah. Ich fühlte mich genauso – als würde ich in sämtliche Richtungen zerfließen. Zweimal halfen

Mick und die Frauen mir aus dem Bus heraus und bespritzten mich mit kaltem Wasser. Geburtswellen wogten durch meinen Körper, ich zischte förmlich und fühlte mich total *elektrisch!*

Mick: In der Mittagszeit müssen es um die 37°C gewesen sein. Cathys Muttermund war 3 cm geweitet, um 14 Uhr waren es etwa 4 cm. Es schien nur langsam voranzugehen, und es war wirklich sehr heiß im Bus. Mary sagte, es liefe alles schön regelmäßig – wie ein Uhrwerk –, kein plötzliches Beschleunigen oder Langsamerwerden, eine Geburtswelle nach der anderen, ganz gleichmäßig. Mehrere Male gingen wir zwischen den Geburtswellen nach draußen und gossen kaltes Wasser über Cathy, und wir hatten alle Fenster im Bus aufgemacht. Wir kühlten Cathy immer wieder mit einer feinen Sprühwolke aus einem Pflanzenbesprüher ab.

Die ganze Situation war so kraftvoll und intensiv. Mir fiel die Bemerkung ein, daß das ganze Universum zusammenrückt, um Platz zu machen für ein neues Baby, und ich verstand, was gemeint war. Draußen waren die Bäume und die Vögel, und alles sah so klar und kraftvoll aus. Die Wespen und Käfer, die hereingeflogen kamen, konnten wir einfach wieder hinausschicken. Einmal wollte eine Wespe durch die Hintertür hereinsummen, aber Mary hob einfach ihre Hand wie ein Verkehrspolizist, und die Wespe drehte sich um und summte davon.

In den heißesten Nachmittagsstunden kam bei jeder Geburtswelle ein leichter Wind auf, der zwischen den Wellen jeweils abzuflauen schien. Bei jeder neuen Welle dachte ich an den Windhauch, und da kam er auch schon, genau im richtigen Moment, treu und zuverlässig.

Es lag etwas sehr Wirkliches, Starkes und Heiliges in der Luft. Wenn ich in Cathys Augen sah, hatte ich das Gefühl, in einen bodenlosen See zu schauen aus dem ich eine gewaltige Energie schöpfen konnte. Zwischen uns floß sehr viel Energie hin und her – pulsierend, genau wie Wechselstrom – und wir hatten das Gefühl, wir könnten immer so weiter machen, als könnten wir aus einem nie endenden Vorrat an Stärke und Energie schöpfen. Es war harte Arbeit und sehr heiß, so als wenn man eine starke elektrische Ladung durch einen dünnen Draht schickt – der Draht wird dann heiß. Wir waren aber nicht im entferntesten überlastet!

Cathy: In allen Büchern wurde die Übergansphase als die schwierigste Phase der Geburtsarbeit beschrieben, aber ich war mir nie irgendwelcher "Phasen" bewußt. Ich wußte nur, daß es tiefergehend, stärker, intensiver wurde und daß ich schließlich bei jeder Geburtswelle Micks Hand ganz fest drücken mußte. Die Farben wurden intensiver, und ich konnte überall die kleinsten Details wahrnehmen.

Dann war ich fast ganz geweitet, und Kay Marie und Mary kamen. Ich war froh, daß wir jetzt alle bald das Baby sehen würden. Aber die Stunden zogen sich dahin. Als Mick nach draußen ging, um die Batterie für die Innenbeleuchtung anzuschließen, sagte ich noch: "Ach, die werden wir nicht brauchen, es ist noch mitten am Nachmittag." Später sah ich nach draußen und war überrascht, daß es dunkel wurde. Ich preßte mit aller Kraft, aber nichts schien zu passieren. Der Kopf rutschte nicht durch mein Becken. Wie eine Elchkuh zu brüllen half etwas, aber ich fragte mich, ob ich nicht zu dramatisch wäre. Zwischen den Wellen fiel ich erschöpft zurück, lächelte kaum noch jemanden an.

Mick: Schließlich wurde es Nacht, es kühlte sich etwas ab und Cathy fing an zu pressen. Sie arbeitete unglaublich hart, und ich konnte ihr nichts mehr von der Last abnehmen. Ich konnte es gar nicht fassen, wie schwer sie arbeitete. Alle Schattierungen von Rot und Blaurot zogen bei jedem Pressen über ihren Körper. Kay Marie gab ihr Anweisungen: "Jetzt pressen... halt... hecheln... pressen... fester, fester." Und dann schnelles Hantieren mit Klemmen und anderen medizinischen Instrumenten, das ich eigentlich gar nicht sehen wollte.

Cathy: Bei einer Preßwelle sagte Kay Marie schließlich: "Kannst du noch ein bißchen mehr pressen, ein bißchen fester?" und dann flutschte der Kopf mit einem Mal Pressen heraus – sehr unerwartet! Ich schrie und hätte beinahe alles verpatzt, aber Kay Marie sagte mir energisch, daß ich tun sollte, was sie sagte. Die Nabelschnur war eng um seinen Hals geschnürt, deshalb ließ sie mich mit aller Kraft pressen, um ihn schnell draußen zu haben. Die durchschnittene Nabelschnur sah blau, rot und grün aus. Er lag auf der Seite zwischen meinen Beinen, leuchtend und vollkommen – aber er atmete nicht. Die Zeit stand still. Kay Marie und Mary arbeiteten *hart,* saugten ihn von Schleim frei, gaben ihm Sauerstoff und Mund-zu-Mund-Beatmung, aber trotzdem atmete er noch immer nicht. Mick neben mir war fast wahnsinnig vor Freude und vor Angst. Ich drückte ihn an mich, hatte aber trotzdem das Gefühl, weit weg zu sein und aus der Ferne zu beobachten, was geschah. Irgendwie hatte ich nicht erwartet, daß das Baby so vollkommen sein würde. Er sah aus wie ein Engel oder ein Wesen aus einer anderen Welt, und ich wußte nicht, ob wir ihn behalten können würden. Ich war traurig, wenn ich an meine Eltern, Freunde und all die anderen dachte, die auf ihn warteten. Ich dachte, auf ihn haben wir doch so lange gewartet!

Mick: Die Nabelschnur war eng um seinen Hals geschnürt, sie mußte sofort durchgeschnitten werden. Um 20.30 Uhr war er dann draußen und sah wunderschön, vollkommen und durchscheinend aus. Ich konnte kaum glauben, wie psychedelisch die Farben waren. Die Nabelschnur war wunderschön grünlich-blau, und er sah ganz durchsichtig aus, blaßgrün, blau, rosa. Er sah einfach leuchtend und strahlend, aus, aber er atmete nicht. Da lag dieser winzigkleine Mensch still, bewegungslos und leuchtend, während alle um ihn herum sich wie verrückt bemühten, ihn zum Atmen zu bringen. Als Diane ihn mit der Taschenlampe anleuchtete, fand ich, daß er sehr groß aussah – wie ein Riese, der flach auf dem Rücken liegt, mit breiten Schultern, eingesunkener Brust und geballten Fäusten, der einfach nur mit geschlossenen Augen da liegt und darauf wartete, daß ihm jemand Leben einhaucht. Sein Herz schlug, hörte wieder auf, er atmete einmal, ganz leicht und hörte wieder auf.

Ich hatte inzwischen die Kontrolle über meine Gefühle verloren, aber Cathy war sehr ruhig und sagte einfach zu mir: "Mach dir keine Sorgen, Schatz, es wird alles gut, er ist so wunderbar." Und um uns herum wurde unterdessen alles nur Mögliche unternommen.

Cathy: Jeffrey kam, der Bus füllte sich mit EMT's (Emergeny Medical Technicians), Hebammen, Helfern, die sich alle auf das winzige stille Baby auf der Gummiunterlage konzentrierten. Ich bin mir nicht sicher, wie und wann er allein zu atmen anfing. Später sagte man zu uns, es hätte zwanzig Minuten gedauert – uns kam es vor wie eine Ewigkeit.

Er wurde sofort auf die Intensivstation für Neugeborene gebracht. Ina May kam und setzte sich neben uns aufs Bett. Ich kann mich nicht erinnern, worüber wir sprachen, aber ich stimmte allem zu, was sie sagte. Ich weiß nur noch, daß ich in ihre Augen sah und ein ganz warmes Gefühl bekam. Wir gingen dann zur Intensivstation. Tristan lag in einem Brutkasten und sah uns mit leuchtenden Augen über den Rand einer kleinen grünen Sauerstoffmaske an. Mein Herz strömte hinüber zu ihm in den hell erleuchteten Brutkasten. Später machte ich meine Hände gründlich sauber und steckte eine Hand hinein. Er griff meine Finger und hielt sie ganz fest und sah mir direkt in die Augen – ein kleines Wesen mit großem Empfindungsvermögen.

Mick: Tristan lag in einem Brutkasten und hatte eine kleine grüne Sauerstoffmaske um. Er sah aus wie eine Karikatur von einem kleinen Frosch/Raumfahrer. Sein Kopf war so weich und durchsichtig, und die Knochen schienen sich bei jeder Ausdrucksveränderung zu bewegen. Irgendwann öffnete er die Augen, ich sah in sie hinein und dachte: "Meine Güte, in diese Augen habe ich den ganzen Tag lang gesehen." Wie in Kathys Augen sah ich einen See voll Kraft, ganz rein und klar. Ich dachte zu ihm hinüber: "Na, mein Kleiner, hallo. Das ist jetzt die Entscheidung. Wenn du hier bleiben willst, mußt du atmen und auf dich aufpassen und dich sehr dafür anstrengen. Du hast eine schwere Zeit hinter dir, aber wir sind alle bei dir." Er erwiderte meinen Blick: "Ja, ich weiß; ich tue, was ich kann. Es ist ein schweres Stück Arbeit." Dann machte er seine Augen wieder zu. Ich liebte ihn so sehr und wußte, daß er es schaffen würde. Cathy meinte, er hätte uns solch einen Schrecken eingejagt, um uns klar zu machen, was für ein kostbares Geschenk er ist. Sie war so stark und tapfer und wußte die ganze Zeit, daß alles gut werden würde. Es war dann inzwischen etwa 11 Uhr nachts, und wir schliefen völlig erschöpft ein.

Cathy: Die nächsten Tage waren fast wie eine Fortsetzung der Geburt, Tristan machte soviele Veränderungen durch. Wir konnten ihn erst nach einigen Tagen zum ersten Mal im Arm halten und erst nach zehn Tagen mit uns nach Hause nehmen. Er war mehrere Tage intravenös ernährt worden und hatte vollkommen vergessen, wie man saugt. Wir mußten ihn überreden, an einer Flasche zu nuckeln, indem wir an seinen Armen und Beinen zupften, sangen, mit ihm redeten, Geräusche machten und Grimassen zogen, und damit er genug Nahrung bekam, mußten wir ihm dann noch etwas über einen Schlauch geben. Er hat nie gelernt, an meiner Brust zu trinken, aber ich habe zwei Monate lang andere Babys gestillt, damit ich weiter Milch hatte und wir immer wieder versuchen konnten, ob er richtig saugen konnte. Eine andere Frau (Jean) mit einem älteren Baby, wartete bis ihre Brüste prall voll Milch waren und versuchte dann, ihn zu stillen. Das beruhigte mich, weil ich wußte, daß wir versucht hatten, ihn zum Trinken zu bringen. Und wenn es nicht klappte, lag es nicht daran, daß ich zu angespannt war oder meine Schwingungen komisch waren. Von Jean, die schon drei Babys hat, habe ich auch gelernt, einen geduldigen und sanften, aber bestimmten Joga mit ihm zu machen. Sie hat mir beigebracht, trotz allem, was er durchgemacht hat, nicht zu besorgt um ihn zu sein.

Wenn du ein Kind zur Welt bringst, wirst du ganz und gar geöffnet, weil durch dich eine weitere Seele auf die Erde kommt. Das Baby ist auch nach der Geburt noch mit dir verbunden, wird von deinen Stimmungen und Gefühlen beeinflußt. Ihr seid also beide sehr offen und verletzlich für das, was um euch herum geschieht. Wir waren unglaublich dankbar, daß unser Baby auf der Säuglingsstation der Farm bleiben konnte, statt wie die meisten Kinder "mit Startschwierigkeiten" vorher ins Krankenhaus geschickt zu werden. Die Leute auf der Farm sorgten dafür, daß technisch alles hundertprozentig klappte, vergaßen dabei aber nie die spirituelle Seite.

Jedes Baby und jede Geburt ist etwas Besonderes, aber ich habe mich oft gefragt, warum seine Geburt auf diese Weise besonders war. Ich nehme an, deshalb, weil er wollte, daß wir wissen, was für ein kostbares Geschenk er ist. Wir haben wohl eine ganz besondere Lektion in Sachen Liebe gebraucht und sie tägtäglich von ihm und den vielen selbstlosen Leuten bekommen, die sich um ihn gekümmert haben. Ich weiß, daß er nie von jemandem angefaßt worden ist, der ihn nicht liebte, und ich weiß mindestens ein Dutzend Leute, denen wir ein Stückchen unseres Herzens schulden. Tristan ist inzwischen ein kräftiger Junge mit strahlenden Augen, noch immer ein Wunder und ein Geheimnis für uns, noch immer einer unserer Lehrer – der Lehrer, den wir behalten durften.

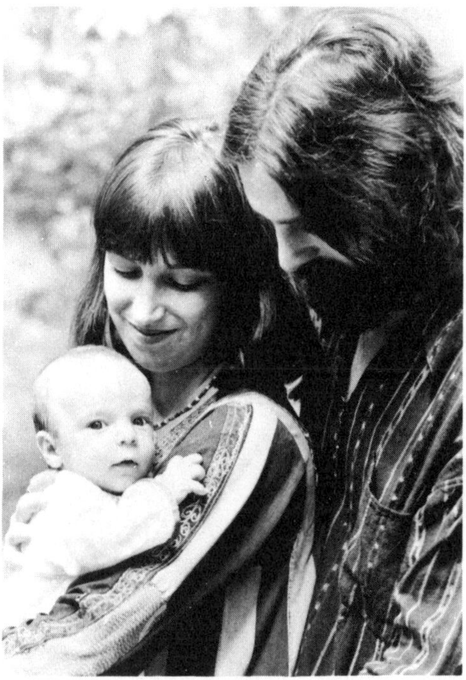

10.
DIE ENTBINDUNG VON STEISSLAGEN

Von einer Steißlage (oder Beckenendlage) spricht man, wenn der Po des Babys bei der Geburt vorangeht. Bei drei bis vier Prozent aller Schwangerschaften ist das Baby in Steißlage, wenn die Geburtsarbeit beginnt. Bei Steißlage besteht für das Kind ein etwas höheres Risiko als bei Scheitellage, der Unterschied ist jedoch nicht so groß, daß eine Hausgeburt ausgeschlossen wäre – vorausgesetzt, die Hebamme kennt sich aus und hat Erfahrung, bekommt Rückenstärkung von einem Arzt und die Mutter ist extrem gut auf eine natürliche Geburt vorbereitet. Wenn es eine Alternative gibt, solltest du nicht versuchen, ein Baby in Steißlage zu Hause zu entbinden, es sei denn, es ist dir vorher von einer fachlich geschulten Person beigebracht worden, und du hast in ihrem Beisein einige Erfahrung mit Steißlagen sammeln können. Ein Arzt muß bei der Entbindung dabei sein.

Arten

Es gibt drei Hauptarten von Steißlagen: die vollkommene, die unvollkommene oder gemischte Steißlage und die Steißfußlage.

Vollkommene Steißlage: Oberschenkel und Knie sind angewinkelt und liegen vor dem Bauch, wie bei der sogenannten "Embryohaltung".

Unvollkommene oder gemischte Steißlage: das Baby ist in "Klappmesser"-stellung – beide Füße berühren den Kopf.

Steißfußlage: ein Fuß oder beide Füße gehen voran. Diese Lage ist selten. In noch selteneren Fällen können die Knie vorangehen.

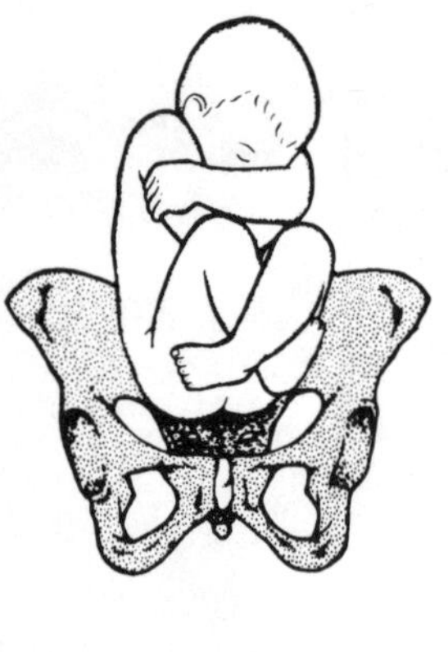

Abb. 80a: Vollkommene Steißlage

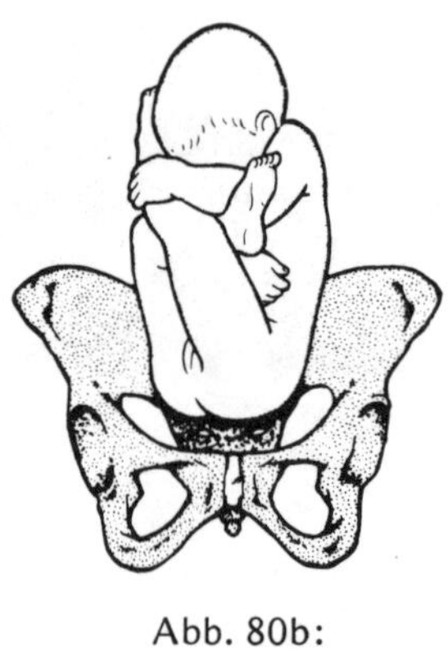

Abb. 80b: Unvollkommene oder gemischte Steißlage

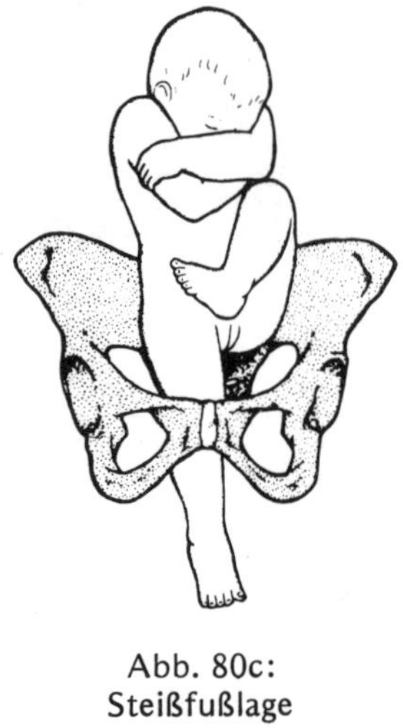

Abb. 80c: Steißfußlage

Stellungen

Es gibt acht mögliche Stellungen bei Steißlage. Sie werden entsprechend der Beziehung des kindlichen Steißbeins zum mütterlichen Becken benannt. "Rechts" und "links" bezieht sich dabei auf die rechte und linke Seite der Mutter, nicht des Babys.

vordere Steißlage	VS	hintere Steißlage	HS
linke vordere Steißlage	LVS	rechte vordere Steißlage	RVS
linke seitliche Steißlage	LSS	rechte seitliche Steißlage	RSS
linke hintere Steißlage	LHS	rechte hintere Steißlage	RHS

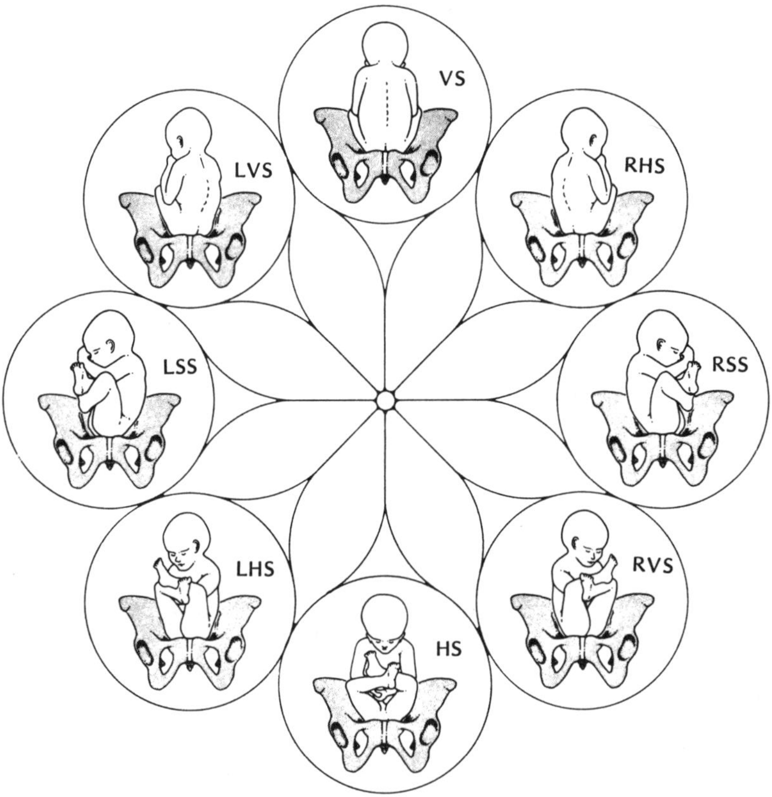

Abb. 81: Mögliche Stellungen bei Steißlage

Hier die lateinischen Bezeichnungen für dieselben Stellungen:

Sacrum anterior	SA	Sacrum posterior (s.S. 135)	SP
Linkes sacrum anterior	LSA	Rechtes sacrum anterior	RSA
Linkes sacrum posterior	LSP	Rechtes sacrum transversus	RST
Linkes sacrum transversus	LST	Rechtes sacrum posterior	RSP

Mögliche Gründe für eine Steißlage

- kleines Baby oder Frühgeburt
- viel Fruchtwasser
- Mehrlinge
- Placenta praevia (vorliegender Mutterkuchen)
- verengtes Becken
- Gebärmuttertumor
- Hydrozephalus (siehe Seite 173)
- großes Baby

Diagnose

Siehe Seite 61, "Wie du die Lage des Kindes ertasten kannst".

Worauf du während Geburtsarbeit und Entbindung achten mußt

1. Bei einer Steißlage ist die Möglichkeit größer, daß die Nabelschnur vorfällt, da zwischen Po und Beinen Lücken sind, durch die sie hinausgeschwemmt werden kann. (Nabelschnurvorfall erfolgt bei vier bis fünf Prozent der Steißgeburten, das heißt zehnmal häufiger als gewöhnlich.)

2. Bei Steißlage ist der Körper bereits geboren, wenn der Kopf durch den Muttermund und den nicht nachgebenden Beckenausgang geschoben wird. Bei einem großen Kopf kann deshalb die Nabelschnur bei ihrem Durchgang durch das Becken zusammengedrückt werden, was zu Hypoxie (Sauerstoffmangel) beim Kind führt.

3. Bei einer Steißgeburt ist der nachkommende Kopf normalerweise größer als die vorher geborenen Teile. In einigen Fällen kann es passieren, daß der Muttermund sich nicht weit genug öffnet, um den Kopf durchzulassen.

4. Bei einer Steißgeburt müssen sich die Schädelknochen in kürzerer Zeit zu der für die Geburt günstigsten Kopfform verschieben. Manchmal muß der Kopf sehr schnell geholt werden, um Asphyxie zu vermeiden. Dies muß allerdings sehr sanft geschehen, damit es nicht zu Brüchen oder geburtstraumatischem Hirnbluten kommt.

5. Brüche, Verzerrungen und Verletzungen der Nerven kommen bei Steißgeburten aufgrund der komplizierten Methode, das Baby herauszuholen, häufiger vor.

Wendung

Bei der äußeren Wendung wird die Stellung des Babys in der Gebärmutter durch Auflegen der Hände auf den Bauch der Mutter und durch vorsichtiges Schieben verändert. Diese Methode wird auf Seite 63 ff beschrieben.

Schräglage zur Wendung eines Babys in Steißlage

Laß die Mutter sich ab dem 8. Monat zweimal täglich zehn Minuten auf den Boden legen, mit angewinkelten Knien, Füße auf dem Boden und drei große Kissen unter ihrem Hintern. Das ist eine unbequeme Stellung, aber eine Untersuchung hat ergeben, daß sichdabei 89 % der Babys ohne äußere Wendung spontan in Scheitellage drehten.

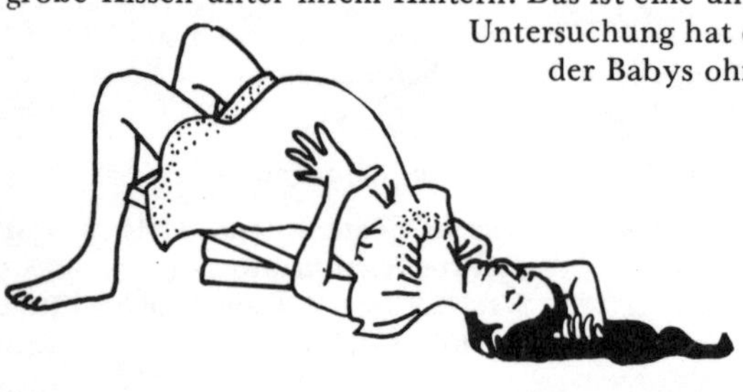

Abb. 82: Schräglage

Geburtsmechanismus bei der rechten vorderen Steißlage

Die Entbindung kann in drei Abschnitte unterteilt werden: als erstes die Geburt von Po und Beinen, dann die Geburt der Schultern und Arme und zum Schluß der Kopf.

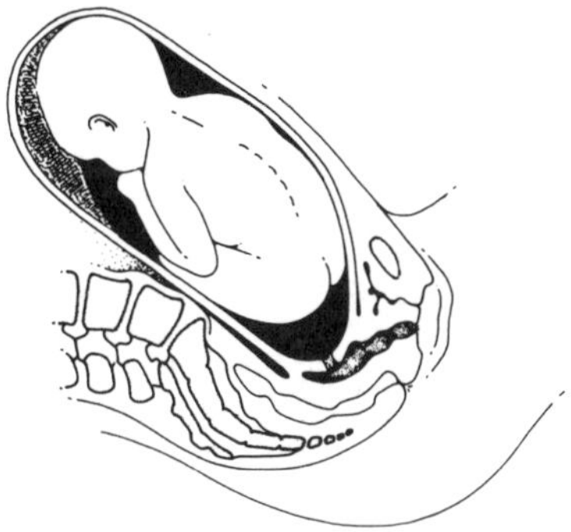

Abb. 83a: Beginn der Geburtsarbeit bei Beckenendlage, das Baby ist in rechter vorderer Steißlage. Der Muttermund fängt an sich zu öffnen, und die Hüfte des Babys ballotiert

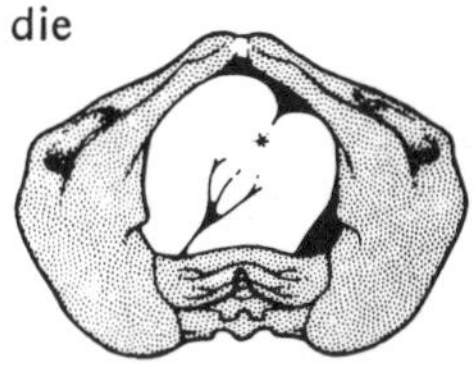

Abb. 83b: Ansicht von unten

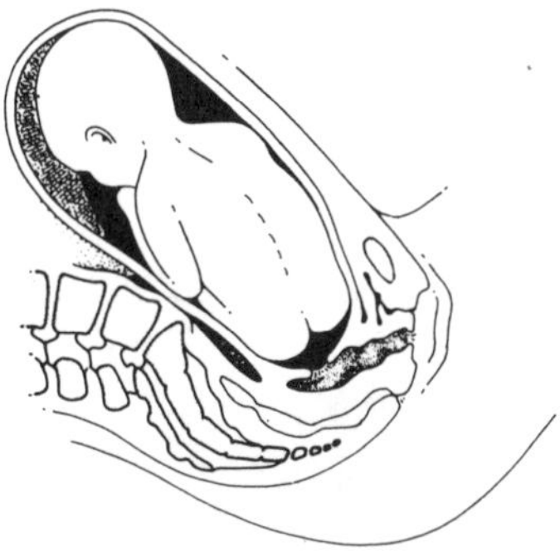

Abb. 84a: Die Hüfte des Babys hat sich weiter nach unten bewegt, und die innere Drehung hat begonnen. Der Muttermund ist etwas verstrichen und dehnt sich weiter.

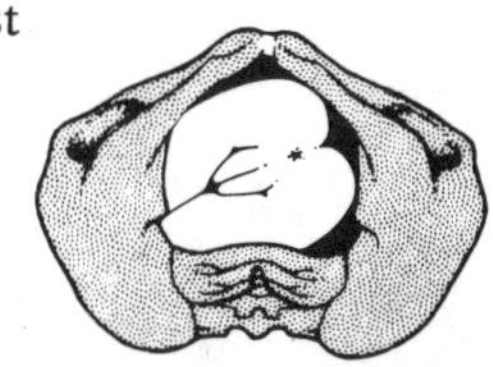

Abb. 84b: Ansicht von unten

Geburt von Po und Beinen

Abstieg: Der Po des Babys ist eingestellt, nachdem die breiteste Stelle der kindlichen Hüfte (der Trochanteren-Abstand) auf dem Weg in die Beckenhöhle den Beckeneingang passiert hat. Abstieg und Muttermunderweiterung können länger dauern als bei der Scheitellage, da der Po kein so wirksamer Auslöser für die Erweiterung ist wie der Kopf.

Innere Drehung des Pos: Wenn der vordere Hüftknochen den Beckenboden erreicht, dreht sich das Baby um 45° nach vorne, so daß es sich in rechter seitlicher Steißlage (RSS) befindet.

Beugung des Rumpfs: Der Körper ist in der Taille zur Seite gebeugt, um einen kontinuierlichen Abstieg des Pos durch den gekrümmten Geburtskanal zu ermöglichen. Der vordere Hüftknochen führt.

Geburt des Pos: Die vordere Pobacke schiebt sich unter dem Schambein (Schamfuge) durch, gefolgt von der hinteren Pobacke, die über den Damm gleitet.

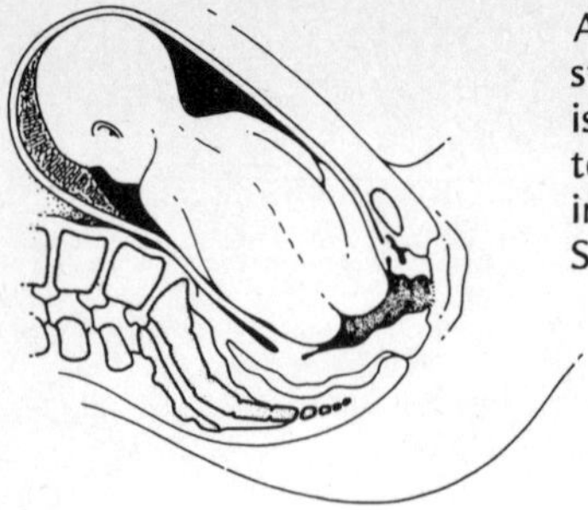

Abb. 85a: Der Po ist eingestellt, und der Muttermund ist fast vollständig erweitert. Das Baby hat sich in rechte seitliche Steißlage gedreht

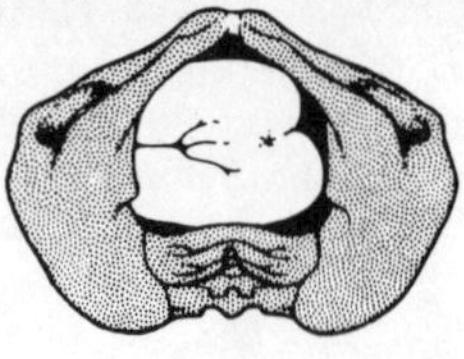

Abb. 85b: Ansicht von unten

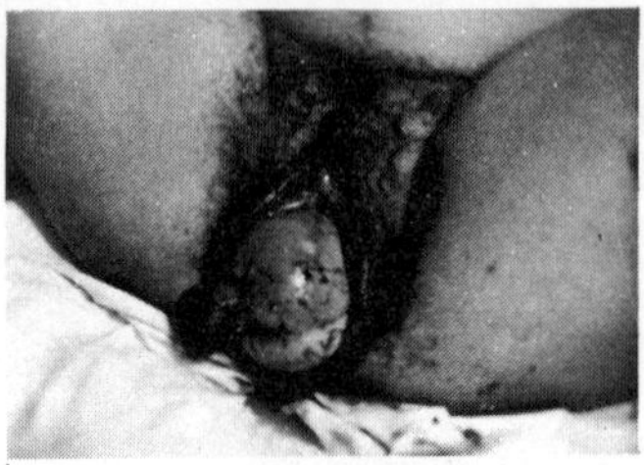

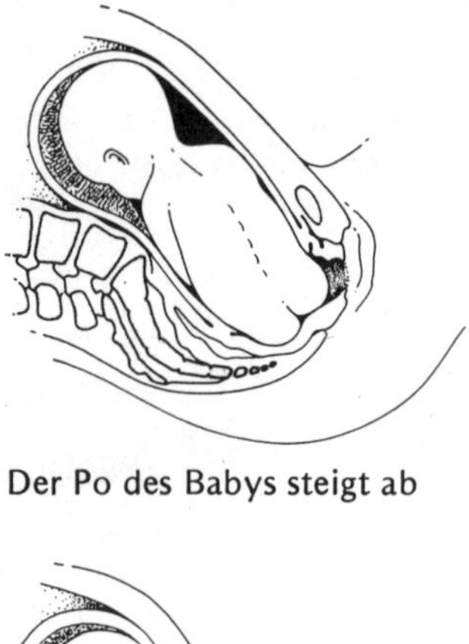

Abb. 86: Der Po des Babys steigt ab

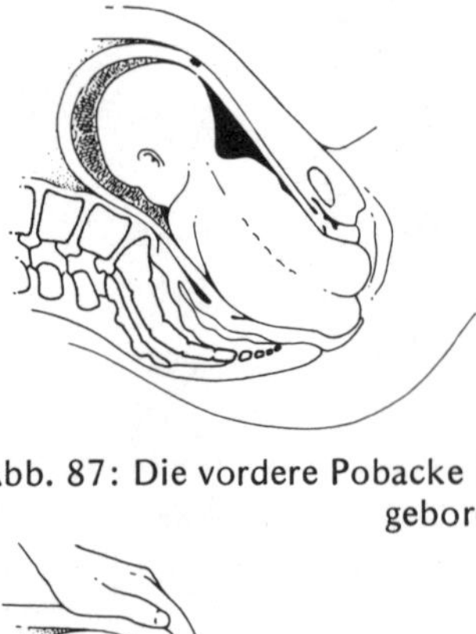

Abb. 87: Die vordere Pobacke ist geboren

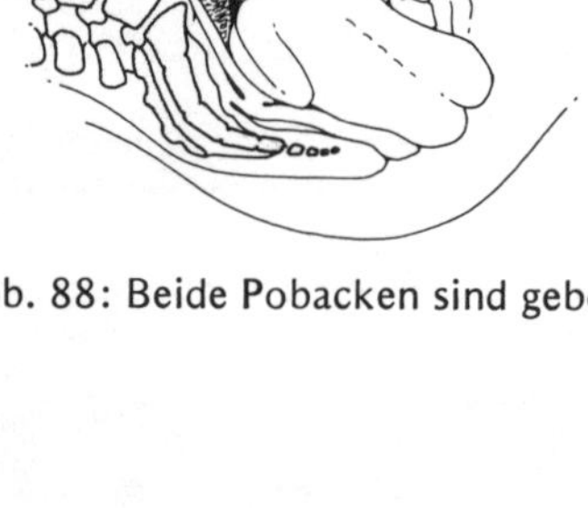

Abb. 88: Beide Pobacken sind geboren

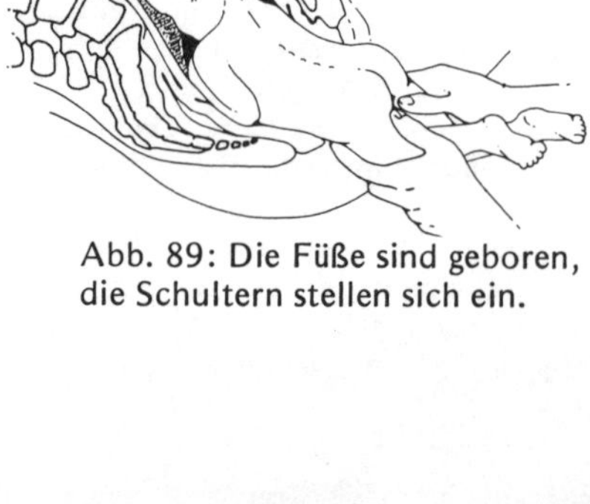

Abb. 89: Die Füße sind geboren, die Schultern stellen sich ein.

Geburt von Schultern und Armen

Innere Drehung der Schultern: Während Po und Beine geboren werden, steigen die Schulter ab und drehen sich, so daß die vordere Schulter hinter dem Schambein liegt.

Geburt der Schultern: Die Schultern kommen heraus – zuerst die eine, dann die andere. Die hintere Schulter kommt über den Damm, wenn der Körper des Babys angehoben wird. Er wird dann wieder gesenkt, und die vordere Schulter und der vordere Arm gleiten unter dem Schambein durch und heraus. Das Baby kann auch zuerst gesenkt werden, so daß die vordere Schulter und der vordere Arm zuerst herauskommen.

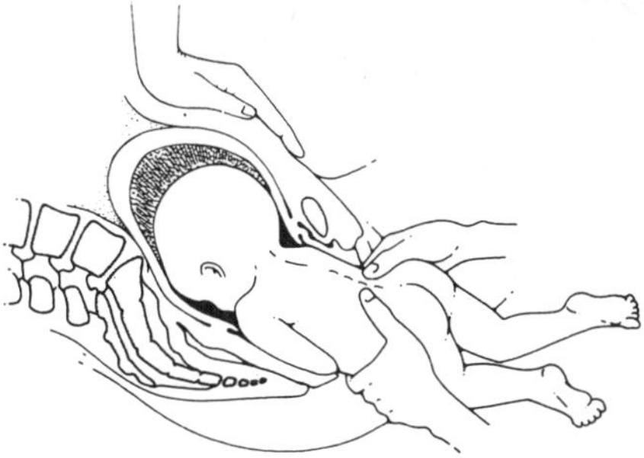

Abb. 90: Die Schultern steigen ab und drehen sich

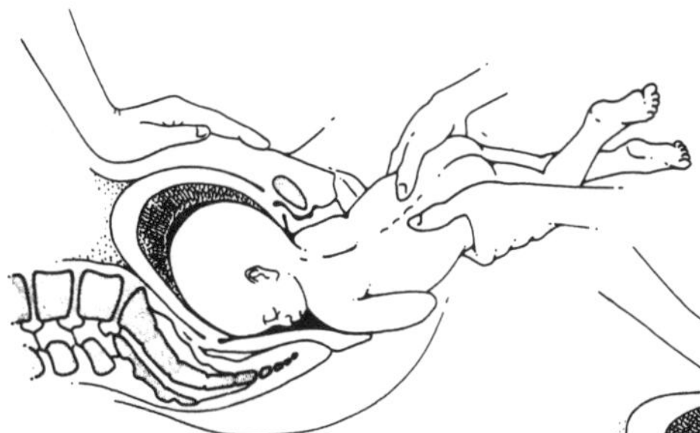

Abb. 91: Die hintere Schulter erscheint als erste

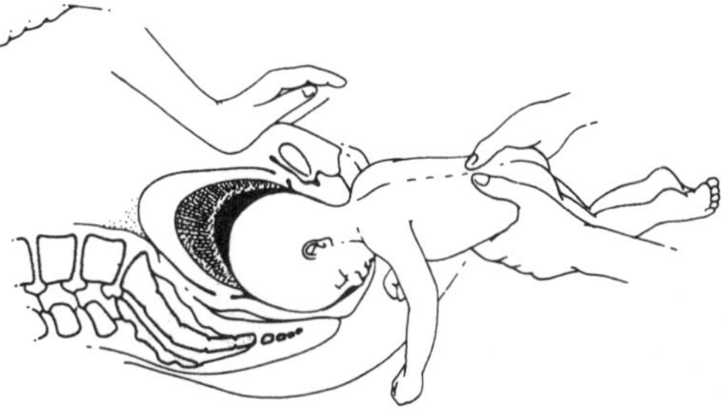

Abb. 92: Die vordere Schulter ist gerade geboren

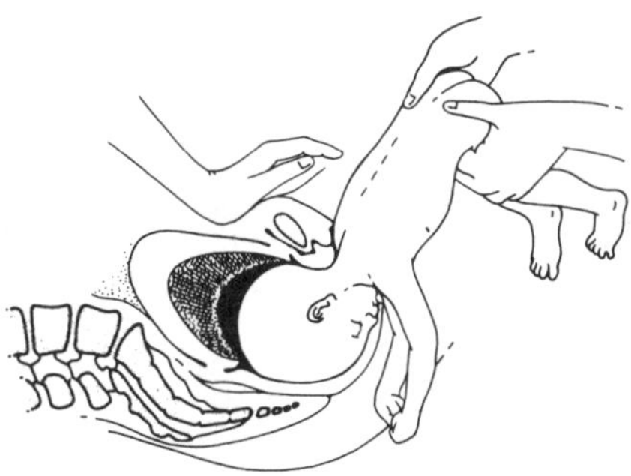

Abb. 93: Drehung des Kopfes

Geburt des Kopfes

Abstieg: Der Kopf tritt durch den Beckeneingang, wenn die Schultern am Beckenausgang sind.

Beugung und innere Drehung: Der Kopf wird gebeugt, so daß das Kinn auf der Brust liegt. Erreicht der Kopf den Beckenboden; dreht er sich so, daß das Gesicht in der Höhle vor dem mütterlichen Steißbein ruht. Der Rest des Körpers dreht sich ebenfalls, so daß

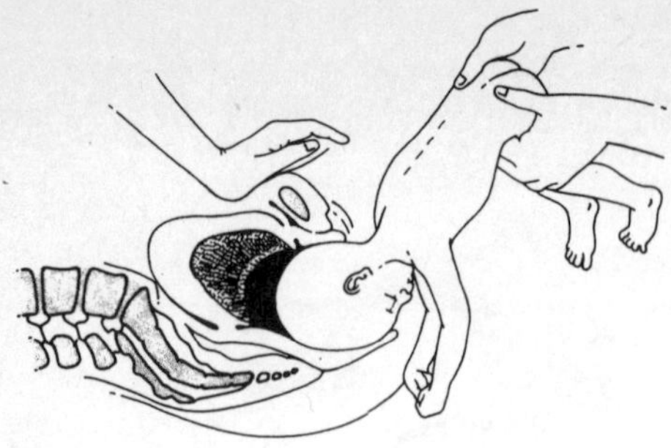

der Rücken des Babys auf einer Ebene mit dem Bauch der Mutter ist.

Geburt: Kinn, Gesicht, Stirn und Hinterhaupt gehen nacheinander über den Damm, Drehpunkt ist die Nackenhaargrenze.

Abb. 94: Beugung und Geburt des Kopfes

Entbindung bei der Steißlage

Es gibt drei grundlegende Arten, ein Baby in Steißlage zu entbinden.

1. *Die spontane Entbindung* – Das Baby wird von der Mutter ohne Hilfe, allein mit Unterstützung des kindlichen Körpers hinausgeschoben.
2. *Die Entbindung mit Manualhilfe* – Das Baby kommt bis zur Nabelschnur allein, bei dem Rest hilft die Hebamme mit bestimmten Handgriffen.
3. *Die manuelle Extraktion* – Die Hebamme hilft bei der Entbindung bevor das Kind bis zum Nabel geboren ist: bei einer gemischten Steißlage oder einer Fußsteißlage muß sie zum Beispiel die Füße herunterholen, bevor der Körper bis zum Nabel draußen ist.

Geburtsarbeit und Entbindung bei Steißlage

Eröffnungsphase: Diese Phase verläuft wie gewohnt. Wenn der Po nicht eingestellt ist, vergrößert sich die Gefahr, daß die Nabelschnur vorfällt. Sorge deshalb dafür, daß die Mutter im Bett bleibt, für den Fall, daß die Fruchtblase platzt. [*Bei nicht eingestelltem Po und Platzen der Fruchtblase kann die Nabelschnur durch das abfließende Fruchtwasser und die Schwerkraft hinausgespült werden. Wenn der Po sich anschließend einstellt, wird die vorgefallene Nabelschnur zusammengepreßt.*] Sprenge die Fruchtblase erst, wenn die Muttermunderweiterung weit vorangeschritten und der Po richtig eingestellt ist. Falls die Fruchtblase vorher platzt, untersuche die Muschi, um sicherzugehen, daß die Nabelschnur nicht vorgefallen ist.

Babys in Steißlage scheiden im Lauf des Geburtsprozesses oft Mekonium (Kindspech) aus. Solange die Herztöne des Babys in Ordnung sind, besteht kein Grund zur Sorge. Auch wenn der Mutter danach zumute ist, laß sie nicht mit dem Pressen beginnen, bevor du dir sicher bist, daß die Erweiterung vollständig ist.

Austreibungspahse: Die Stellung der Gebärenden ist dieselbe wie bei der Entbindung eines Babys in Scheitellage. Siehe Seite 85 f. Wenn sie flach auf dem Rücken liegt, ist es sehr schwer für sie zu pressen. Einigen Frauen ist die Hockstellung am liebsten.

Überprüfe häufig die Herzfrequenz des Babys.

Entbindung des Pos:

1. Laß den Po herauskommen und schätze dann ab, ob ein Dammschnitt erforderlich ist. Die Antwort hängt von der Größe und Dehnbarkeit der Mutter sowie von der Größe des Babys ab. Stütze den Damm mit deinen Händen und reibe ihn mit Öl ein, so wie du es bei der Entbindung einer Scheitellage tun würdest.
2. Wenn du zu dem Entschluß kommst, daß ein Dammschnitt gerechtfertigt ist, gib der Mutter eine Betäubungsspritze – zum Beispiel Xylocain – in den Damm, und wenn der Bereich betäubt ist, mache den Schnitt.
3. Versuche nicht, das Baby herauszuziehen oder die Beine zu holen, bevor der Körper bis zum Nabel geboren ist.
4. Laß deine Helferin mit den Händen Druck auf den Bauch der Mutter ausüben, in die Richtung, in der der Kopf des Babys absteigt, um die Geburt zu unterstützen und den Kopf des Babys gebeugt zu halten.
5. Laß die Mutter so fest wie möglich pressen, wenn ihre Gebärmutter sich zusammenzieht.
6. Wenn das Kind bis zum Nabel geboren ist, ziehe die Nabelschnur ein Stück heraus, damit der Nabel nicht unter Spannung steht. Die Nabelschnur sollte einen kräftigen Puls haben.

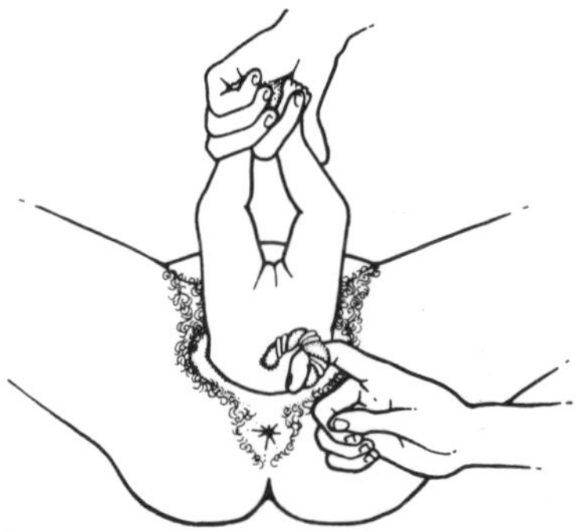

Abb. 95: So wird verhindert, daß der Nabel unter Spannung steht

7. Sobald das Kind soweit geboren ist, mußt du dafür sorgen, daß du innerhalb von vier bis fünf Minuten einen freien Luftweg zum Mund des Babys schaffst.
8. Bedecke den Körper des Kindes mit einem sauberen, warmen Handtuch und stütze den Körper, während der Rest herauskommt.

Entwicklung von Schultern und Armen

1. Laß deine Helferin oder den Vater des Babys weiterhin Druck auf den unteren Teil des Unterleibs der Mutter ausüben, damit der Kopf des Babys gebeugt bleibt.
2. Die Arme des Babys sind normalerweise über der Brust gekreuzt. Wenn nötig können sie heruntergeholt werden, indem du mit einer Hand den Rücken des Babys hochfährst, über Schulter und Brust wieder herunter, dann den Arm des Babys mit deinen Fingern schienst und über die Brust nach unten ziehst. Fange mit der hinteren Schulter an, wenn das leicht zu machen ist.

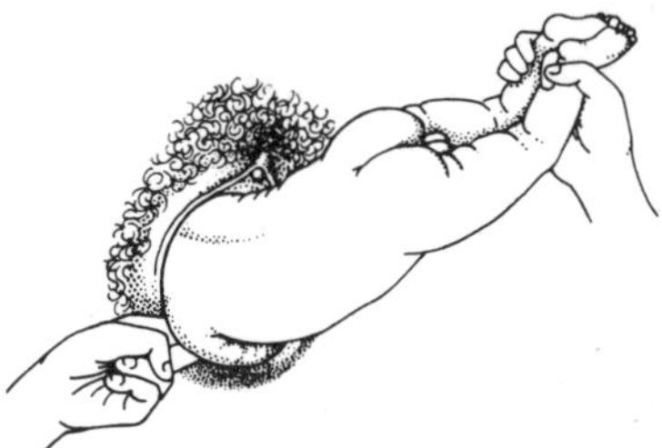

Abb. 96a: Der hintere Arm wird herausgezogen

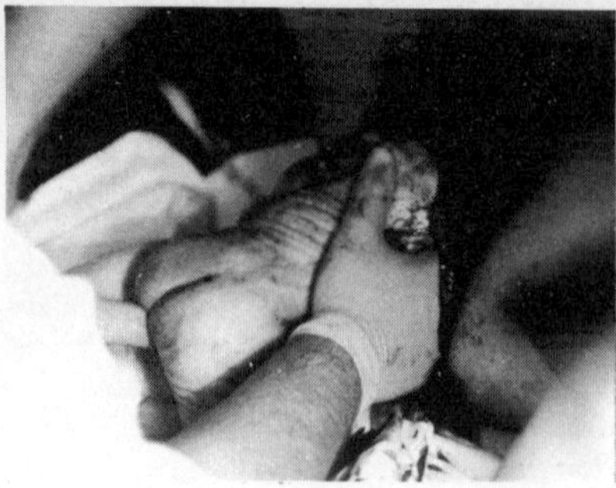

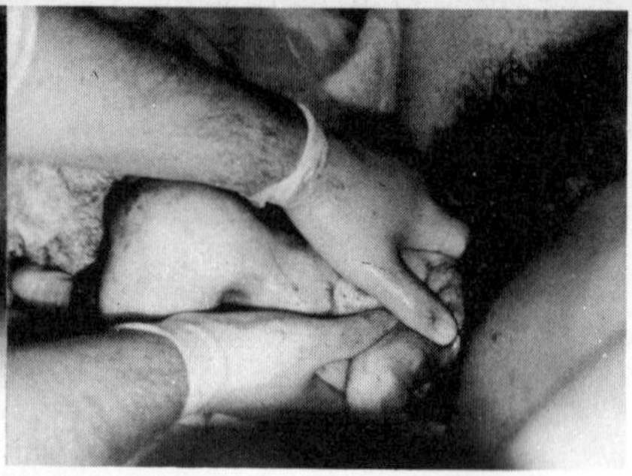

3. Senke das Baby, um so die vordere Schulter und den vorderen Arm herauszubringen. Greife wieder mit deinen Fingern über die Schulter und den Arm des Babys und ziehe ihn über die Brust nach unten.

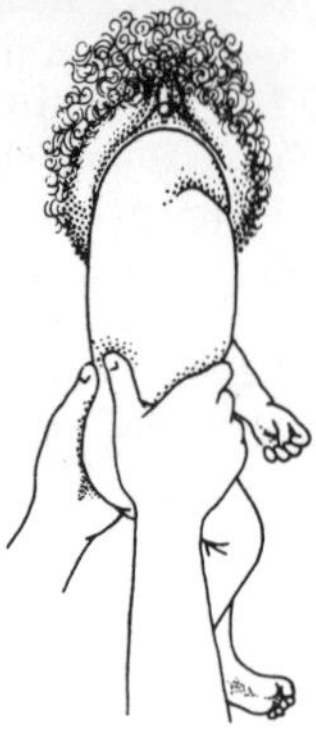

Abb. 96b: Entwicklung der vorderen Schulter

Entwicklung des Kopfes

1. Das Baby dreht sich fast immer spontan und liegt dann mit dem Rücken nach oben. Halte es in einer Bauch-unten-Stellung.
2. Senke den Körper bis du den Nacken und den Haaransatz siehst.
3. Laß deine Helferin weiterhin mit den Händen Druck auf den Bauch der Mutter ausüben.

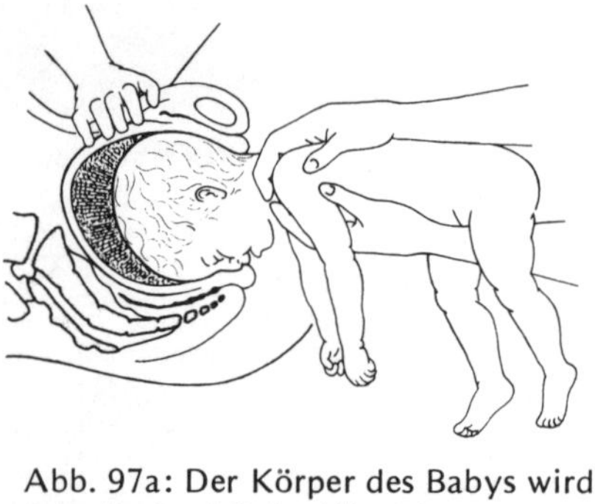

Abb. 97a: Der Körper des Babys wird gesenkt, so daß das Hinterhaupt unter dem Schambein erscheint

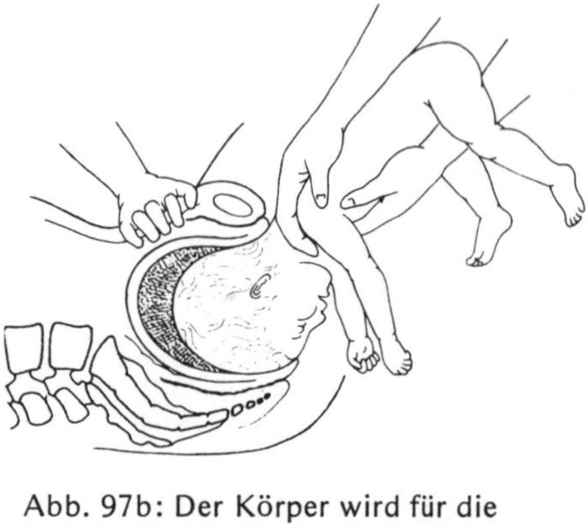

Abb. 97b: Der Körper wird für die Geburt des Kopfes angehoben

4. Hebe den Körper des Babys dann sanft in einem Bogen an und ziehe leicht, um die Geburt von Kinn, Mund und Nase zu erleichtern.

5. Laß deine Helferin weiter Druck auf den Bauch der Mutter ausüben, es sei denn, der Kopf bewegt sich schnell.
6. Reinige die Atemwege des Babys sobald Nase und Mund freiliegen.
7. Entwickle den Rest des Kopfes so langsam wie möglich. Du mußt verhindern, daß der Kopf plötzlich aus dem engen Geburtskanal hervorschießt. Es kann sein, daß du Druck auf den Damm der Mutter ausüben mußt, um zu vermeiden, daß der Kopf zu plötzlich ausgestoßen wird.

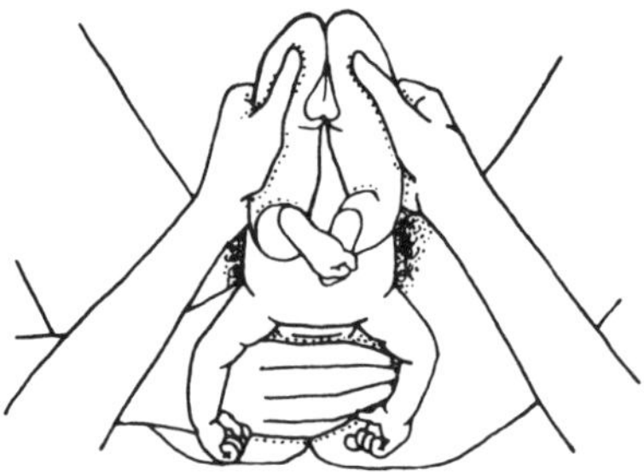

Abb. 98a: Entwicklung des Kopfes

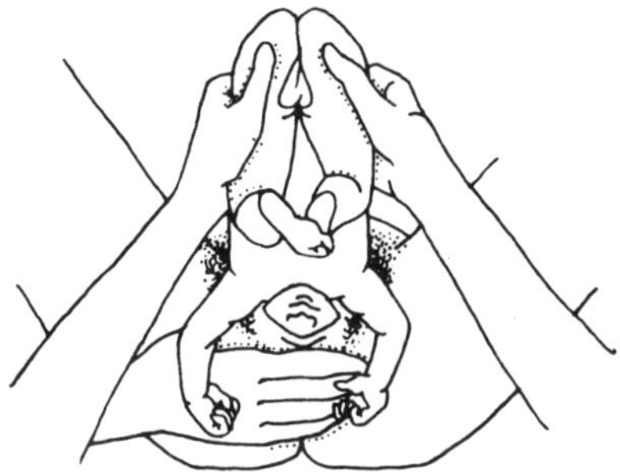

Abb. 98b: Durch Druck auf den Damm wird verhindert, daß der Kopf zu schnell ausgestoßen wird

Wenn das Kind festsitzt

Die meisten Steißgeburten erfolgen spontan oder mit minimaler Hilfe. Es besteht kein Grund zur Eile. Laß die Geburtsarbeit ganz normal ihren Lauf nehmen – *greife nur ein, wenn es absolut erforderlich ist.* Manchmal kann es sein, daß das Baby an irgendeinem Punkt auf seinem Weg durch den Geburtskanal steckenbleibt. In diesem Fall mußt du darauf vorbereitet sein, dem Baby herauszuhelfen.

Nach oben geschlagene Beine

Bei einer unvollkommenen (oder gemischten) Steißlage wird das Baby manchmal durch die Beine in seinen Möglichkeiten eingeschränkt, sich in der Taille zur Seite zu beugen. Dies stellt in der Regel keine Schwierigkeit dar, kann aber bei Erstgebärenden problematisch sein. Wenn der Muttermund vollständig erweitert ist und die Geburtsarbeit nicht vorangeht, mußt du eventuell eingreifen, indem du die Beine herunterholst, eins nach dem anderen. Ziehe einen langen sterilen Handschuh über. Sobald du die Beine erreichen kannst, drücke in eine der beiden Kniekehlen, so daß das Bein sich beugt. Ergreife dann den Fuß und ziehe ihn vorsichtig herunter. Das Kind ist jetzt in Fußsteißlage. Wiederhole diesen Vorgang mit dem anderen Bein. Laß die Geburtsarbeit danach normal weiterlaufen.

Es kann auch bei einer vollkommenen Steißlage erforderlich sein, die Füße herunterzuholen, wenn die Geburtsarbeit nicht vorangeht. Auch in diesem Fall muß der Muttermund vollständig erweitert sein.

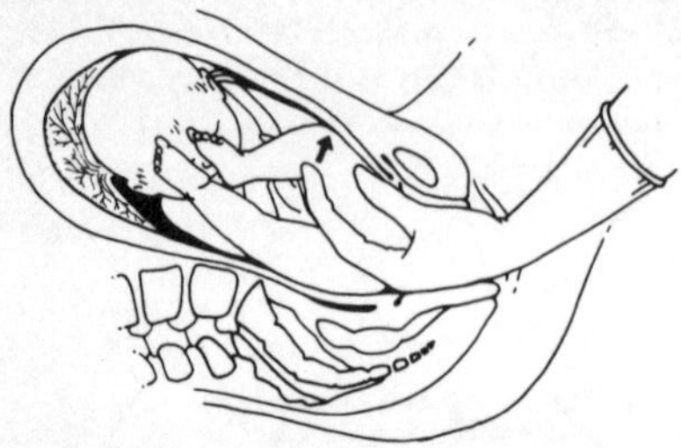

Abb. 99a: Beugen der Beine, um aus der unvollkommenen Steißlage eine Fußsteißlage zu machen

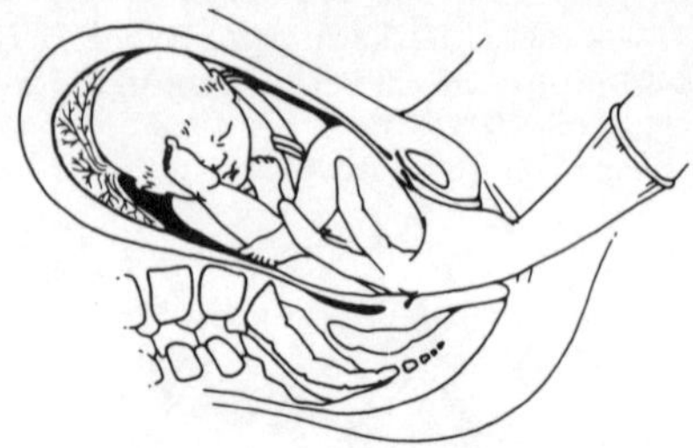

Abb. 99b: Herunterholen der Füße

Festsitzende Schultern und Arme

Gestreckte Arme: Manchmal liegen die Arme ausgestreckt neben dem Kopf oder, was noch seltener vorkommt, ein Arm ist in den Nacken geschlagen. In diesem Fall mußt du die Arme lösen, um den Kopf entbinden zu können.

1. Versuche, die Arme auf die übliche Weise über die Brust nach unten zu streifen.
2. Wenn ein Arm hinter den Kopf geschlagen ist, mußt du den Körper des Babys eventuell ein wenig drehen, um den Arm befreien zu können. Drehe den Körper in die Richtung, in die die Hand zeigt, bis der Arm frei ist (Abb. 100 b). Wenn der andere Arm ebenfalls hinter den Kopf geschlagen ist, drehe den Körper in die entgegengesetzte Richtung, bis auch dieser Arm frei ist.

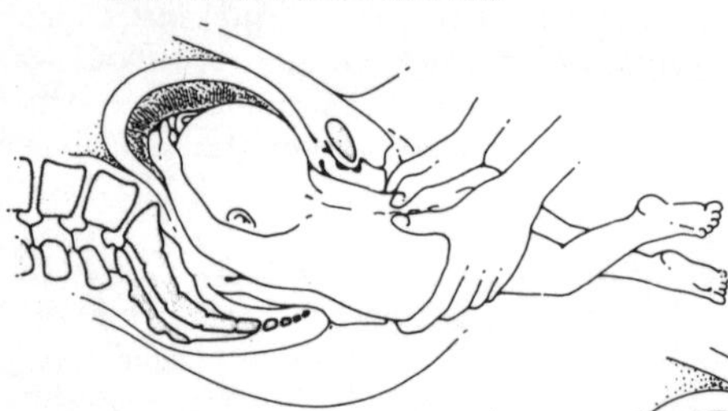

Abb. 100a: Die Arme des Babys sind hochgestreckt und müssen befreit werden

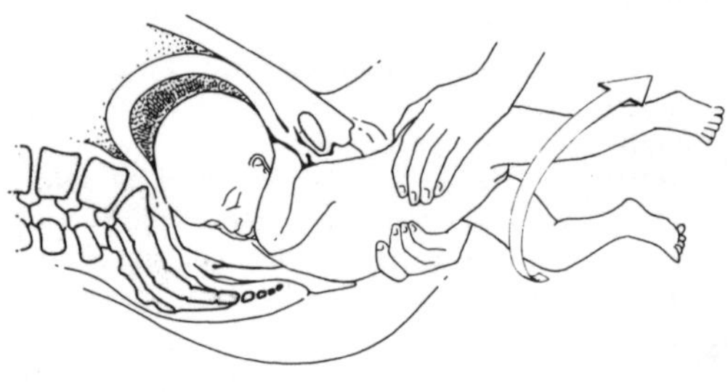

Abb. 100b: Drehung des Körpers in die Richtung, in die die Hand zeigt
hand is pointing.

Festsitzen des Kopfes

Der Kopf des Babys kann am Beckenrand festgehalten werden, vor allem wenn er gestreckt ist. Wenn das der Fall ist, läßt du am besten deine Helferin oder den Vater mit den Händen Druck auf den Bauch der Mutter ausüben, während du das Baby rittlings auf deinem linken Arm hältst (wenn du Rechtshänderin bist), den Mittelfinger deiner linken Hand in den Mund des Babys schiebst und Zeige- und Ringfinger dieser Hand auf seine Wangenknochen legst. Zieh den Kopf nach unten. Wenn du deine rechte Hand über die Schultern des Babys legst, kannst du den Zug verstärken, bis der Kopf geboren ist.

Abb. 101: Entbindung des Kopfes durch Ziehen und Druck auf den Bauch der Mutter

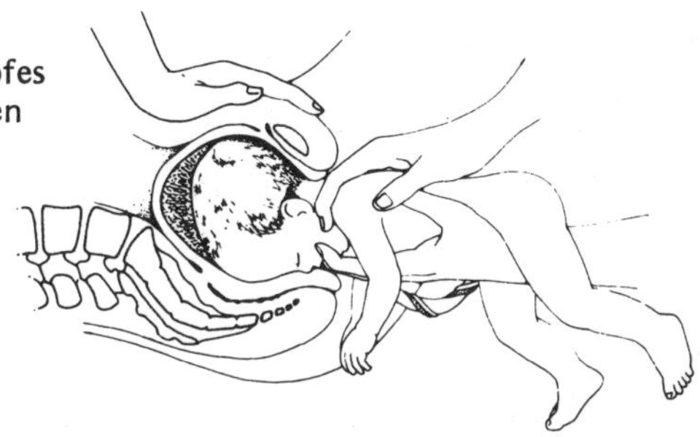

Hintere Steißlage

Dies ist die seltenste und zugleich schwierigste Stellung bei der Entbindung, da es passieren kann, daß der Kopf wie in einer Falle sitzt. Verhindere deshalb, daß der Po des Babys sich dreht und zum mütterlichen Steißbein zeigt. Halte den Körper des Babys mit beiden Händen und drehe ihn sanft in die gewünschte Richtung. Eine Steißgeburt muß mit dem Gesicht nach unten – dem Hintern der Mutter zugewandt – erfolgen.

Sollte das Baby sich doch drehen, so daß sein Hinterkopf in der Höhle vor dem mütterlichen Steißbein ruht, versuche als erstes, es so zu drehen, daß es mit dem Gesicht nach unten liegt. Wenn dir das nicht gelingt, versuche, den Kopf durch Anheben des kindlichen Körpers zu entbinden, so daß Hinterhaupt, Scheitel und Stirn – in dieser Reihenfolge – über den Damm gleiten können. Paß auf, daß du den Nacken des Babys nicht überdehnst. Du mußt einen großen Dammschnitt machen.

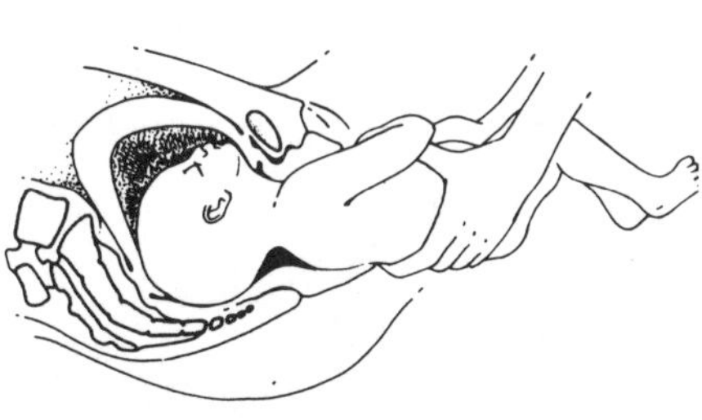

Abb. 102a: Versuche, das Baby so zu drehen, daß das Gesicht zum Rücken der Mutter zeigt

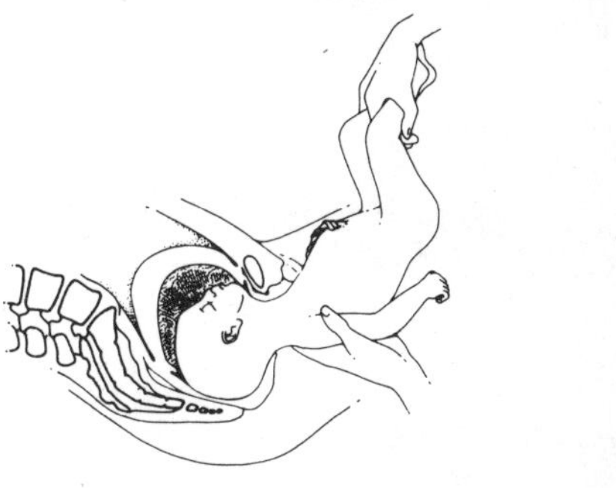

Abb. 102b: Wenn eine Drehung nicht möglich ist, hebe den Körper an, um den Kopf zu entbinden

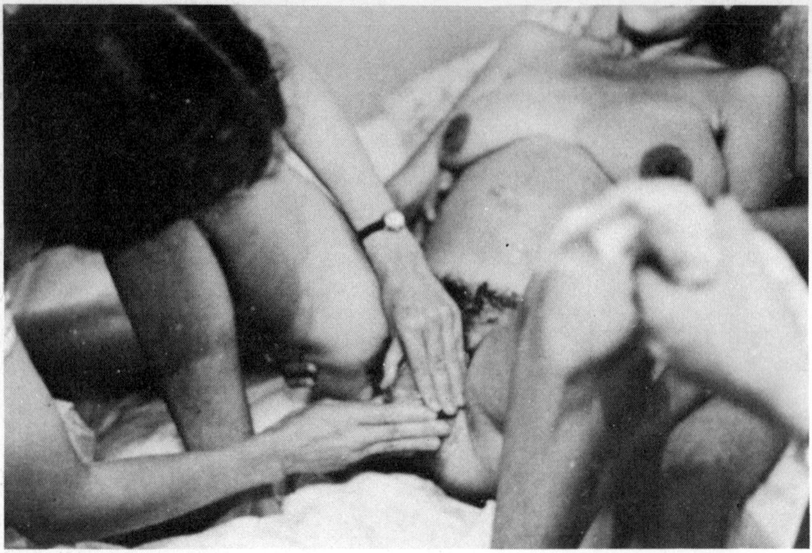

Steißgeburt bei einer Erstgebärenden. Der Po des Jungen schneidet ein.

Durch Druck auf den Damm wird verhindert, daß das Gewebe reißt.

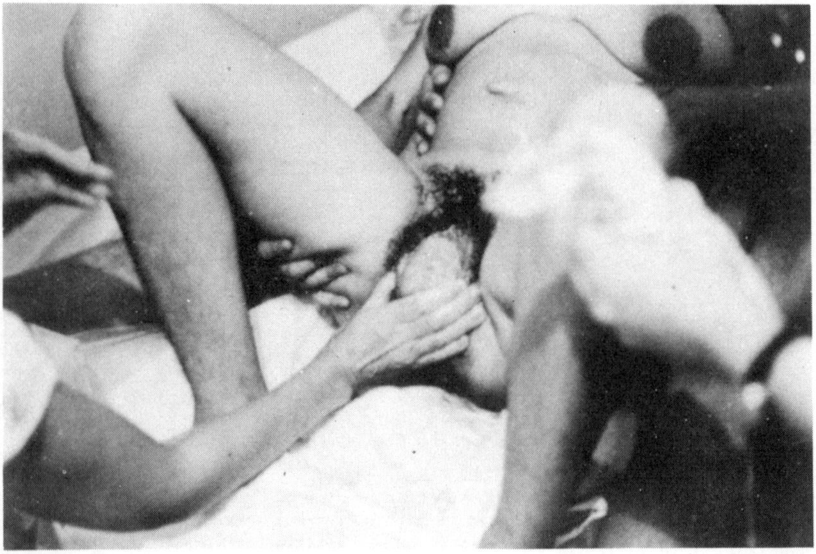

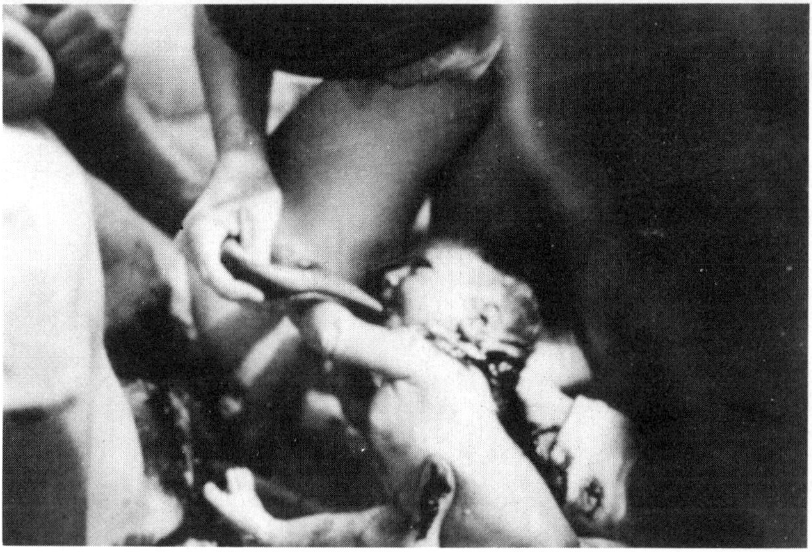

Fünf Sekunden alt.

Zehn Sekunden alt. Kein Riß oder Dammschnitt.
Gewicht des Kindes 2930 Gramm.

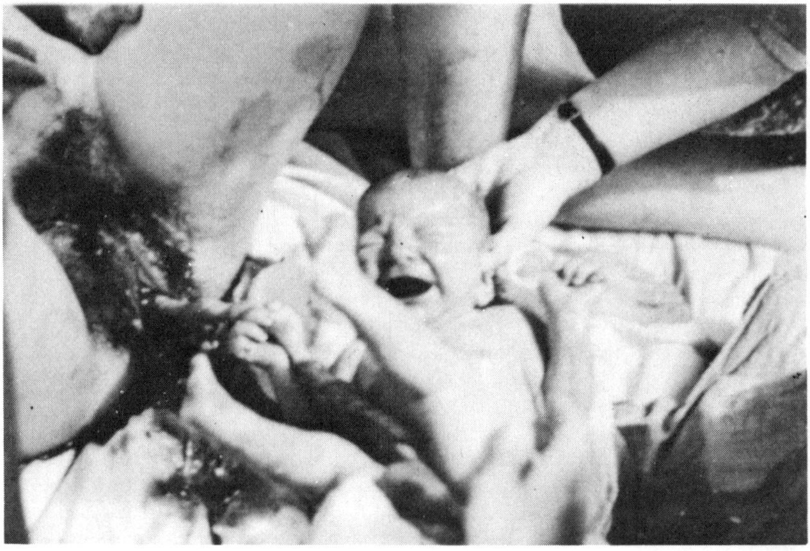

11.
UNGEWÖHNLICHE LAGEN UND STELLUNGEN

Gesichtslage

Daß ein Kind in Gesichtslage geboren wird, ist ungewöhnlich, es passiert bei einer von 500 Geburten. Bei der Gesichtslage geht die Geburt langsamer voran, aber das Baby kann normalerweise problemlos geboren werden. Bei Kindern mit Anenzephalus ist die Wahrscheinlichkeit groß, daß sie mit dem Gesicht voran geboren werden. Die Entbindung mit einer Gesichtslage ist nicht schwierig, besprich dich mit dem Arzt, wie du dabei vorgehen sollst. Das Gesicht des Babys ist nach der Geburt einige Stunden lang geschwollen.

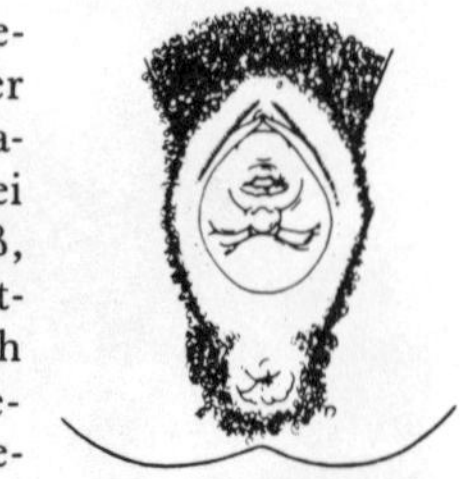

Abb. 103: Gesichtslage von unten

Stirnlage

Die Stirnlage ist seltener anzutreffen als die Gesichtslage – etwa bei einer von 2000 Geburten.

Du kannst auf eine Stirnlage schließen, wenn der Kopf sehr hoch steht und der Durchmesser des vorangehenden Teils ungewöhnlich groß ist. Bei einer inneren Untersuchung fühlst du unter Umständen nicht viel vom Kopf, weil er so hoch steht.

Wenn du festgestellt hast, daß das Kind in Stirnlage ist, besprich dich mit dem Arzt. Es könnte sein, daß ein Kaiserschnitt erforderlich ist. Ein großer Prozentsatz der Stirnlagen fällt auf Frühgeburten, die in dieser Lage leichter zu entbinden sind als größere Babys.

Querlage

Manchmal dreht sich ein Baby so, daß es quer in der Gebärmutter liegt. Das kann zu einer Schulterlage führen.

Es gibt mehrere mögliche Ursachen: Plazenta praevia (vorliegender Mutterkuchen), Mehrlinge, Frühreife, Hydramnion, verengtes Becken oder eine Fasergeschwulst in der Gebärmutter.

Wenn du in den letzten sechs Wochen der Schwangerschaft feststellst, daß das Baby quer liegt und du es nicht in Scheitel- oder Steißlage drehen kannst, setze dich mit dem Arzt in Verbindung. Es kann relativ einfach sein, ein quer liegendes Baby zu drehen, wenn die Wehen noch nicht oder gerade erst eingesetzt haben. Bei fortgeschrittener Geburtsarbeit ist wahrscheinlich ein Kaiserschnitt erforderlich. (Siehe "Äußere Wendung", Seite 63 ff.)

Bei Zwillingen liegt manchmal das zweite Kind in Querlage. Wenn das der Fall ist, sollte das Baby gedreht und die Eihäute zerrissen werden, damit das Baby entbunden werden kann. (Siehe Abbildung Seite 58.)

Hintere Hinterhauptslage

Das Gesicht des Babys zeigt nach oben, statt nach unten und sein Rücken liegt über dem Rücken der Mutter. Wenn das Baby in dieser Stellung ist, muß die Mutter sich etwas stärker dehnen, die Austreibungsphase dauert eventuell etwas länger und der Kopf des Babys verformt sich eventuell mehr als üblich. Ansonsten verursacht diese Lage keine Probleme.

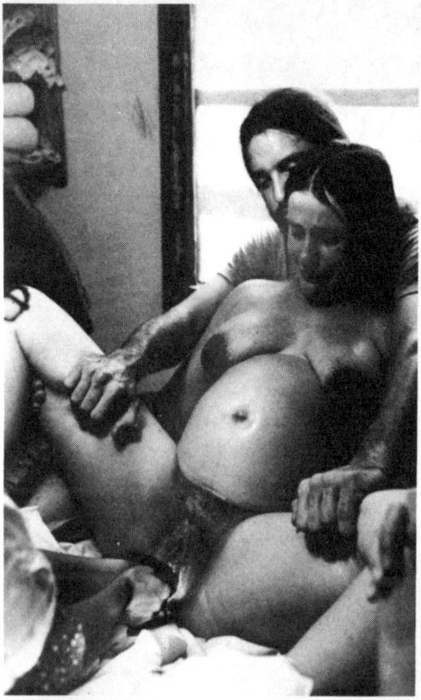
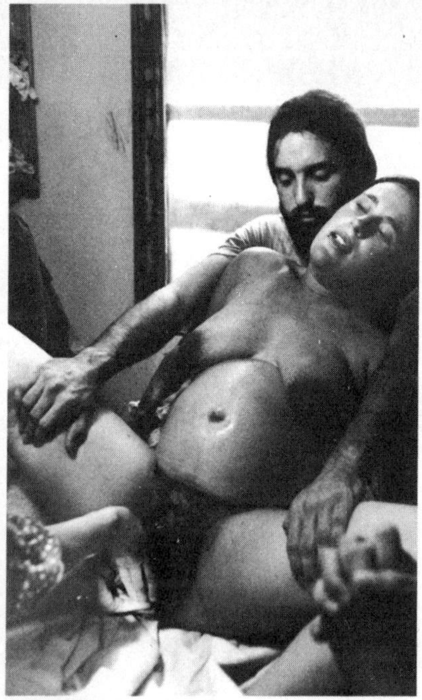
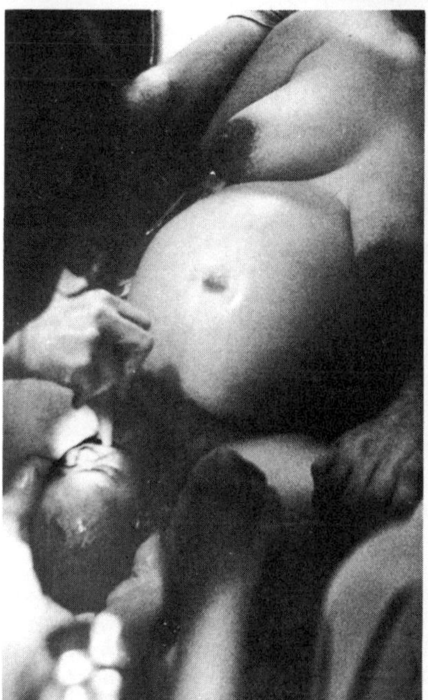
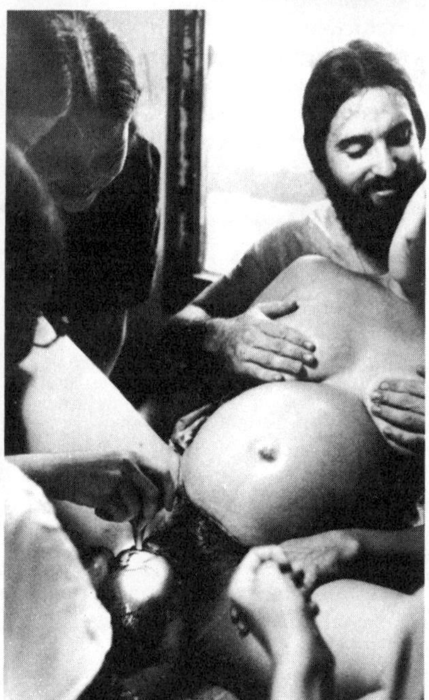

12. MEHRLINGSSCHWANGERSCHAFT UND GEBURT

Wenn mehr als ein Kind in der Gebärmutter heranwächst, spricht man von einer *Mehrlingsschwangerschaft.* In den Vereinigten Staaten ist etwa eine von 90 Geburten eine Zwillingsgeburt. Drillingsgeburten erfolgen nur einmal in 9000 Geburten. Vier- und Fünflingsgeburten sind noch weitaus seltener.

Es gibt zwei Arten von Zwillingen:

Erbgleiche oder *eineiige Zwillinge,* die aus der Befruchtung einer Eizelle durch ein Spermium hervorgehen. In einem sehr frühen Entwicklungsstadium des befruchteten Eis trennen sich die Zellen, aus denen sich der Embryo zu entwickeln beginnt, und es entstehen zwei gleiche Embryonalanlagen. Da die beiden Babys genau die gleichen Gene haben, haben sie auch genau die gleichen erblichen charakteristischen Merkmale. Außerdem sind sie immer gleichgeschlechtlich. Eineiige Zwillinge haben meistens nur eine Plazenta und ein Chorion (Zottenhaut), gelegentlich aber auch von beiden je eins. Fast immer schwimmt ein Zwilling in einer eigenen Fruchtblase, es kommt nur selten vor, daß beide in einer Fruchtblase sind.

Zweieiige Zwillinge entstehen aus zwei Eiern, die von zwei Spermien befruchtet worden sind. Diese Zwillinge können gleichgeschlechtlich, aber auch verschiedengeschlechtlich sein. Sie müssen sich auch nicht notwendigerweise sehr ähnlich sehen, da ihre genetische Beziehung zueinander dieselbe wie bei allen Geschwistern ist. Jeder Zwilling hat eine eigene Fruchtblase, ein eigenes Chorion und eine eigene Plazenta; die beiden Plazentas können jedoch zusammenwachsen und wie eine aussehen.

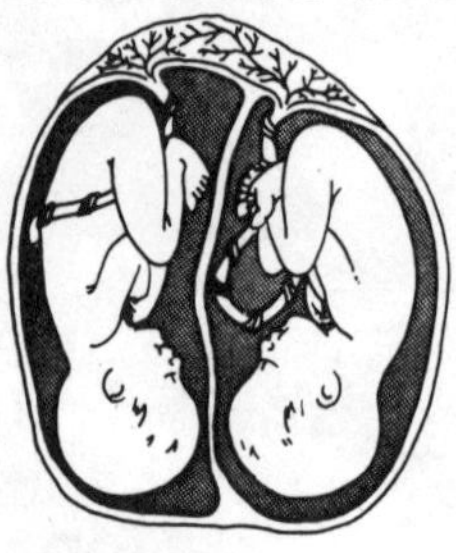

Abb. 104a:
Eineiige Zwillinge

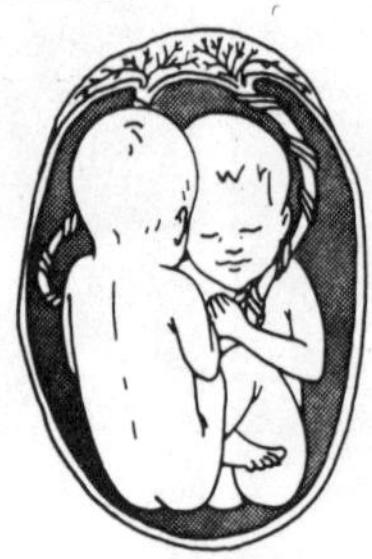

Abb. 104b:
Eineiige Zwillinge, gemeinsame Fruchtblase, eine Eihaut

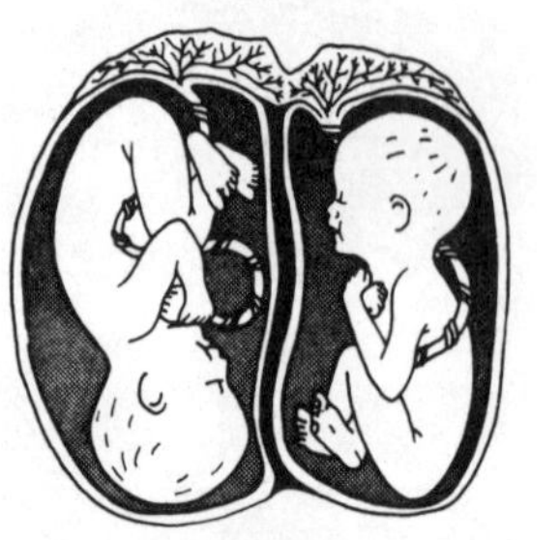

Abb. 104c:
Zweieiige Zwillinge

In den Vereinigten Staaten sind etwa 30 % aller Zwillinge eineiig, der Rest ist zweieiig. Das Auftreten zweieiiger Zwillinge hängt von einer Vielzahl von Faktoren ab: je älter die Mutter ist und je mehr Kinder sie bereits hat, desto größer ist die Wahrscheinlichkeit, daß sie zweieiige Zwillinge bekommt.

Schwarze bekommen häufiger zweieiige Zwillinge als Weiße, Orientalen seltener. Es gibt Anzeichen dafür, daß die Veranlagung zu zweieiigen Zwillingen erblich übertragen wird, wahrscheinlich über die Mutter. Bei ihr müssen in einem Zyklus gleichzeitig zwei Eier heranreifen, statt einem, wie das normalerweise der Fall ist. Im Gegensatz dazu ist die Häufigkeit von eineiigen Zwillingen bei Müttern aller Altersgruppen und aller Rassen gleich, unabhängig davon, wieviele Kinder sie bereits haben. Es mag erbliche Faktoren geben, die bei einigen Menschen die Veranlagung bedingen, eineiige Zwillinge zu bekommen. Für eine solche Vermutung gibt es jedoch bisher keine aussagekräftigen Beweise.

Die Einnahme von Fruchtbarkeitshormonen führt manchmal dazu, daß die Eierstöcke gleichzeitig mehr als ein reifes Ei ausstoßen. Eine Reihe von Zwillings- und anderen Mehrlingsgeburten der letzten Jahre ist auf die Einnahme solcher Hormone zurückzuführen.

Schwangerschaftsvorsorge

Es ist immer gut, wenn du mit der Möglichkeit rechnest, daß eine der Frauen, die du betreust, Zwillinge bekommen könnte. Wenn du ziemlich früh feststellst, daß eine Frau Zwillinge bekommt und du dafür sorgst, daß sie sich viel ausruht, kann dadurch eventuell verhindert werden, daß die Wehen frühzeitig einsetzen, was für die Babys nicht gut ist.

Einige Anzeichen, die auf Zwillinge schließen lassen, sind: ein sehr dicker Bauch, viele lebhafte Kindsbewegungen gleichzeitig, zu Beginn der Schwangerschaft ist mehr Druck als normal festzustellen, Gewichtszunahme ohne Schwellungen oder Ansetzen von Fett. Ein noch deutlicheres Anzeichen wäre es, wenn du drei oder vier große Teile ertasten oder zwei deutliche Embryoherztöne hören könntest (was allerdings eine sehr schwierige Sache ist – eine Zwillingsgeburt kann auch keinesfalls allein durch das Abhören der Herztöne bestätigt oder verneint werden.) Selbst bei ausgezeichneter Vorsorge wird oft erst dann festgestellt, daß Zwillinge da sind, nachdem das erste Baby geboren ist, vor allem bei Frühgeburten.

Wenn du den starken Verdacht hast, daß eine Frau Zwillinge bekommt, solltest du am besten eine Ultraschall- oder eine Röntgenuntersuchung machen lassen, da es sich nur so mit Sicherheit feststellen läßt. Selbst wenn du dir ziemlich sicher bist, daß du es mit Zwillingen zu tun hast, solltest du deine Vermutung durch einen solchen Test überprüfen lassen, damit du mit absoluter Sicherheit weißt, was du zu erwarten hast, bevor es Zeit für die Geburt ist.

Bei einer Frau, die mit Zwillingen schwanger ist, ist es wahrscheinlicher, daß sie blutarm wird, als wenn sie nur ein Baby bekommt. Ihr Körper muß Blutvorräte für zwei Körper aufbauen, wofür er natürlich mehr Eisen braucht. Schwangerschaftstoxikosen und Hydramnion treten bei Mehrlingsschwangerschaften normalerweise häufiger auf. Achte deshalb besonders darauf. Die Mutter kann und sollte natürlich mehr als gewöhnlich zunehmen. Versuche dafür zu sorgen, daß ihre Gewichtszunahme unter 35 Pfund bleibt.

Die häufigste Komplikation bei Zwillingen ist die Frühreife. Lange vor Ende der neun Monate ist die Gebärmutter so voll, wie sie es bei einem einzigen Baby zum regulären Geburtstermin wäre, und das führt gewöhnlich dazu, daß die Wehen einsetzen. Es beginnt häufig mit dem vorzeitigen Blasensprung. Durch häufiges Ausruhen wird die Wahrscheinlichkeit einer Frühgeburt möglichst gering gehalten. Trotzdem ist es wahrscheinlich, daß die Zwillinge etwa zwei bis drei Wochen zu früh kommen. Wenn du dir über das Schwangerschaftsalter ziemlich sicher bist und die Babys groß genug zu sein scheinen, ist das in Ordnung. Nach 30 Wochen sind Zwillingsbabys zwar wahrscheinlich kleiner als ein einzelnes Baby im selben Schwangerschaftsalter, aber sie kommen in der Regel genauso gut durch.

Wo sollte entbunden werden

Wenn du im voraus weißt, daß eine Frau Zwillinge bekommt, kannst du rechtzeitig entscheiden, ob du die Kinder zu Hause entbinden willst oder ob sie im Krankenhaus entbunden werden sollen. Die Entscheidung muß sich danach richten, wie gut du ausgestattet bist und wie früh die Wehen einsetzen. Die Wahrscheinlichkeit, daß zumindest eins der beiden Kinder in Steißlage oder (weitaus unwahrscheinlicher) in Querlage ist, beträgt 50 : 50, du solltest deshalb sehr genau überlegen, aber die Situation ist ziemlich riskant, und du mußt gut vorbereitet sein. Wegen der möglichen Komplikationen ist es ratsam, daß zumindest ein Arzt bei der Geburt dabei ist.

Die Lage der Zwillinge

Es ist hilfreich, schon vorher zu wissen, wie die Zwillinge zueinander liegen. Das festzustellen wäre ein weiterer guter Grund, im letzten Schwangerschaftsdrittel eine Röntgenaufnahme zu machen. Die Lagekombinationen, die am häufigsten auftreten, sind auch am leichtesten zu entbinden. Bei etwa der Hälfte aller Entbindungen kommen beide Babys mit dem Kopf voran. Es gibt sechs mögliche Lagekombinationen.

Abb. 105: Mögliche Zwillingslagen, in der Reihenfolge ihrer Häufigkeit

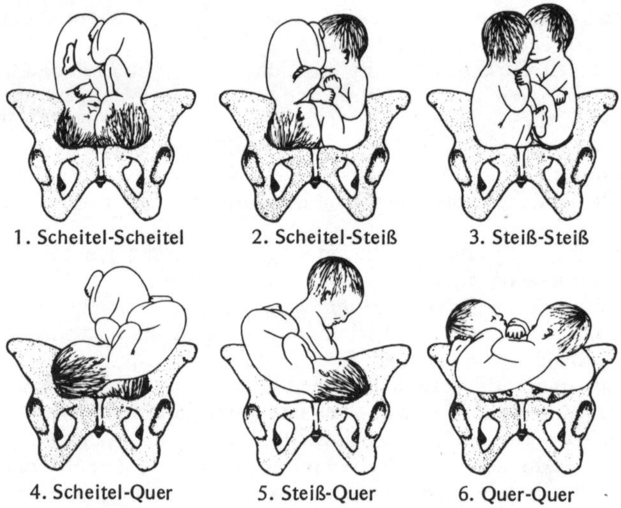

Bis nach der Entbindung des ersten Babys verläuft die Geburtsarbeit genau wie bei einem Einzelbaby. Sobald das Kind geboren ist, klemme die Nabelschnur ab, um zu verhindern, daß möglicherweise der zweite Zwilling durch die Nabelschnur Blut verliert.

Es ist am besten, wenn das zweite Kind innerhalb von etwa 15 Minuten nach dem ersten herauskommt. Der zweite Zwilling hat im perinatalen Zeitraum in der Regel größere Schwierigkeiten als der erste, und die Wahrscheinlichkeit, daß das zweite Kind in Schwierigkeiten gerät ist um so größer, je länger es nach der Geburt des ersten Kindes noch in der Gebärmutter bleibt. Wenn die Babys eine gemeinsame Plazenta haben, kann es sein, daß diese sich nach der Geburt des ersten Kindes ablöst, und dadurch wäre das zweite Baby gefährdet. Es ist möglich, aber sehr ungewöhnlich, daß zwei gesunde Babys im Abstand von mehreren Stunden oder sogar Tagen geboren werden.

Wenn der erste Zwilling entbunden ist, stelle durch eine vaginale Untersuchung fest, welcher Teil des zweiten Kindes führt und wie weit der führende Teil bereits abgestiegen ist. Wenn das Baby in Querlage ist, versuche, es äußerlich in Steiß- oder Scheitellage zu drehen. Wenn der Kopf oder Po weit genug unten ist, so daß die Nabelschnur nicht mehr vorfallen kann, kannst du die Fruchtblase sprengen.

Das zweite Baby kann schneller herausgepreßt werden, da der Muttermund weit geöffnet und die Beckenknochen der Mutter bereits so weit wie nötig gedehnt sind. Überprüfe die Herztöne des ungeborenen Kindes möglichst oft. Achte auf die Zeit, aber richte dich in erster Linie danach, wie sich die Energie anfühlt. Wenn du das Gefühl hast, seit der Geburt des ersten Kindes ist schon zuviel Zeit vergangen, mußt du eventuell den zweiten Zwilling durch innere Wendung auf den Fuß herausholen. Das bedeutet, daß du die Füße des Babys greifst, den Körper so drehst, daß die Füße zuerst herauskommen, das Kind dann langsam herausziehst und wie bei einer Steißgeburt entbindest. Trage dabei einen langen sterilen Handschuh.

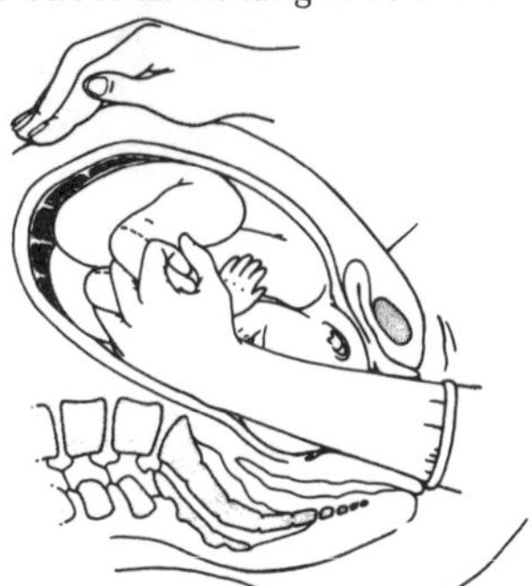

Abb. 106a: Ergreife die Füße des Kindes

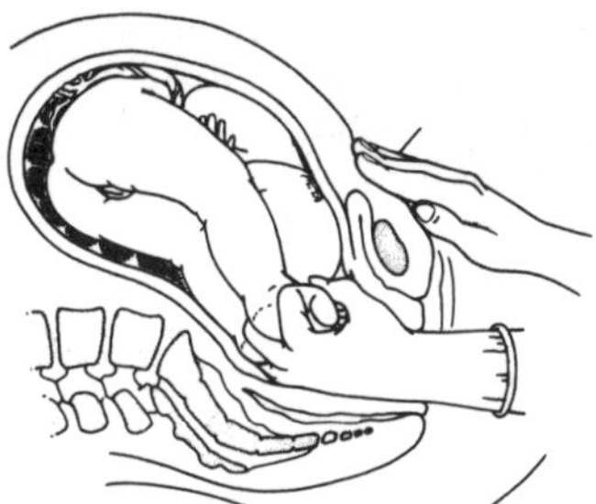

Abb. 106b: Schiebe den Kopf nach oben, während du an den Füßen ziehst

Dies sollte nicht routinemäßig gemacht werden, sondern nur dann, wenn die spontane Entbindung des zweiten Zwillings nicht innerhalb von 20 Minuten erfolgt oder das zweite Kind gefährdet ist.

Die Plazenta, beziehungsweise die Plazentas, lösen sich nach der Geburt beider Kinder. Da bei Mehrlingsschwangerschaften die Plazentas einen größeren Teil der Gebärmutterinnenfläche einnehmen als bei einem einzelnen Kind, kann es auch eher zu Schwierigkeiten beim Ablösen kommen. (Dies ist auch ein Grund dafür, daß es bei Mehrlingen häufiger als gewöhnlich zu Plazenta-praevia-Fällen und niedriger Einpflanzung kommt.) Blutungen nach der Geburt treten bei Zwillingsentbindungen ebenfalls häufiger als gewöhnlich auf. Die Gebärmutter wird so stark gedehnt, daß anschließend die Muskelspannung zu gering ist.

Einige mögliche Komplikationen

Zwillinge mit gemeinsamer Fruchtblase

Diese Zwillinge sind nicht durch Eihäute voneinander getrennt, was selten der Fall ist. Es kann nur bei eineiigen Zwillingen vorkommen und kann problematisch für die Kinder sein. Es kommt häufiger als gewöhnlich zum Absterben der Frucht durch Unglücksfälle mit der Nabelschnur, da sich die Nabelschnüre der beiden Babys leicht ineinander verwickeln können. Wenn du nach der Geburt des ersten Kindes feststellst, daß keine zweite Fruchtblase da ist, mußt du das zweite Kind so schnell wie möglich holen, da die Erstickungsgefahr ziemlich groß ist.

Zusammengewachsene (siamesische) Zwillinge

Zusammengewachsene Zwillinge sind immer eineiig. Sie sind das Ergebnis einer unvollständigen Zweiteilung des Embryos. Diese Fälle sind sehr selten. Es gibt verschiedene Möglichkeiten, zusammengewachsene Zwillinge zu trennen. Die Geburtsarbeit kann sich durch diesen Umstand stark in die Länge ziehen, so daß wahrscheinlich ein Kaiserschnitt erforderlich ist.

Verhakung der Zwillinge

Daß ein Kind das andere am Austritt hindert, ist ein weiterer möglicher Grund, wenn die Geburtsarbeit nicht vorangeht. Die Kinder können sich auf verschiedene Weise verhaken, so daß keins von beiden heraus kann. All diese Fälle sind sehr selten. Du kannst versuchen hineinzugreifen und die beiden mit einem Finger oder einer Hand auseinanderzuschieben. Wenn das nicht gelingt, muß ein Kaiserschnitt erfolgen.

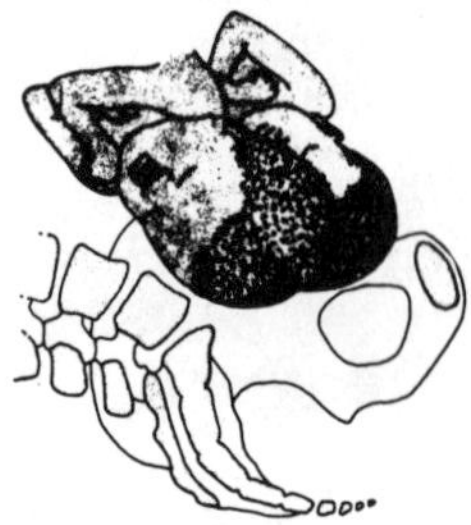

Abb. 107:
Verhakte Zwillinge

Nach der Geburt der Zwillinge

Eine Frau mit Zwillingen braucht viel Hilfe. Teil deiner Verantwortung als Hebamme kann es unter Umständen sein, der Mutter behilflich zu sein, damit sie sich in den ersten Monaten nach der Geburt nicht überanstrengt.

13.
SCHWANGERSCHAFTSKOMPLIKATIONEN

Fehlgeburt oder spontaner Abortus

Diese beiden Begriffe bezeichnen die nicht eingeleitete Ausstoßung des Gebärmutterinhalts zu jedem Zeitpunkt vor der 28. Schwangerschaftswoche, ab der das Baby eine gewisse Überlebenschance hat. (Es gibt einige wenige Fälle, in denen Kinder, die früher geboren wurden, überlebt haben.) Fehlgeburten treten am häufigsten zu Beginn der Schwangerschaft auf, mit fortschreitender Schwangerschaft werden sie seltener. Es ist absolut nicht ungewöhnlich, daß eine Frau so früh eine Fehlgeburt hat, daß sie nicht einmal merkt, daß sie schwanger war.

Einige Ursachen für Fehlgeburten

- fehlentwickeltes Ei oder Spermium
- ungünstiger Einnistungsort
- die den Embryo bildenden Zellen trennen und teilen sich nicht richtig
- Unterproduktion des Hormons der Corpus luteum (Gelbkörper des Eierstocks)
- die Plazenta versagt: entweder wird der Embryo nicht ernährt oder die Hormone werden nicht produziert
- Infektionskrankheiten der Mutter, wie z.B. Röteln, Toxoplasmose, Mumps, Malaria und andere
- andere Krankheiten der Mutter: Bluthochdruck, Über- und Unterfunktion der Schilddrüse, bestimmte Vitaminmangelerscheinungen, Unterernährung, Diabetes und andere
- Gebärmuttermängel, wie z.B. eine doppelte Gebärmutter, Narbengewebe oder ein Tumor
- Zervixinsuffizienz: der Muttermund fängt an sich zu öffnen, sobald durch den Embryo ein gewisser Druck auf ihn ausgeübt wird. Er öffnet sich normalerweise im zweiten Drittel der Schwangerschaft, und das Baby, das oft noch nicht lebensfähig ist, wird geboren. Dies kann eine Ursache wiederholter später Fehlgeburten oder mehrerer Frühgeburten sein. Es kann auch durch Verletzungen des Gebärmutterhalses bei früheren Entbindungen oder bei Operationen verursacht werden oder (in seltenen Fällen) angeboren sein. Ein Arzt kann in diesen Fällen den Muttermund zunähen, damit die Frau ihr Baby nicht verliert. Dieser Eingriff erfolgt normalerweise zwischen der 14. und der 18. Schwangerschaftswoche. Wenn es soweit ist, öffnet der Arzt die Naht, und das Kind kann geboren werden.

Bei vielen Fehlgeburten ist die Ursache nicht festzustellen.

Stadien der Fehlgeburt

Bei Fehlgeburten spricht man von drei Stadien: *drohend, unvermeidlich* und *vollständig.*

Von einer *drohenden* Fehlgeburt spricht man, wenn in den ersten zwanzig

Schwangerschaftswochen blutiger Ausfluß auftritt. Er kann mit menstruationsartigen Krämpfen oder Rückenschmerzen einhergehen. Zwei von zehn schwangeren Frauen haben irgendwann in den ersten Monaten leichte Schmierblutungen, aber nur bei einer kommt es zu einer Fehlgeburt. Wenn also eine Frau leichte Schmierblutungen hat, heißt das nicht, daß sie ihr Baby verlieren wird. Wir stufen Schmierblutungen oder leichte Blutungen in jedem Fall als drohende Fehlgeburt ein und sorgen dafür, daß die Schwangere sich schont und auch keine Liebe macht, bis sie keinerlei Blutungen mehr hat.

Die Fehlgeburt ist *unvermeidlich*, wenn ziemlich starke Blutungen mit Blutklümpchen und Krämpfen auftreten, die in rhythmischen Abständen kommen und gehen können, und wenn der Muttermund sich weitet. Sie ist *vollständig*, wenn sowohl Embryo als auch Plazenta ausgestoßen werden und die Gebärmutter ganz leer ist.

Bis zur zehnten oder zwölften Woche gehen Embryo und Plazenta normalerweise zusammen ab, danach einzeln. Fehlgeburten, die zwischen der zwölften und der zwanzigsten Woche erfolgen, sind oft *unvollständig*, was bedeutet, daß Plazenta oder Eihautreste in der Gebärmutter zurückgeblieben sind. Wenn starke Blutungen oder Krämpfe auftreten oder verhältnismäßig starkes Bluten länger als ein paar Tage anhält, besonders wenn die Fehlgeburt nach der zwölften Woche erfolgt, sollte die Frau zum Arzt gehen. Es könnte sein, daß er eine Ausschabung vornehmen muß, um die Gebärmutter zu reinigen. Siehe auch Marys Geschichte, Bd. I., Seite 47.

Eine Frau, die eine Fehlgeburt gehabt hat, braucht anschließend deine Pflege und Unterstützung ebenso wie eine Frau, die gerade ein Kind geboren hat. Ihr Körper ist ähnlichen hormonellen Veränderungen ausgesetzt wie der einer Frau, die ihr Kind voll ausgetragen und dann verloren hat. Sie braucht wahrscheinlich deine Unterstützung bis sie sich darauf eingestellt hat, daß sie nicht mehr schwanger ist.

Verhaltene Fehlgeburt (Missed abortion)

Wenn der Embryo zwei Monate oder länger, nachdem er abgestorben ist, in der Gebärmutter bleibt, spricht man von einer verhaltenen Fehlgeburt. In einigen Fällen hat die Frau leichte Blutungen oder Schmierblutungen und Krämpfe gehabt, die dann wieder aufhörten, aber manchmal gibt es auch keinerlei Anzeichen für eine Fehlgeburt. Die Gebärmutter hört auf zu wachsen und kann sogar wieder kleiner werden; Veränderungen der Brüste und andere Schwangerschaftszeichen hören auf. Es kann sein, daß ein bräunlicher Ausfluß auftritt, aber die Periode setzt noch nicht wieder ein. Eine verhaltene Fehlgeburt endet normalerweise mit dem spontanen Abgang des Embryos. Wenn bei einer der Frauen, die du betreust, eine verhaltene Fehlgeburt vorzuliegen scheint, setze dich mit dem Arzt in Verbindung.

Habitueller Abort

Wenn eine Frau drei oder mehr Fehlgeburten nacheinander hat, spricht man von habituellem (gewohnheitsmäßigem) Abort. Die Ursachen können dieselben sein wie bei einer einzelnen Fehlgeburt. Sind diese genannten Zustände chronisch, ist die Wahrscheinlichkeit groß, daß es wiederholt zu Fehlgeburten kommt. Es ist aber auch nicht ungewöhnlich, daß eine Frau, die mehrere Fehlgeburten hinter sich hat, aus keinem ersichtlichen Grund das Kind plötzlich voll austrägt.

Eine Frau, die mehrere Fehlgeburten nacheinander gehabt hat, sollte sich schonen, wenn sie wieder schwanger wird. Wenn die Fehlgeburten in kurzen Zeitabständen erfolgt sind, sollte sie eine Zeitlang warten, bevor sie wieder schwanger wird. Ihr allgemeiner Gesundheitszustand sollte sich zuerst wieder bessern und ihr Hämatokritwert wieder steigen, da sie nach mehreren unterbrochenen Schwangerschaften wahrscheinlich blutarm ist. Sie sollte ihre innere Ruhe und ihr inneres Gleichgewicht wiedergefunden haben.

Ich kenne eine Frau, die acht Fehlgeburten hatte, bevor sie schließlich ein Neunmonatsbaby zur Welt brachte. Sie hat es einfach immer wieder versucht.

– Ina May

Ektopische Schwangerschaften

Der Begriff "ektopische Schwangerschaft" bezeichnet jede außerhalb der Gebärmutter zur Entwicklung kommende Schwangerschaft – in den Eileitern (in 90 % der Fälle), auf dem Eierstock, in der Bauchhöhle oder (sehr selten) im Gebärmutterhals. Ungefähr eine von 200 - 300 Schwangerschaften ist eine ektopische Schwangerschaft.

Verursacht wird eine solche Schwangerschaft oft dadurch, daß der Zustand des Eileiters das Ei daran hindert, in die Gebärmutter zu gelangen. Die Ursache kann ein ungewöhnlich langer und gewundener Eileiter sein, eine Störung (zum Beispiel eine Entzündung) des empfindlichen chemischen Gleichgewichts an dieser Stelle oder ein Hindernis in der Eileitungsbahn, wie z.B. vernarbtes Gewebe. Nach der Entzündung durch eine Beckeninfektion kann vernarbtes Gewebe zurückbleiben, das den Eileiter beeinträchtigt. Zu einer ektopischen Schwangerschaft kann es im Anschluß an solch eine Infektion kommen. In den meisten Fällen platzt der Eileiter, wenn das sich entwickelnde Ei zu groß für ihn geworden ist. Normalerweise wird erst in dem Moment zum ersten Mal vermutet, daß eine Eileiterschwangerschaft vorliegt.

Bei Schmerzen und vaginalen Blutungen, die gewöhnlich ab der achten Woche auftreten, rechne mit der Möglichkeit einer ektopischen Schwangerschaft. Die Symptome sind stechende Unterleibsschmerzen, die bei inneren Blutungen im Unterleib bis in Nacken und Schultern strahlen können sowie vaginale Blutungen. Dabei handelt es sich gewöhnlich um Schmierblutungen, das heißt schwache Dauerblutungen, es können aber auch unregelmäßige Blutungen in verschiedener Stärke sein. Das Blut ist gewöhnlich dunkelbraun. Das Aufbrechen der Eileiterwand kann Schwindelgefühle, Ohnmachtsanfälle und einen Schock auslösen. Es kann mit einer Blinddarmentzündung, Eileiterinfektion, Fehlgeburt oder einer aufgebrochenen Eierstockzyste verwechselt werden.

Wenn sich bei einer Frau einige dieser Symptome zeigen, mußt du dich mit dem Arzt in Verbindung setzen. Eine aufgebrochene Eileiterschwangerschaft kann lebensbedrohend sein, deshalb ist umgehende medizinische Hilfe erforderlich, wenn ein solcher Verdacht besteht. In der Regel muß der aufgebrochene Eileiter entfernt werden.

Bauchhöhlenschwangerschaft

In seltenen Fällen kann ein in die Bauchhöhle gelangtes Ei überleben und sich entwickeln. Noch viel seltener führt solch eine extrauterine (außerhalb der Gebärmutter erfolgende) Schwangerschaft zur Entwicklung eines lebensfähigen Kindes. Solch eine Schwangerschaft bereitet der Mutter in der Regel größere Beschwerden als eine normale Schwangerschaft. Die Kindsbewegungen sind unmittelbarer spürbar und können sogar als schmerzhaft empfunden werden. Wenn die Frau bereits Kinder hat, wird sie wahrscheinlich sagen, daß diese Schwangerschaft sich anders anfühlt. Bei der Untersuchung sind die Umrisse des Kindes leicht zu ertasten, es ist häufig in Steiß- oder Querlage. Die Herztöne sind wahrscheinlich lauter als normal zu hören. Es treten keine Schwangerschaftswehen auf. Da eine reguläre Entbindung natürlich unmöglich ist (– es kann trotzdem zu Scheinwehen kommen –), muß das Baby durch eine Unterleibsoperation entbunden werden.

Hyperemesis Gravidarum oder übermäßiges Schwangerschaftserbrechen

Hypermesis gravidarum ist übermäßiges und schwer zu kontrollierendes Erbrechen während der Schwangerschaft. Es muß von der normalen, milden und vorübergehenden Morgenübelkeit unterschieden werden. Anhaltendes Erbrechen birgt die Gefahr in sich, daß der Flüssigkeits- und Mineralhaushalt im Körper der Mutter aus dem Gleichgewicht gerät, was zu Dehydrierung und sogar Unterernährung führen kann. In den Vereinigten Staaten muß eine von 2000 Schwangeren wegen übermäßigen Erbrechens im Krankenhaus behandelt werden, die Häufigkeit dieser Fälle nimmt jedoch ab.

Interessant ist, daß wirtschaftliche und gesellschaftliche Faktoren beim Auftreten dieser Schwangerschaftskomplikation eine große Rolle zu spielen scheinen. In zwei Drittel der Fälle sind Frauen betroffen, die zum ersten Mal schwanger sind. Bei weißen Frauen der Mittel- und Oberschicht der USA tritt übermäßiges Schwangerschaftserbrechen am häufigsten auf – unter Schwarzen, Orientalen, armen Weißen und den Naturvölkern der Welt ist es wenig verbreitet. Auch bei alleinstehenden Müttern ist es selten anzutreffen. *Liegt es vielleicht daran, daß diese Frauen mehr Gedanken, Zeit und Energie darauf verwenden müssen, mit den Gegebenheiten des täglichen Lebens fertig zu werden und dadurch weniger Zeit haben, über sich selbst nachzugrübeln?*

Die Mutter sollte in jedem Punkt ihres Lebens, der sie unglücklich macht, liebevolle Hilfestellung bekommen, sei es ihr Zögern, ob sie wirklich ein Kind bekommen sollte, ihre Sexualität, ihre Angst vor der Geburt, was auch immer. Ermutige sie, aktiver zu werden, nicht hauptsächlich herumzusitzen, sondern Dinge zu tun, die ihre Aufmerksamkeit auf etwas anderes als sie selbst lenken. Wenn du einer Frau Rat und wirkliche Hilfe geben kannst, trägst du dazu bei, einen Zustand zu beenden, der, wenn er sich selbst überlassen bleibt, unter Umständen im Krankenhaus behandelt werden muß.

Dehydrierung kann bereits nach ein oder zwei Tagen anhaltenden Erbrechens einsetzen. Du mußt den Zustand der Frau deshalb sorgfältig beobachten und den Arzt benachrichtigen, da es sein kann, daß er es für richtig hält, sie ins Krankenhaus zu überweisen. Wenn eine Frau durch zu häufiges Erbrechen unterernährt ist, muß etwas dagegen unternommen werden, und du solltest dich mit dem Arzt beraten. Du darfst auch nicht vergessen, daß starkes Schwangerschaftserbrechen physische Ursachen haben kann. Gehe deshalb nicht automatisch davon aus, daß alle Fälle psychische Ursachen haben.

Wir haben bisher nur mit zwei Fällen übermäßigen Schwangerschaftserbrechens zu tun gehabt. Der Zustand beider Frauen besserte sich ganz erstaunlich, als ihnen bewußt gemacht wurde, daß sie dieses Problem wahrscheinlich nicht hätten, wenn sie nicht der weißen Mittelschicht entstammen würden.

Blasenmole

Bei der Blasenmole (Mola hydatidosa) handelt es sich um eine Entartung der Chorionzotten. Ihre genaue Entstehung ist ungewiß. Die Chorionzotten vergrößern sich zu vielen kleinen durchsichtigen Zysten, die eine klare Flüssigkeit enthalten. Ihre Größe schwankt zwischen einem Durchmesser von etwa 1 mm und 1 cm – die größeren sehen manchmal wie Trauben aus. Der Embryo stirbt ab und wird schließlich von der wachsenden Mole "geschluckt". Die Molen wachsen unterschiedlich schnell, und in vielen Fällen wächst die Gebärmutter unter dieser Bedingung rascher als bei einer normalen Schwangerschaft.

Blasenmole ist in den Vereinigten Staaten wenig verbreitet (bei etwa 1 von 2000 Schwangerschaften), in einigen östlichen Ländern und in Mexiko tritt sie häufiger auf (bei etwa 1 von 150 - 500 Schwangerschaften). Bei Spätgebärenden, insbesondere Frauen über 45, ist sie ebenfalls stärker verbreitet.

Anzeichen und Symptome sind vaginale Blutungen, die normalerweise ab der zwölften Woche beginnen (gelegentlich werden auch einige der kleinen Bläschen abgelöst und mit ausgeschieden), Brechreiz und stärkeres Erbrechen als bei normaler Morgenübelkeit, manchmal Schmerzen oder Beschwerden, und die Gebärmutter ist größer als zu erwarten wäre. Schwangerschaftstoxikosen sind üblich, sie können im zweiten Drittel der Schwangerschaft einsetzen, früher als bei einer normalen Schwangerschaft. Bewegungen und Herzschlag des Fetus fehlen natürlich. Hier muß von Zwillingsschwangerschaften und Hydramnion, die beide bedingen können, daß der Herzschlag des Fetus schwerer zu hören ist, sowie von einem Tumor mit oder ohne Bestehen einer Schwangerschaft unterschieden werden.

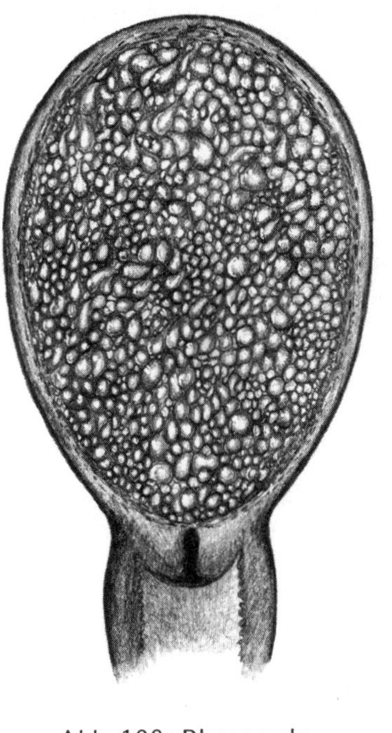

Abb. 108: Blasenmole

Solange die Blasenmole vorhanden ist, wird das gonadotrope Chorionhormon ausgeschieden, das bei einer normalen Schwangerschaft nach der zehnten Woche nur noch in geringer Menge produziert wird. Blut und Harn können auf das Vorhandensein dieses Hormons hin untersucht werden. Nach drei Monaten kann die Blasenmole auch durch Röntgenaufnahmen und Ultraschall diagnostiziert werden. In der Regel wird sie jedoch erst dann festgestellt, wenn sie spontan ausgestoßen wird, was fast immer um den siebten Monat herum geschieht. Wird die Mole festgestellt, bevor sie herauskommt, geschieht das oft aufgrund einer drohenden Fehlgeburt, die dann nicht zu untebinden versucht wird oder in einigen Fällen mit Pitocin beschleunigt wird. Wenn die Mole nicht spontan ausgestoßen wird, kann sie von einem Arzt vaginal oder notfalls operativ entfernt werden. Sowohl vor als auch nach dem Abgang der Mole kommt es ziemlich häufig zu Blutungen und Infektionen, deshalb muß bei ihrer Entfernung sehr vorsichtig vorgegangen werden.

Bei einem kleinen Prozentsatz von Frauen entwickeln sich mit der oder im Anschluß an die Blasenmole Tumore, die in einigen Fällen auch bösartig sind. Deshalb ist eine sehr sorgfältige Nachsorge erforderlich. Die bösartigen Tumore sind praktisch zu 100 % mit Chemotherapie heilbar, wenn sie frühzeitig festgestellt werden.

Toxikose

Der Begriff Toxikose (Schwangerschaftsvergiftung) faßt eine Gruppe von Symptomen zusammen, die eine der häufigsten und schwersten Schwangerschaftskomplikationen darstellen. Die Ärzte wissen nicht genau, wodurch die Toxikose verursacht wird; es gibt mehrere Theorien. Es scheint, daß sie durch eine gute Ernährung verhindert werden kann. Die meisten Frauen, die eine Schwangerschaftsvergiftung bekommen, sind sehr jung (oft unter 20) und zum ersten Mal schwanger. Bei Mehrlingsschwangerschaften, Diabetes, Hydramnion und Bluthochdruck treten Toxikosen ebenfalls häufiger auf. Sie fangen normalerweise in den letzten sechs Wochen an, können aber auch schon in der 24. Woche einsetzen. In der Regel tritt eine drastische Besserung ein, sobald das Kind entbunden ist, und alle Anzeichen und Symptome verschwinden innerhalb von ein paar Tagen.

Die Schwangerschaftstoxikose wird in zwei Teile untergliedert:

Präeklampsie – Sie beginnt normalerweise als leichte Präeklampsie, die sich dann verschlimmern kann. Im leichten Stadium besteht sie in Bluthochdruck mit Ödemen sowie Protein im Harn. Schwere Präeklampsie kann Symptome verursachen, die mit dem zu hohen Blutdruck und mit Schwellungen von Gehirn, Retina (Netzhaut des Auges) und anderen Geweben verbunden sind. Symptome sind heftige anhaltende Kopfschmerzen, nervöse Gereiztheit, Schwindelgefühle, Sehstörungen, Übelkeit und Schmerzen im oberen Unterleib.

Eklampsie – Die Präeklampsie kann sich unter Umständen zur Eklampsie ausweiten. Das ist jedoch heute immer seltener der Fall. Eklampsie setzt sehr plötzlich mit Krämpfen und Koma ein. Die Schwangere kann an Herzversagen, Lungenödemen oder Schockauswirkung sterben. Die Müttersterblichkeit bei Eklampsie beträgt etwa 10 % (in den USA). Bei sorgfältiger Schwangerschaftsvorsorge kann Eklampsie fast völlig vermieden werden.

Die Toxikose beeinträchtigt das Baby insofern, als die Plazenta nicht so gut wie normal funktioniert, was dazu führen kann, daß der Embryo für den jeweiligen Schwangerschaftsmonat sehr klein ist oder aber abstirbt. In einigen Fällen muß die Geburt vorzeitig eingeleitet werden, so daß durch die Frühgeburt eine weitere Gefahr für das Kind entsteht. Die Häufigkeit von Abruptio placentae (vorzeitige Lösung der Plazenta) ist bei Eklampsie größer als im frühen Stadium der Toxikose, was für beide, Mutter und Kind, gefährlich ist.

Da Schwangerschaftsvergiftungen häufig auftreten und viel leichter zu behandeln sind, wenn sie frühzeitig erkannt werden, ist es wichtig, alle Schwangeren daraufhin zu untersuchen. Durch routinemäßiges Überprüfen von Blutdruck, Gewicht (Ödeme zeigen sich als erstes in einer Gewichtszunahme) und Urin sind Toxikosefälle feststellbar. Günstig ist es auch, alle Schwangeren in der 28. – 32. Woche den Roll-Test machen zu lassen. Siehe Seite 51. Wenn eine der Frauen, die du betreust, Toxikosesymptome entwickelt, solltest du in engem Kontakt mit dem Arzt bleiben. Sie muß ihren Kochsalzverbrauch einschränken, ihre Beine oft hochlegen und braucht viel Bettruhe. Bei Frauen mit Schwangerschaftsvergiftung ist eine Hausgeburt nicht zu empfehlen.

Manchmal verschlimmern sich die Symptome und die Schwangere ist ganz offensichtlich in keiner guten Verfassung. In diesem Fall ist eine stationäre Behandlung im Krankenhaus mit absoluter Bettruhe oder aber strikte Bettruhe zu Hause mit Unterstützung des Arztes erforderlich. Es ist zwar wünschenswert, ein Kind erst dann zu entbinden, wenn es geburtsreif ist, aber bei Präeklampsie oder bei Eklampsie bleibt keine andere Wahl als das Kind zu entbinden. Wenn es länger im Mutterleib bleibt, ist das Risiko vermutlich noch größer. Um sicherzugehen kannst du mit Hilfe von Labortests den Urin auf Estriol untersuchen. An den Ergebnissen kannst du ablesen, wie gut die Plazenta und der kindliche Organismus funktionieren. Du kannst auch einen Belastungstest durchführen, um beurteilen zu können, wie das Kind mit der Geburtssituation fertig werden wird.

Blutungen im letzten Schwangerschaftsdrittel

Für Blutungen im letzten Schwangerschaftsdrittel kann es eine Vielzahl von Ursachen geben. Dabei kann es sich um Plazentablutungen, aber auch um andere Blutungen handeln, die zum Beispiel durch Blutstörungen, Infektionen von Gebärmutterhals oder Vagina, Polypen oder Gebärmutterhalskrebs verursacht werden. Plazentablutungen sind jedoch weit häufiger anzutreffen als die anderen Faktoren. Sie werden durch zwei der häufigsten und schwersten Komplikationen im Spätstadium der Schwangerschaft verursacht, durch Placenta praevia (die Plazenta geht dem Kind voran) und Abruptio placentae (vorzeitige Lösung der normal sitzenden Plazenta).

Wenn bei einer der Frauen, die du betreust, im letzten Drittel der Schwangerschaft Blutungen irgendwelcher Art auftreten, setze dich mit dem Arzt in Verbindung. In 90 % dieser Fälle hört die Blutung nach 24 stündiger Bettruhe zumindest vorübergehend auf. Aber es kann sein, daß sie nur scheinbar zum Stillstand gekommen ist oder später wieder anfängt, deshalb ist es gut, wenn du den Arzt auf jeden Fall kommen läßt. *Führe niemals eine vaginale oder rektale Untersuchung bei einer Frau mit Blutungen in diesem Stadium der Schwangerschaft durch, denn wenn die Plazenta vorangeht, kann durch diese Untersuchung ein größerer Blutsturz verursacht werden.*

Bei der **Placenta praevia** ist die Plazenta tief unten in der Gebärmutter eingepflanzt. Die *Placenta praevia totalis* bedeckt den inneren Muttermund vollständig, die *Placenta praevia partialis* bedeckt ihn nur teilweise und bei der

Placenta praevia marginalis reicht der untere Rand der Plazenta nah an den inneren Muttermund heran.

Placenta praevia liegt bei einer von etwa 200 Geburten vor und tritt in der Regel bei älteren Frauen auf sowie bei Frauen, die bereits mehrere Kinder haben. Das einzige Symptom ist eine schmerzlose vaginale Blutung, die normalerweise nach der 28. Schwangerschaftswoche einsetzt. Zu der Blutung kommt es, wenn der unter Teil der Gebärmutter sich dehnt, die Plazenta sich aber nicht mitdehnen kann und sich deshalb ein wenig ablöst und blutet. Es kann sein, daß die Blutung erst mit Beginn der Wehen einsetzt. Der Muttermund weitet und öffnet sich dann, aber die Plazenta bewegt sich nicht von der Stelle. Die Blutung ist normalerweise nicht übermäßig stark, das Blut ist dunkelrot, kann Klümpchen enthalten und fließt oft in unregelmäßigen Abständen ab. Die Blutung hört gewöhnlich zuerst auf und fängt dann später wieder an. Sie ist zuerst meist leicht, kann aber wesentlich stärker werden, wenn sie erneut einsetzt.

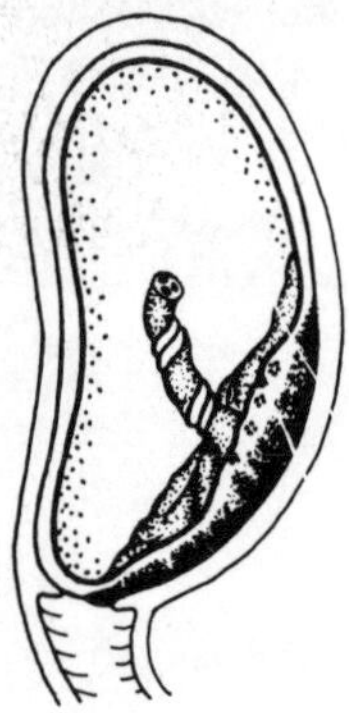

Abb. 109a: Placenta praevia partialis

Bei Plazenta praevia totalis ist ein Kaiserschnitt erforderlich. Plazenta praevia partialis und marginalis werden unter Umständen erst bei Beginn der Wehen festgestellt. Es kann sein, daß der Kopf die Plazenta während der Geburtsarbeit so stark gegen die Gebärmutter und den Muttermund preßt, daß stärkeres Bluten verhindert wird. In diesem Fall ist eine reguläre Entbindung möglich.

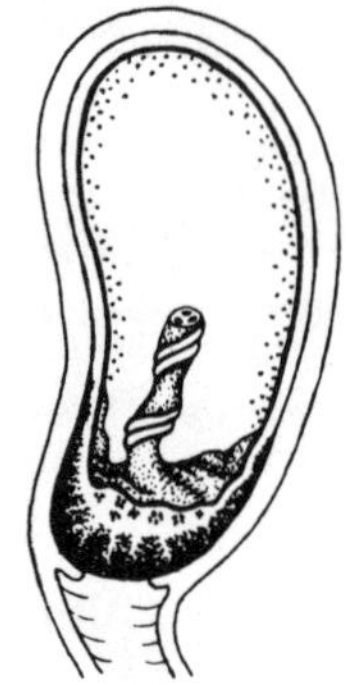

Abb. 109b: Placenta praevia totalis

Placenta praevia kann durch Ultraschall sowie auch durch eine vaginale Untersuchung festgestellt werden. Durch die vaginale Untersuchung, bei der ein Finger durch den Muttermund geschoben wird, kann bei Placenta praevia jedoch ein größeres Blutgefäß verletzt werden, und es kann zu heftigen Blutungen kommen. Eine solche Untersuchung sollte also allenfalls in einem Operationsraum durchgeführt werden, wo alles für eine Bluttransfusion und einen Kiaserschnitt bereitliegt. Wenn der Zustand der Mutter es erlaubt, was normalerweise der Fall ist, sollte man mit solch einer Untersuchung zumindest solange warten, bis das Baby weit genug entwickelt ist um durchzukommen.

Als **Abruptio placentae** bezeichnet man die Ablösung der normal sitzenden Plazenta von der Gebärmutterwand vor der Geburt des Kindes. Sie tritt etwa genauso häufig auf wie Placenta praevia. Abruptio placentae erfolgt normalerweise nach der 28. Woche und ist häufiger bei Frauen anzutreffen, die bereits mehrere Kinder geboren haben. Sie kann verursacht werden durch Schwangerschaftsvergiftung, Bluthochdruck, eine kurze Nabelschnur oder eine Verletzung der Mutter, aber sehr oft ist die Ursache nicht zu klären.

Die Plazenta blutet an der Stelle, an der sie sich von der Wand löst. Die Blutung kann versteckt erfolgen, wobei sich das Blut in der Gebärmutter sammelt und nicht abfließen kann; sie kann teilweise versteckt erfolgen oder aber offensichtlich, wobei alles Blut abfließt. Verstecktes Bluten ist schmerzhaft, da das sich sammelnde Blut Druck in der Gebärmutter erzeugt. Abruptio placentae ist durch unterschiedlich starke Schmerzen gekennzeichnet, die dauerhaft oder unregelmäßig auftreten können, durch einen sehr druckempfindlichen Bauch, eine harte Gebärmutter sowie Schockmerkmale, auch dann, wenn keine Blutung aus der Scheide erfolgt. Es kann zur Gefährdung des Kindes kommen, die Herztöne sind zuerst stark beschleunigt, dann stark verlangsamt, und infolge von Hypoxie finden verstärkte Kindsbewegungen statt, da die Plazenta das Kind mit immer weniger Sauerstoff versorgt. Für die Mutter besteht große Gefahr durch starken Blutverlust, für das Kind ist die Situation ebenfalls lebensbedrohlich, da Erstickungsgefahr besteht. Es ist deshalb von größter Wichtigkeit, verstecktes Bluten frühzeitig zu erkennen und die Mutter sofort ins Krankenhaus zu bringen, und zwar aus mehreren Gründen. Das Kind ist möglicherweise nur durch einen sofortigen Kaiserschnitt zu retten, die Mutter hat unter Umständen soviel Blut verloren, daß eine Bluttransfusion erforderlich ist, und es könnte sein, daß sie wegen einer Blutgerinnungsstörung behandelt werden muß, die sich in manchen Fällen bei vorzeitiger Lösung der Plazenta einstellt.

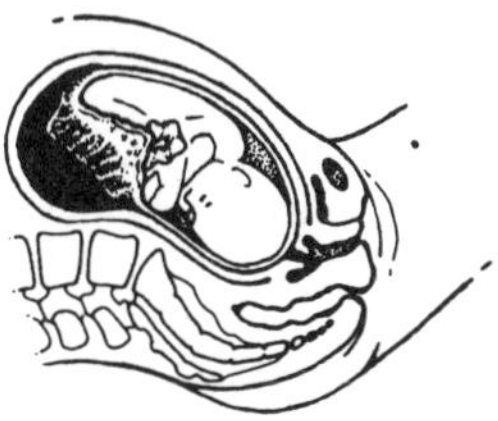

Abb. 110a: Versteckte Abruptio placentae

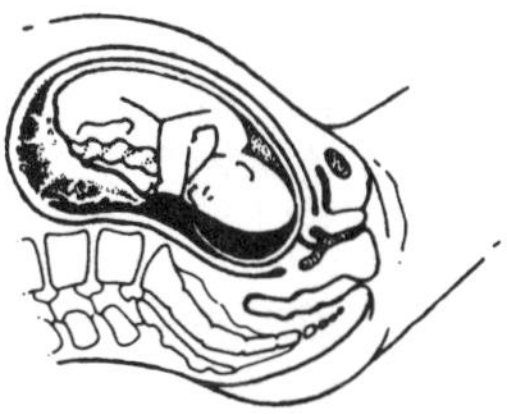

Abb. 110b: Teilweise versteckte Abruptio placentae

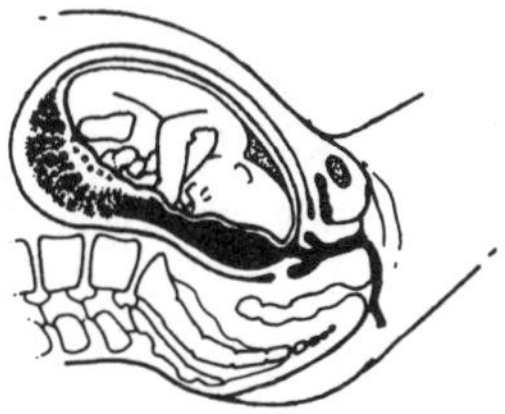

Abb. 110c: Offensichtliche Abruptio plaentae

Hydramnion

Als Hydramnion bezeichnet man die krankhafte Vermehrung der Fruchtwassermenge. Normalerweise ist ungefähr ein Liter Fruchtwasser vorhanden – bei mehr als zwei Litern spricht man von Hydramnion. Die Ursache ist nicht mit Sicherheit bekannt, in erster Linie wird dabei an Diabetes, Schwangerschaftsvergiftung, Zwillinge oder sonstige Schwierigkeiten bei Mutter oder Kind gedacht. In über 20 % der Fälle werden kindliche Mißbildungen festgestellt, besonders des Nervensystems und des Magen- und Darmtraktes. Normalerweise trinkt das Baby vom Fruchtwasser; man nimmt an, daß die Fruchtwassermenge unter anderem auf diese Weise reguliert wird. Kann das Baby aus irgendeinem Grunde, zum Beispiel wegen Darmverstopfung, kein Fruchtwasser trinken, kommt es fast immer zu einem Hydramnion. Einige Theorien besagen, daß es bei Kindern mit Anenzephalie (angeborenes Fehlen des Gehirns) und Spina bifida (Spaltwirbel) dadurch verursacht wird, daß Hirnrükkenmarksflüssigkeit aus den offenliegenden Hirnhäuten in die Fruchtblase sickert.

Wenn du viele schwangere Bäuche gesehen und abgetastet hast, kannst du wahrscheinlich erkennen, wann ein Hydramnion vorliegt. Die Gebärmutter kann größer und härter als normal sein, wodurch die Kindsteile schwerer zu ertasten und die Herztöne schwerer zu hören sind. Du mußt Urin und Blutdruck der betroffenen Frau sorgfältig untersuchen, da Hydramnion bei Diabetes und Schwangerschaftsvergiftung häufiger auftritt. Geringe Grade von Hydramnion (bis zu drei Litern Fruchtwasser) sind relativ häufig. Sind mehr als drei Liter vorhanden oder hat die Mutter unverhältnismäßig starke Beschwerden, sollte sie den Arzt aufsuchen. Er wird zur Sicherheit vielleicht eine Röntgen- oder Ultraschalluntersuchung machen wollen.

Das Hydramnion kann vermehrt zu Ödemen an Beinen und Vulva (äußerer Venusbereich), zu Atembeschwerden, Schlaf- und Verdauungsstörungen, Sodbrennen und Verstopfung führen. Es kann die Geburtsarbeit auf verschiedene Weise beeinträchtigen. Das Vorfallen der Nabelschnur ist wahrscheinlicher. Die Wehen können vorzeitig einsetzen, da die Gebärmutter überdehnt ist. Schwierige Einstellungen sind häufiger, weil das Kind im Fruchtwasser "schwimmt". Da die Gebärmuttermuskeln so stark gedehnt werden und der Kopf aufgrund der großen Flüssigkeitsmenge über dem Muttermund "schwimmt", anstatt Druck auf ihn auszuüben, verläuft die Geburtsarbeit vielleicht langsamer. Wegen der Überdehnung der Gebärmutter kann es nach der Entbindung zu Blutungen kommen.

Sowohl die Probleme, die das Hydramnion verursachen als auch die Komplikationen, die sich als Folge davon ergeben, tragen zu der relativ hohen Säuglingssterblichkeit in diesen Fällen bei, die mit zunehmender Fruchtwassermenge größer wird. Aus diesem Grunde ist eine Schwangerschaft bei schwerem Hydramnion als Risikoschwangerschaft einzustufen, was bedeutet, daß nicht zu Hause entbunden werden sollte.

Absterben des Fetus

Manchmal stirbt das Baby in der Gebärmutter. Dafür gibt es eine Reihe von Gründen, unter anderem Plazentainsuffizienz (ungenügende Versorgung durch die Plazenta) oder Nabelschnurunfälle. Wenn dies bei einer der Frauen, die du betreust, geschieht, laß deine Diagnose durch den Arzt bestätigen und berate dich mit ihm über die Entbindung, denn die Mutter ist einer größeren Infektionsgefahr ausgesetzt, und die Geburtsarbeit verläuft manchmal weniger effektiv. In solch einem Fall braucht eine Frau deine besondere Liebe und Aufmerksamkeit. Sage es den Eltern mit möglichst einfachen und direkten Worten. Nimm die Mutter in den Arm, wenn es ihr recht ist. Es gibt nicht viel, was man Eltern, die soeben ihr Baby verloren haben, zum Trost sagen kann, außer vielleicht, daß die Zeit ihren Schmerz lindern wird. Du kannst sie spüren lassen, daß du mit ihnen fühlst und ihnen so die Last tragen helfen.

Diagnosetests

Es gibt mehrere Tests, die in Krankenhäusern durchgeführt werden können und manchmal für das Wohlergehen von Mutter und Kind hilfreich beziehungsweise notwendig sind.

Amniozentese (Fruchtwasserproduktion)

Dazu stellt der Arzt als erstes die Position des Babys fest, sticht dann mit einer langen Hohlnadel durch die Bauchdecke in die Fruchtblase und entnimmt ihr etwas Flüssigkeit. Das Fruchtwasser stammt von verschiedenen Stellen: den Eihäuten, den Nieren und der Lunge des Babys. Eine Untersuchung des Fruchtwassers kann deshalb viel über den Zustand des Kindes aussagen. Durch die Amniozentese können unter anderem angeborene und genetische Schäden festgestellt beziehungsweise die Frage nach der Gefährdung und dem Reifezustand des Kindes beantwortet werden. (Wenn das Kind aus irgendeinem Grund frühzeitig entbunden werden muß, kann es von großem Vorteil sein zu wissen, wie reif es ist.)

Röntgenuntersuchung

Röntgenuntersuchungen werden normalerweise erst nach der 30. Schwangerschaftswoche durchgeführt, weil vorher der Embryo in stärkerem Maße durch die Strahlen gefährdet ist. Wenn vorher eine Röntgenaufnahme gemacht werden muß, wird ein Bleischutz über den Bauch der Mutter gelegt. Gegen Ende der Schwangerschaft wird manchmal eine Röntgenaufnahme gemacht um festzustellen, ob Zwillinge erwartet werden, ob sich das Kind in einer ungewöhnlichen Stellung befindet, ob es tot ist oder um das Schwangerschaftsalter aufgrund der Knochenreife festzustellen.

Ultraschall

Mit Ultraschall kann man dieselben Dinge feststellen wie mit Röntgenstrahlen und dabei die Gefahren vermeiden, die durch eine starke Bestrahlung entstehen. Bei Ultraschalluntersuchungen werden schwache Klangwellen durch den Bauch der Mutter geschickt. Sie werden vom Körper des Babys zurückgeworfen, von den harten Stellen stärker als von den weichen. Das, was zurückgeworfen wird, wird über dem Bauch mit einem Schallkopf gemessen und auf einem Bildschirm aufgezeichnet. Von der Aufzeichnung kann auch eine Aufnahme gemacht werden.

Weder Röntgen- noch Ultraschalluntersuchungen sollten als Routinemaßnahmen betrachtet, sondern nur dann eingesetzt werden, wenn sie unbedingt erforderlich sind.

Estrioltest

Bestimmte Substanzen, die die Mutter produziert, werden vom Baby und dann von der Plazenta in ein Hormon mit dem Namen Estriol umgewandelt. Mit diesem Labortest wird die Estriolmenge im Urin der Mutter gemessen, die Aufschluß über den Zustand von Kind und Plazenta gibt. Der Test wird in Abständen von ein oder zwei Wochen während des letzten Schwangerschaftsdrittels durchgeführt. Wenn der Wert niedrig ist oder nicht wie normal steigt, heißt das, daß das Kind entbunden werden muß.

Belastungstest

Bei Risikoschwangerschaften kann mit Hilfe dieses Tests nach der 30. Schwangerschaftswoche beurteilt werden, wie das Kind mit der Belastung durch die Geburt fertig wird. Mit einem Pitocin-Tropf werden Geburtswellen erzeugt, und zwar drei pro Minute. Der Herzschlag des Kindes wird dabei ständig überwacht. Ein starkes Absinken der Herzfrequenz während des Tests weist unter Umständen auf die Notwendigkeit hin, das Baby frühzeitig zu entbinden, in einigen Fällen durch Kaiserschnitt.

14. KRANKHEITEN DIE ZU SCHWANGERSCHAFTSKOMPLIKATIONEN FÜHREN KÖNNEN

Eine schwangere Frau kann sich genau wie jeder andere Mensch eine Reihe von Krankheiten zuziehen, von denen sich einige negativ auf die Schwangerschaft auswirken können.

Infektiöse oder Parasitäre Krankheiten

Gonorrhöe

Gonorrhöe (Tripper) kann wirksam behandelt werden, bleibt aber oft unentdeckt. Es ist relativ einfach, im Labor eine Kultur anzulegen, um das Vorhandensein von Gonokokken festzustellen. Vielleicht willst du diesen Test ja bei mehreren oder allen deiner Schwangeren durchführen. *Es kann jedoch sein, daß eine Frau Gonorrhöe hat, obwohl der Befund der Kultur negativ ausgefallen ist.* Gonorrhöe kann nicht über die Plazenta an das Kind weitergegeben werden, aber seine Augen können während der Geburt infiziert werden. Dies kann zur Erblindung führen, was früher häufig der Fall war. Es kann vermieden werden, wenn dem Baby innerhalb weniger Stunden nach der Geburt Argyrol-Tropfen (eine Silbernitratlösung) in die Augen geträufelt werden. Es ist heute eine Routinemaßnahme.

Infektiöse Hepatitis (ansteckende Gelbsucht)

Es ist wichtig, die Hepatitis bei einer Schwangeren zu erkennen, bevor ihr Zustand sehr ernst wird, und nicht die Übelkeit und das Erbrechen allein der Morgenübelkeit zuzuschreiben. Wenn sie an Appetitlosigkeit, Völlegefühl und möglicherweise auch Übelkeit und Erbrechen leidet, kann es sein, daß sie eine Hepatitis hat. Für eine genaue Diagnose muß wahrscheinlich ein Bluttest durchgeführt werden. Liegt tatsächlich eine Hepatitis vor, ist Bettruhe und eine Diät erforderlich, und die Schwangere muß sich lange Zeit schonen. Wenn das Erbrechen zu einem ernsten Porblem wird, muß sie unter Umständen im Krankenhaus intravenös ernährt werden.

Bei Hepatitis im ersten Schwangerschaftsdrittel ist das Risiko, daß das Kind mißgebildet wird, leicht erhöht. Hepatitis kann auch vorzeitige Wehen auslösen.

Herpes

Herpesausschlag (Herpes genitalis) gehört heute zu den häufigsten Geschlechtskrankheiten in den Vereinigten Staaten. Symptome sind schmerzhafte wunde Stellen im Genitalbereich, die nach mehreren Wochen wieder verschwinden. Wer einmal Herpes gehabt hat, kann ihn jederzeit wiederbekommen, hauptsächlich bei physischem oder psychischem Streß. Für schwangere Frauen können diese wunden Stellen äußerst unangenehm sein, sie sollten sich vom Arzt ein Linderungsmittel verschreiben lassen.

Herpes ist für das Baby besonders gefährlich. Nur ganz selten wird er über die Plazenta an das Kind weitergegeben. Im allgemeinen steckt es sich bei der Geburt an, wenn es mit einer Wundstelle in Berührung kommt. Etwa die Hälfte der Kinder, die Herpes bekommen, sterben entweder oder tragen schwere Nerven- oder Augenschäden davon. Deshalb ist es äußerst wichtig, bei der Schwangerschaftsvorsorge herauszufinden, ob eine Frau Herpes gehabt hat und ein Wiederauftreten sofort festzustellen.

Wenn eine Frau in den letzten Schwangerschaftswochen über schmerzhafte Wundstellen klagt, kann durch einen zytologischen Abstrich geklärt werden, ob sie Herpes hat. Die Wundstellen können im oder außerhalb des Geburtskanals auftreten. (Siehe S. 51).

Wenn sie eine Woche vor der Entbindung aktiven Herpes hat, muß mit Kaiserschnitt entbunden werden. Wenn die Fruchtblase vier Stunden oder mehr vor dem Kaiserschnitt geplatzt ist, kann sich das Baby ebenfalls mit Herpes infizieren. In solch einem Fall darf also nicht zuviel Zeit bis zum Kaiserschnitt vergehen.

Malaria

Malaria ist in den Vereinigten Staaten zwar selten, tritt aber in vielen Ländern der Erde noch sehr häufig auf. Sie kann zu Fehlgeburten führen oder vorzeitige Wehen auslösen. Das gilt in der Regel für schwere Malariafälle, beziehungsweise wenn nicht sofort mit einer Behandlung begonnen wurde. Die Krankheit sofort zu erkennen, ist also die beste Möglichkeit, dieses Problem zu vermeiden.

Masern

Masern können vorzeitige Wehen auslösen, haben aber ansonsten keine Auswirkung auf den Schwangerschaftsverlauf.

Mumps

Mumps kann zu Fehlgeburten, vorzeitigen Wehen, Absterben des Fetus oder angeborenen Mißbildungen führen, deshalb sollte eine schwangere Frau Situationen meiden, in denen Ansteckungsgefahr besteht.

Röteln

Man weiß, daß Röteln über die Plazenta die Entwicklung des Kindes beeinträchtigen. Bekommt eine Frau im ersten Schwangerschaftsdrittel die Röteln, beträgt die Wahrscheinlichkeit, daß das Kind geschädigt wird, 20 % (in den ersten vier Wochen ist das Risiko größer, es nimmt dann ab). Je später im Lauf der Schwangerschaft die Röteln auftreten, desto geringer ist das Risiko einer Schädigung. Am häufigsten kommt es zu Herzschäden (zu den verbreitetsten Arten) und Funktionsschäden von Augen und Ohren. Das Kind hat aller Wahrscheinlichkeit nach ein geringes Geburtsgewicht. Geistige Behinderung kann die Folge sein, außerdem sind andere Fehlentwicklungen möglich, aber weniger häufig.

Jede Frau im gebärfähigen Alter, die noch keine Röteln gehabt hat, mit Sicherheit nicht schwanger ist und auch in den nächsten Monaten nicht schwanger werden wird, kann gegen Röteln geimpft werden. Dadurch kann sie ihre zukünftigen Kinder vor Schäden durch Röteln schützen. Durch einen Antikörpertest kann festgestellt werden, ob eine Frau die Röteln bereits gehabt hat oder nicht.

Scharlach

Das hohe Fieber, das kennzeichnend für Scharlach ist, kann eine Fehlgeburt auslösen. Da diese Krankheit durch Streptokokken verursacht wird, kann bei einer Frau, die kurz nach der Entbindung Scharlach bekommt, eine Blutvergiftung entstehen. Sofortiges Erkennen und Behandeln von Streptokokkeninfektionen kann Scharlach verhindern.

Syphilis

Syphilis, besonders im fortgeschrittenen Stadium, ist heute wesentlich seltener geworden als früher. In einigen Staaten der USA ist in der Schwangerschaftsvorsorge ein Syphilisbluttest als Routinemaßnahme vorgeschrieben. Es kann nicht schaden, einige oder alle der Schwangeren, die du betreust, diesem Test zu unterziehen. Syphilis kann mit Erfolg behandelt werden. Wird sie nicht behandelt, kann sich das nachteilig auf Mutter und Kind auswirken.

Eine nicht behandelte Syphilis kann zu späten Fehlgeburten, vorzeitigen Wehen, dem Absterben des Fetus und der Ansteckung des Babys führen. Syphilis schädigt das Kind hauptsächlich im letzten Schwangerschaftsdrittel, weil sie erst dann die Plazentaschranke durchschreitet. Die angeborene Syphilis des Neugeborenen geht oft zuerst ohne sichtbare Symptome einher. Manchmal bekommt das Baby mit etwa einem Monat einen Ausschlag. Syphilis kann mit Erfolg behandelt werden, wenn sie festgestellt wird. Aber wenn sie nicht bis zum Ende des ersten Lebensjahres behandelt wird, können bleibende Knochenschäden die Folge sein.

Typhus

Typhus führt aller Wahrscheinlichkeit nach zur Fehlgeburt oder zu vorzeitigen Wehen, wenn er nicht behandelt wird. Typhus ist für eine schwangere Frau gefährlicher als für eine nicht schwangere. Er kann mit Erfolg behandelt werden. Da die Impfung weder die Schwangere noch das Kind gefährdet, kann sie in Ländern, in denen Typhus verbreitet ist oder plötzlich ausbricht, gegen Typhus geimpft werden.

Schwere Anämie

Leichte Anämie (Blutarmut) während der Schwangerschaft ist weit verbreitet und sogar normal. Siehe auch Seite 51. Es gibt allerdings mehrere verschiedene Arten von Anämie, und in einem schweren Fall kann es sich als notwendig erweisen, daß du weißt, mit welcher du es zu tun hast. Zum Beispiel dann, wenn der Hämatokritwert der Mutter unter 32 oder 33 sinkt und ihre Gesundheit einen angegriffenen Eindruck macht.

Eisenmangelanämie

Eisenmangelanämie, die etwa 95 % der Anämiefälle in der Schwangerschaft zugrunde liegt, kann auch dann andauern, wenn die Schwangere Eisentabletten einnimmt. Wenn ihr Körper Schwierigkeiten hat, das Eisen in dieser Form aufzunehmen, kann sie es mit Langzeitkapseln versuchen, die schonender für den Magen sind, oder die Tabletten zusammen mit Vitamin C einnehmen, das den Körper darin unterstützt, das Eisen zu absorbieren. Wenn das nicht hilft, kann der Arzt es mit einem zu spritzenden Eisenpräparat versuchen. Wenn die Anämie trotzdem bestehen bleibt, solltest du die Schwangere auf die Möglichkeit hin untersuchen, daß eine andere Form von Anämie vorliegt.

Megaloblast-Anämie

Sie kann Müdigkeit, Appetitlosigkeit, Übelkeit und manchmal Erbrechen und Durchfall bewirken. Diese Form von Anämie kann durch Vitamin-B_{12}-Mangel oder Folsäuremangel verursacht werden. Es dauert lange, bis eine Anämie aufgrund von Vitamin-B_{12}-Mangel entstanden ist. Sie wird auch nur selten festgestellt. Ursache kann eine vegetarische Ernährung sein, wenn dieses Vitamin nicht zugesetzt wird. Gelegentlich entsteht im Lauf der Schwangerschaft eine Anämie aufgrund von Folsäuremangel. Sie wird normalerweise durch eine mangelhafte Ernährung verursacht, die auf falsche Eßgewohnheiten, Alkoholismus oder übermäßiges Erbrechen zurückzuführen ist. Durch die Einnahme zusätzlicher Folsäure kann sie behoben werden. Du solltest darauf achten, daß die Frau auch genug Vitamin B_{12} zu sich nimmt, denn falls sie an Vitamin-B_{12}-Mangel leidet und nur Folsäure einnimmt, kann es sein, daß dadurch die Symptome überdeckt werden, aber durch den nach wie vor bestehenden Vitaminmangel Nervenschäden verursacht werden.

Anämie aufgrund einer Infektion

Viele Infektionsarten, von denen einige so schwach sind, daß sie unentdeckt bleiben, können bei einer Schwangeren Anämie verursachen. Das kann zu einer Anämie führen, die keinerlei feststellbare Ursachen hat und weder durch Eisen noch durch Folsäure behoben werden kann.

Aplastische Anämie

Aplastische Anämie ist eine seltene und sehr ernste Krankheit, die während der Schwangerschaft nur selten auftritt. Sie wird in einigen Fällen durch bestimmte Medikamente oder Gifte verursacht und kann zu einem gewissen Grad mit Medikamenten und Transfusionen behandelt werden. Bei dieser Krankheit ist das Risiko ziemlich groß, daß die Wehen vorzeitig einsetzen oder Mutter oder Kind sterben.

Hämolytische Anämie

Bei der hämolytischen Anämie produziert der Körper Antikörper, die seine eigenen roten Blutkörperchen zerstören. Sie kann Teil einer fortschreitenden Krankheit sein – in diesem Fall kann die medikamentöse Therapie, mit der sie behandelt wird, während der Schwangerschaft fortgesetzt werden –, oder sie kann durch die Einnahme bestimmter Medikamente und anderer Substanzen entstanden sein. Es gibt eine bestimmte Stoffwechselstörung, die fast ausschließlich bei Schwarzen festgestellt wird und bei deren Vorhandensein die Einnahme einiger Substanzen, die für die meisten Leute harmlos sind, zu einer hämolytischen (d.h. den roten Blutfarbstoff auflösenden) Reaktion führt. Dieser Zustand kann umgangen beziehungsweise geheilt werden, indem die Substanzen, die die Anämie verursachen, gemieden werden.

Sichelzellenanämie

Sichelzellenanämie ist eine erblich bedingte Krankheit, die hauptsächlich bei Schwarzen auftritt. Für Frauen mit Sichelzellenanämie kann die Schwangerschaft problematisch sein. Die Anämie verschlimmert sich, es kommt häufig zu Infektionen, und oft treten weitere Probleme auf. Es kommt häufiger zu Fehl- und Totgeburten, die Sterblichkeitsrate der Neugeborenen steigt.

Behandlung schwerer Anämie

Die genannten Anämiearten können durch Labortests festgestellt werden. Wenn bei einer Frau aplastische, hämolytische, Sichelzellen- oder eine andere schwere Anämie festgestellt wird, muß sie von einem Arzt behandelt werden. Es gibt Medikamente, die bei den verschiedenen Arten von Anämie helfen können. In einigen Fällen ist auch eine Bluttransfusion oder eine Transfusion roter Blutkörperchen erforderlich.

Erkrankungen des Verdauungsapparates

Akute Blinddarmentzündung

Eine Blinddarmentzündung kompliziert ungefähr eine von 2000 Schwangerschaften. Die Symptome sind etwa dieselben wie bei nicht schwangeren Frauen, aber durch die Schwangerschaft unter Umständen schwerer zu erkennen. Da der Blinddarm dann höher im Bauch sitzt als normal, treten die Schmerzen nicht an der üblichen Stelle auf. Im ersten Schwangerschaftsdrittel kann eine Blinddarmentzündung mit einer ektopischen Schwangerschaft oder einer Eileiterentzündung verwechselt werden, die beide ähnliche Symptome haben. Die Behandlung besteht auch bei Schwangeren in einer sofortigen Entfernung des Blinddarms.

Eine Fehlgeburt oder vorzeitige Wehen können die Folge der Blinddarmentzündung sein. Die Hauptgefahr für die Schwangere liegt in einer ausgedehnten Bauchfellentzündung, wenn der Blinddarm platzt. Mit fortschreitender Schwangerschaft bewegt sich der Blinddarm im Unterleib nach oben, wodurch sich eine Bauchfellentzündung leichter ausbreiten kann. Deshalb ist es wichtig, eine Blinddarmentzündung frühzeitig zu erkennen.

Gastroenteritis

Gastroenteritis ist die Entzündung des Magen-Darm-Kanals, die Magenkrämpfe, Übelkeit, Erbrechen und Durchfall verursacht. Sie kann durch jede Art von Magenbazillus hervorgerufen werden. Eine Magen-Darm-Entzündung kann immerhin so schlimm werden, daß sie vorzeitige Wehen auslöst, deshalb sollte eine Schwangere sich in diesem Fall schonen und wenn nötig von einem Arzt behandeln lassen.

Magengeschwüre

Sie entstehen nur selten im Lauf einer Schwangerschaft, und wenn eine Frau bereits vorher ein Magengeschwür hatte, wird es vermutlich besser werden. In seltenen Fällen kann ein Geschwür sich jedoch auch verschlimmern und möglicherweise sogar zu Blutungen führen.

Geschwürkolitis

Diese Krankheit kann sich durch eine Schwangerschaft sowohl bessern als auch verschlimmern, gelegentlich tritt auch ein bereits abgeklungener Fall von neuem auf. Die Behandlung ist dieselbe wie bei Nichtschwangeren.

Leistenbruch

Ein Leistenbruch, der während der Schwangerschaft auftritt, gibt sich aller Wahrscheinlichkeit nach bis zur Mitte der Schwangerschaft wieder. Behandelt werden die Symptome, eine Operation sollte man nach Möglichkeit vermeiden.

Zwerchfellbruch

Bei einem Zwerchfellbruch – oder einer Hiatushernie – wird ein Stück des Magens oder der Speiseröhre durch das Zwerchfell gedrückt. Ursache kann die Schwangerschaft sein, da der Druck unter dem Zwerchfell erhöht ist. Diese Brüche können bei mehr als 15 % der schwangeren Frauen auftreten, verursachen aber normalerweise keine Symptome und werden demzufolge nicht entdeckt. In der zweiten Schwangerschaftshälfte gehen sie oft einher mit Sodbrennen, Erbrechen, Unterleibsschmerzen und einem Druckgefühl, das besonders im Liegen auftritt. Wenn sich bei einer Frau diese Symptome zeigen, solltest du dich vielleicht mit dem Arzt in Verbindung setzen. Nach der Entbindung erholt sie sich in der Regel vollständig, der Zwerchfellbruch ist im allgemeinen nach einigen Monaten vollkommen verschwunden.

Erkrankungen des Harnsystems

Während der Schwangerschaft erweitern sich die Harnleiter, die den Harn von den Nieren zur Blase leiten, stark – besonders der rechte Harnleiter. Das ist zum Teil auf den Druck zurückzuführen, den die vergrößerte Gebärmutter oder die Eierstockvenen an der Stelle auf die Harnleiter ausüben, an der sie das Becken durchkreuzen und zum Teil auf Hormone, die bewirken, daß die glatten Muskeln sich entspannen. Aufgrund der fehlenden Muskelspannung fließt der Urin nicht so gut, sondern steht häufig im Harnleiter, und wenn dort Bakterien sind, kommt es leichter als sonst zu Infektionen. Die Schwierigkeiten treten häufig in der zweiten Hälfte der Schwangerschaft auf.

Erweiterte und verstopfte Harnleiter können die Ursache dafür sein, daß der Urin sich bis in die Nieren staut. Dieser Zustand wird Hydronephrose genannt, er kann Schmerzen auf einer oder auf beiden Seiten des unteren Rückens verursachen. Die Schmerzen sind oft unbestimmt und treten in unregelmäßigen Abständen auf. Wenn eine Frau über solche Schmerzen klagt, muß ihr Harn auf eine Entzündung der Harnwege hin untersucht werden. Setze dich mit dem Arzt in Verbindung.

Bei einer **Blasenentzündung** ist allein die Blase entzündet. Die Betroffene hat den Drang, häufig zu pinkeln, das Pinkeln selbst verursacht oft ein brennendes Gefühl. Wird eine Blasenentzündung nicht behandelt, kann sie sich zu einer Pyelonephritis ausweiten.

Eine **Pyelonephritis** in der Schwangerschaft ist nicht ungewöhnlich. Es handelt sich dabei um eine allgemeine Entzündung des Harnsystems, einschließlich der Nieren. Im allgemeinen Sprachgebrauch wird sie als "Nierenbeckenentzündung" bezeichnet.

Etwa 5 - 10 % aller schwangeren Frauen bekommen eine Infektion der Harnwege; auch nach der Entbindung ist das Risiko, eine solche Infektion zu bekommen, leicht erhöht. Die Symptome können sich nach und nach entwikkeln, aber oft treten sie gleich sehr heftig auf. Die Infektion geht oft mit Fieber (manchmal 39.5° oder mehr) und Schüttelfrost einher. Es treten Schmerzen im Rücken direkt unterhalb der Rippen auf, auf einer oder auf beiden Seiten – meistens ist die rechte Seite stärker betroffen. Manchmal werden die Schmerzen auch im Unterleib gespürt. Das Pinkeln kann häufig und schmerzhaft sein, die Betroffene fühlt sich allgemein unwohl. Die Pyelonephritis kann vorzeitige Wehen auslösen. Wenn du vermutest, daß eine Frau eine Entzündung der Harnwege hat, besprich mit dem Arzt, was zu tun ist.

Chronische Nierenbeschwerden – Die Nieren reinigen den Körper von Abfallstoffen und halten den Mineralien- und Flüssigkeitshaushalt des Körpers im Gleichgewicht. Um ein Baby heranwachsen zu lassen, muß der Körper einer Frau wesentlich mehr arbeiten als normal. Wenn sie schwanger ist, müssen deshalb auch die Nieren wesentlich mehr arbeiten. Nierenerkrankungen, einschließlich periodisch wiederkehrender Infektionen, komplizieren die Schwangerschaft, da die Nieren zusätzlich belastet werden. Chronische Nierenbeschwerden vergrößern die Wahrscheinlichkeit einer akuten Infektion der Harnwege während der Schwangerschaft. Oft sind sie die Ursache für zu hohen Blutdruck, und bei Frauen mit Nierenbeschwerden treten häufiger Schwangerschaftsvergiftungen auf. Jede Frau, die chronische Nierenbeschwerden hat, sollte sich während ihrer Schwangerschaft zumindest einmal von einem Arzt deswegen untersuchen lassen.

Chronische Beschwerden

Eine Frau mit chronischen Beschwerden, gleich welcher Art, sollte sich zu Beginn ihrer Schwangerschaft von einem Arzt untersuchen lassen. Zu chronischen Beschwerden gehören zum Beispiel rheumatische Herzleiden, Diabetes, chronischer Bluthochdruck, Nierenprobleme und Unterfunktion der Schilddrüse.

Herz

In der Schwangerschaft ist das Blutvolumen um ein Drittel erhöht, das Herz vergrößert sich, und bei jedem Herzschlag wird mehr Blut als sonst durch das Herz gepumpt. Gegen Ende der Schwangerschaft muß das Herz außerdem stärker arbeiten, um für zusätzliche 20 Pfund oder mehr den Kreislauf aufrecht zu erhalten. Viele Frauen mit Herzbeschwerden durchlaufen Schwangerschaft und Entbindung ohne Schwierigkeiten, aber einige Frauen müssen sorgfältig beobachtet werden, und manchmal ist eine Entbindung im Krankenhaus wegen der zusätzlichen Belastung durch die Geburtsarbeit unumgänglich. Wenn eine Frau Herzgeräusche oder sonst ein Herzleiden hat, setze dich mit dem Arzt in Verbindung.

Chronischer Bluthochdruck

Etwa 10 % der Schwangeren hatten schon vor ihrer Schwangerschaft einen hohen Blutdruck, besonders die Frauen, die bereits mehrere Kinder haben und die über 35-jährigen. Wenn eine Frau vor der 20. Schwangerschaftswoche Bluthochdruck hat, hatte sie ihn wahrscheinlich schon bevor sie schwanger wurde. Unkomplizierter Bluthochdruck wirkt sich normalerweise nicht auf die Schwangerschaft aus, aber diese Frauen neigen mehr als andere zu Toxikosen, deshalb müssen sie eine gute Schwangerschaftsvorsorge bekommen. Im Harn kann etwas Protein enthalten sein (bis zu +1), aber wenn der Proteingehalte viel über +1 steigt und eine ungewöhnlich starke Gewichtszunahme erfolgt oder Ödeme auftreten, entwickelt sich vermutlich eine Schwangerschaftstoxikose.

Unterfunktion der Schilddrüse

Eine leichte Unterfunktion der Schilddrüse ist relativ häufig anzutreffen. Durch eine Schwangerschaft wird die Schilddrüse zusätzlich belastet, bei Unterfunktion braucht sie deshalb etwas Unterstützung. Ein Arzt kann feststellen, in welcher Stärke ein Mittel erforderlich ist, und mit Hilfe dieses Mittels müßte die Schwangerschaft problemlos verlaufen.

In schweren Fällen oder bei unzureichender Behandlung kann die Unterfunktion der Schilddrüse zur Fehlgeburt, zu vorzeitigen Wehen oder Mißbildungen des Kindes führen.

Diabetes (Zuckerkrankheit)

Die Schwangerschaft bedeutet selbst bei gesunden Frauen eine Belastung des Kohlehydratstoffwechsels. Durch die zusätzliche Belastung, die eine Schwangerschaft mit sich bringt, kann ein vordiabetischer Zustand offen in Erscheinung treten. Die Zuckertoleranz des Körpers verändert sich, deshalb muß die Insulindosierung sorgfältig reguliert werden. Schwangerschaftsvergiftungen und Hydramnion treten bei zuckerkranken Frauen häufiger auf als bei anderen. Das Baby ist stärker gefährdet als die Mutter. Es kommt häufiger als gewöhnlich zum Absterben des Fetus nach der 36. Woche, und die Sterblichkeitsrate bei den Neugeborenen ist erhöht. Die Kinder zuckerkranker Frauen sind oft ungewöhnlich groß und anfällig für mehrere Schwierigkeiten, die für Frühgeburten nicht unüblich sind, aber bei termingerecht geborenen Kindern selten auftreten. Wegen dieser möglichen Schwierigkeiten raten wir Diabetikerinnen nicht zu Hausgeburten.

15. GEBURTSKOMPLIKATIONEN

Komplikationen vor dem Geburtstermin

Vorzeitige Wehen

Die Wehen gelten als vorzeitig, wenn sie drei Wochen oder länger vor dem errechneten Termin einsetzen. Über 10 % der Entbindungen in den Vereinigten Staaten sind Frühgeburten. Zusammen mit den daraus folgenden Problemen ist die Frühgeburt die häufigste Ursache für den Tod des Neugeborenen, deshalb mußt du alles nur Mögliche tun, um sie zu verhindern.

Vorzeitige Wehen können durch eine Verletzung oder durch Krankheiten der Mutter sowie durch Mehrlingsschwangerschaften (wegen der starken Dehnung der Gebärmutter) verursacht werden. Normalerweise ist die Ursache jedoch nicht offensichtlich.

Wenn bei einer Schwangern die Wehen fühzeitig einsetzen, stelle ein einziges Mal fest, wie weit ihr Muttermund geöffnet ist. Untersuche sie danach nicht mehr, es sei denn, die Geburtsarbeit scheint weiter voranzugehen – zu häufiges Untersuchen kann die Wehentätigkeit anregen.

Wenn keine Zeichenblutung stattgefunden hat und der Muttermund nicht (oder nur wenig – 1 cm) geweitet ist, laß die Mutter sich betrinken. Alkohol ist ein Beruhigungsmittel und unterdrückt die Oxytocin-Absonderung der Hypophyse (Hirnanhangsdrüse). Das ist ein gutes Mittel, um die Wehen zu stoppen. Die Frau sollte im Bett bleiben, und alles um sie herum sollte möglichst angenehm und ruhig sein. Wenn 24 Stunden lang keine weiteren Geburtswellen kommen, kann sie aufstehen und sich ein wenig durchs Haus bewegen und allmählich immer länger aufbleiben, wenn auch die nächsten Tage ohne Geburtswellen vergehen. Wenn selbst durch leichte Aktivitäten (und sei es nur Aufstehen) die Geburtswellen verstärkt werden, sollte sie sie unterlassen. In einigen Fällen ist eine vollständige Bettruhe über mehrere Wochen die einzige Möglichkeit zu verhindern, daß das Baby zu früh kommt. Wenn eine Schwangere kurz davor ist, Geburtswellen zu bekommen, kann Liebemachen der Auslöser dafür sein, daß sie wirklich einsetzen, deshalb sollte sich das Paar eine Zeitlang enthalten, um dem Baby etwas mehr Zeit zu geben.

Es kann auch passieren, daß du glaubst, du hast es mit vorzeitigen Wehen zu tun, während in Wirklichkeit der Geburtstermin falsch bestimmt worden ist. Untersuche, wie groß das Baby ist, überprüfe noch einmal das Datum der letzten Periode und komme anschließend so gut es geht zu einem Urteil. Setze dich mit dem Arzt in Verbindung, wenn die Wehen einsetzen und du dir nicht sicher bist, ob das Kind wirklich zu früh kommt.

Wenn es wirklich eine Frühgeburt ist, sollte das Baby im Krankenhaus entbunden werden, wo alle zur Versorgung des Babys notwenigen Einrichtungen vorhanden sind.

Vorzeitiger Blasensprung

Manchmal platz die Fruchtblase bevor die Wehen einsetzen. Wenn sie nicht innerhalb von sechs Stunden nach dem Blasensprung einsetzen, verständige den Arzt. Er wird vielleicht die Geburt einleiten wollen oder der Mutter unter Umständen ein Antibiotikum geben wollen, um eine Infektion zu vermeiden. Überwache ihre Temperatur und die Herztöne des Babys sorgfältig, und warte auf den Beginn der Wehen. Sie setzen manchmal erst mehrere Tage nach dem Blasensprung ein, was in Ordnung ist, solange es zu keiner Infektion kommt. Aber die Fruchtblase dient als Schutz vor Bakterien, und sobald sie geplatzt ist, hindert nichts die Bakterien daran, in die Gebärmutter aufzusteigen und eine Infektion zu verursachen. Sie wäre sehr gefährlich für das Baby und könnte selbst dann auftreten, wenn die Frau Antibiotika bekommt. Wenn die Fruchtblase mehrere Wochen oder noch früher vor dem errechneten Geburtstermin platzt, ist die Frühreife des Babys ein weiterer zu berücksichtigender Faktor. Gelegentlich springt die Fruchtblase oder beginnt zu lecken, schließt sich dann aber wieder und bleibt mehrere Wochen geschlossen.

Bei einem vorzeitigen Blasensprung besteht die Gefahr, daß die Nabelschnur durch den Gebärmutterhals am führenden Teil vorbei hinausgespült wird.

Überprüfe den Muttermund und die Herztöne des Kindes direkt nach dem Blasensprung um auszuschließen, daß die Nabelschnur vorgefallen ist.

Um jeden Zweifel auszuräumen, ob die Fruchtblase leckt oder gerade gesprungen ist, kannst du mit Indikatorpapier einen Test machen. Indikatorpapier kannst du in einer Apotheke besorgen. Für den Test mußt du die Muschi der Frau waschen und den Gebärmutterhals mit einem sterilen Spekulum freilegen. Ergreife ein Stückchen des Indikatorpapiers mit einer Schwammklemme und halte es an den Muttermund. Zusammen mit dem Papier bekommt man eine Tabelle, die Auskunft darüber gibt, welche Farbe welchen pH-Wert anzeigt. Die Absonderungen der Muschi sind normalerweise sauer (pH 4,5 – 5,5). Urin ist sauer (etwa 6). Fruchtwasser ist alkalisch (7,0 – 7,5). Wenn der pH-Wert über etwa 6,5 liegt, ist das, was herauskommt also aller Wahrscheinlichkeit nach Fruchtwasser. Blut ist alkalisch; wenn die Zeichenblutung erfolgt ist, kann das Testergebnis alkalisch sein, ob die Fruchtblase gesprungen ist oder nicht.

Eine andere Testmöglichkeit besteht darin, ein wenig der ausgelaufenen Flüssigkeit auf ein Glasplättchen zu geben und es unter einem Mikroskop zu untersuchen. Nur bei Fruchtwasser zeigt sich ein Farnmuster.

Komplikationen in der Eröffnungs- und der Austreibungsphase

Vorfallen der Nabelschnur

Man sagt, die Nabelschnur ist vorgefallen, wenn sie nach dem Blasensprung durch den Muttermund und vor das vorangehende Kindsteil gerutscht ist.

Vom Vorliegen der Nabelschnur spricht man, wenn sie teilweise unter dem vorangehenden Teil liegt und die Fruchtblase noch heil ist. Unter diesen Bedingungen liegt die Sterblichkeitsrate des Säuglings bei ungefähr 50 %. Zum Glück kommt es nicht oft zu diesem Umstand.

Wenn die Nabelschnur vorfällt, ist der vorangehende Kindsteil normalerweise nicht gut in die untere Gebärmutter eingestellt. Die Ursachen sind oft Hydramnion, Frühgeburt, Steißlage oder Querlage des Babys. Manchmal ist die Nabelschnur auch ungewöhnlich lang.

Wenn die Fruchtblase platzt oder die Herztöne des Kindes unregelmäßig werden, stelle immer fest, ob die Nabelschnur vorgefallen ist. Es kann sein, daß die Nabelschnur so lang ist, daß sie in einer Schlaufe aus der Muschi heraushängt, aber normalerweise muß durch eine Scheidenuntersuchung festgestellt werden, ob sie vorgefallen ist.

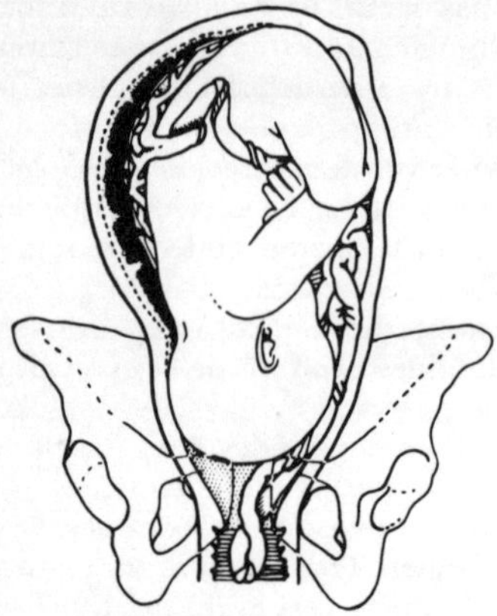

Abb. 111a: Vollständiger Vorfall der Nabelschnur

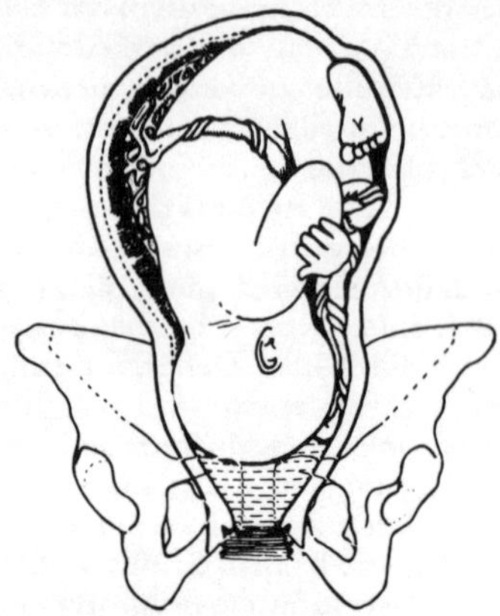

Abb. 111b: Versteckter Vorfall oder Vorliegen der Nabelschnur

Was du tun mußt

Wenn die Nabelschnur noch pulsiert, kannst du davon ausgehen, daß das Baby in guter Verfassung ist. Damit das auch so bleibt, mußt du möglichst bald entbinden.

1. Die Mutter soll sich in Knie-Brust-Stellung begeben.

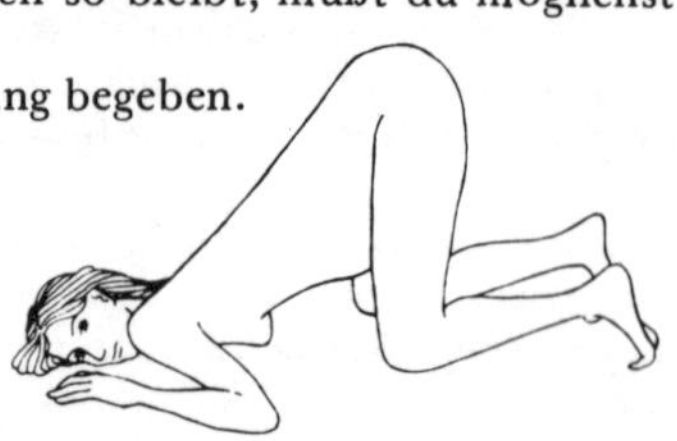

Abb 112: Knie-Brust-Stellung

2. Schiebe deine Hand, über die du einen langen sterilen Handschuh gezogen hast, den Geburtskanal hoch und drücke den Kopf (oder Po) des Babys während der Geburtswellen nach oben.
3. Wenn die Nabelschnur aus der Muschi heraushängt, wärme und schütze sie mit einem warmen, feuchten, sterilen Tuch, damit die Blutgefäße sich nicht verkrampfen.
4. Gib der Mutter Sauerstoff.
5. Bringe sie so schnell wie möglich ins Krankenhaus.

Bei Vorfall der Nabelschnur in der Eröffnungsphase ist ein Kaiserschnitt erforderlich, es sei denn, es gelingt dem Arzt, die Nabelschnur rasch wieder an Ort und Stelle zu bringen. Bei Vorfall der Nabelschnur in der Austreibungsphase kann das Baby schnell mit Hilfe einer Zange geholt werden oder, wenn es sich sofort nach unten bewegt, kann es rasch mit oder ohne Dammschnitt entbunden werden.

Gefährdung des Ungeborenen

Das Kind ist gefährdet, wenn die Mutter nicht genug Sauerstoff bekommt und Hypoxie einsetzt. Die Ursache dafür kann eine lange Geburtsdauer sein, Schwierigkeiten mit Plazenta oder Nabelschnur, Schwangerschaftstoxikose oder Diabetes der Mutter oder eine angeborene Schädigung des Babys.

Wenn das Baby während der Geburt nicht genug Sauerstoff bekommt, entspannen sich in der Regel die Schließmuskeln des Afters, und Kindspech wird in das Fruchtwasser abgegeben, wodurch es eine bräunliche oder grünliche Farbe annimmt. Eine anhaltende Verlangsamung oder Beschleunigung des kindlichen Herzschlags, Verfärbung des Fruchtwassers durch Kindspech, wenn das Kind nicht in Steißlage ist sowie unnormal heftige Bewegungen des Kindes werden als Anzeichen für eine mögliche Gefährdung angesehen. Es ist absolut nicht ungewöhnlich, daß bei der Geburt eines dieser Anzeichen auftritt und trotzdem ein lebendes, vollkommen gesundes Kind geboren wird. Selbst bei zwei Anzeichen für eine Gefährdung des Kindes kann es gesund geboren werden, obwohl statistisch gesehen in diesem Fall die Wahrscheinlichkeit größer wäre, daß das Kind gefährdet ist.

Wenn der Herzschlag zu schnell oder zu langsam ist, laß die Mutter ihre Stellung verändern. Manchmal normalisiert er sich dadurch. Wenn der Herzschlag des Babys nach einer Geburtswelle für länger als eine Minute unter 100 Schläge pro Minute sinkt, mußt du so schnell wie möglich entbinden. Wenn die Austreibungsphase schon weit vorangeschritten ist, gib der Mutter Sauerstoff, mache notfalls einen Dammschnitt und hole das Kind möglichst rasch. Wenn die Mutter noch in der Eröffnungsphase ist, muß das Kind unter Umständen mit Kaiserschnitt entbunden werden. Bringe die Mutter sofort ins Krankenhaus. Gib ihr unterwegs Sauerstoff.

Einatmen von Kindspech – Wenn Kindspech im Fruchtwasser ist, kann es passieren, daß das Kind vor oder während der Entbindung ein wenig davon in seine Lunge saugt (einatmet). Kindspech greift die Lunge an und kann nach der Geburt zum Atemnotsyndrom des Neugeborenen sowie mehrere Tage lang zu Schwierigkeiten beim Trinken und Atmen führen. Wenn das Fruchtwasser vor der Geburt durch Kindspech verfärbt war, mußt du Nase und Mund des Babys auf jeden Fall sorgfältig freisaugen, sobald der Kopf geboren ist – *noch bevor das Kind zu atmen versucht.*

Komplikationen in der Nachgeburtsphase

Nachgeburtsblutungen

Achte nach der Geburt des Kindes sorgfältig darauf, in welcher Verfassung die Mutter ist und wieviel Blut sie verliert. In manchen Fällen verlieren die Muskeln der Gebärmutter ihre Spannung und ziehen sich nicht genug zusammen, um die Blutgefäße der Plazentahaftstelle abzukneifen. Jeder während und nach der Geburt auftretende Blutverlust von über 500 ml wird als verstärkte Nachgeburtsblutung definiert. 500 ml sind etwa zwei Tassen voll. Denke aber auch daran, daß Bluten manchmal schlimmer aussieht als es wirklich ist. Wie schlimm eine Blutung ist, kannst du am besten danach beurteilen, wie sie sich auf die Mutter auswirkt. Nachgeburtsblutungen treten meistens nach der Geburt des Kindes und vor oder unmittelbar nach Ausstoßung der Plazenta auf. Sie können aber auch jederzeit im Lauf des ersten Tages einsetzen.

In einigen Fällen ist das Risiko, daß es zu Nachgeburtsblutungen kommt, erhöht.

1. Wenn eine Frau bereits vorher Blutungen gehabt hat.
2. Wenn eine Frau zwei oder mehr Kinder in sehr kurzen Zeitabständen bekommen hat. (Das Risiko ist geringer, wenn sie ihren Körper durch Gymnastik zwischen den Schwangerschaften wieder in gute Form gebracht hat.)
3. Wenn eine Frau Zwillinge geboren hat oder Hydramnion hatte. Eine überdehnte Gebärmutter kann ihre Muskelspannung schlecht beibehalten.
4. Wenn eine Frau an Blutarmut leidet.
5. Wenn eine Frau zu Beginn der Geburt Blut verloren hat, etwa durch vorzeitige Lösung der Plazenta oder durch Placenta praevia.
6. Wenn die Geburt unverhältnismäßig lange dauert.
7. Wenn die Plazenta tief sitzt.

Wenn irgend etwas in der Gebärmutter zurückbleibt, wie zum Beispiel ein Stück der Plazenta oder ein Blutklumpen, kann sie sich nicht so zusammenziehen, wie es notwendig wäre, um die Blutgefäße der Plazentahaftstelle zusammenschnüren.

Behandlung

Per Definition spricht man bei einem Blutverlust von 500 ml oder mehr von Nachgeburtsblutung, aber du solltest auch schon bei geringerem Blutverlust eingreifen. Wenn plötzlich ein Blutschwall aus der Muschi hervorströmt, mußt du sofort handeln.

Lege die Mutter flach auf den Rücken.

Massiere die Gebärmutter, damit sie sich zusammenzieht. Die Gebärmutter verfügt über die wunderbare Fähigkeit, auf Berührungsreiz zu reagieren. Massiere so feste wie nötig, um zu erreichen, daß sie sich zusammenzieht. Es kann sein, daß du ziemlich fest kneten mußt, um sie "aufzumuntern".

Bitte deine Assistentin, der Mutter gleichzeitig eine intramuskuläre Injektion von 10 Einheiten Pitocin oder 0,2 mg Methergin zu geben. Lege die Füße der Mutter hoch.

Massiere solange weiter, wie die Gebärmutter ihre Muskelspannung wieder verliert, sobald du aufhörst. Wenn die Mutter bereits soviel Blut verloren hat, daß sie blaß und schwach ist, bringe sie ins Krankenhaus. Sie braucht höchstwahrscheinlich eine Bluttransfusion. Gib ihr Unterwegs Sauerstoff und etwas Flüssigkeit zu trinken, wenn sie genug bei Bewußtsein ist um zu trinken.

Bei sehr starker Blutung nach der Geburt des Kindes und der Ausstoßung der Plazenta mußt du die Gebärmutter unter Umständen zwischen deinen Händen zusammenpressen. Ziehe dazu einen sterilen Handschuh über eine Hand und schiebe sie, zur Faust geschlossen, den Geburtskanal hinauf, lege die andere Hand auf die Bauchdecke des Unterleibs. Tauche mit der inneren Hand unter die Gebärmut-

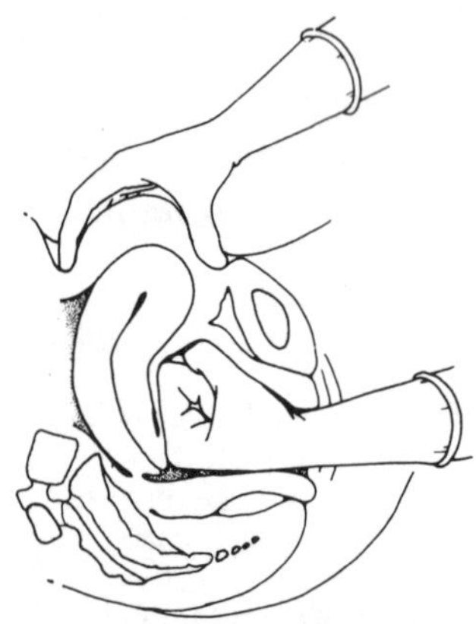

Abb. 113: Zusammenpressen der Gebärmutter, um übermäßiges Bluten zu stoppen

ter und ziehe sie auf das Schambein zu. Presse dann beide Hände fest zusammen, bis die Gebärmutter sich zusammenzieht und hart bleibt.

Anmerkung: Du solltest zur Stillung der Nachgeburtsblutung nicht mehr als eine Methergin-Spritze geben, weil dieses Mittel den Blutdruck zu stark in die Höhe treiben kann. Du darfst es überhaupt nicht spritzen, wenn der Blutdruck vor der Entbindung höher als 140/90 ist. Wenn eine zweite Spritze erforderlich ist, nimm Pitocin und laß gleichzeitig jemanden die Gebärmutter massieren.

Placenta adhaerens (Sich nicht lösende Plazenta)

Wenn die Plazenta nicht innerhalb einer Stunde nach der Geburt ausgestoßen wird und die Gebärmutter hart bleibt (keine besondere Blutung), besprich mit dem Arzt, ob die Frau ins Krankenhaus gebracht werden sollte.

Bringe sie ins Krankenhaus, wenn sie stärker blutet. Manchmal kann es erforderlich sein, die Plazenta mit der Hand (manuell) zu lösen, um die Blutung unter Kontrolle zu bringen. Ziehe dazu einen langen sterilen Handschuh an.

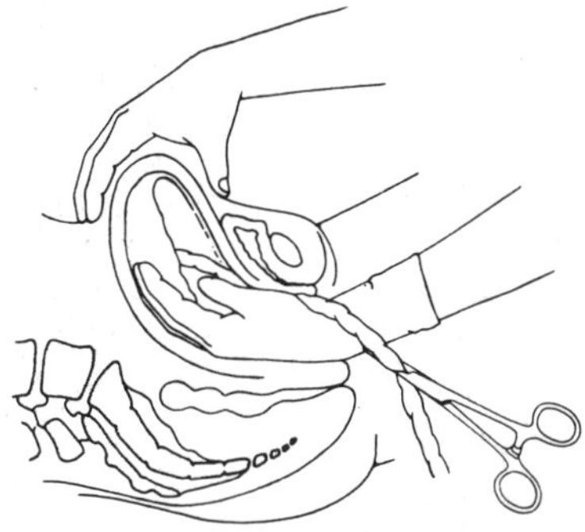

Abb. 114: Manuelle Lösung der Plazenta

Umkrempelung der Gebärmutter

Diese Komplikation der Nachgeburtsphase tritt zum Glück sehr selten auf (bei einer von 15.000 Entbindungen).

Die Umkrempelung kann teilweise oder vollständig sein (im letzteren Fall ragt die Gebärmutter aus der Muschi heraus). Das kann einen Schockzustand oder starke Blutungen auslösen.

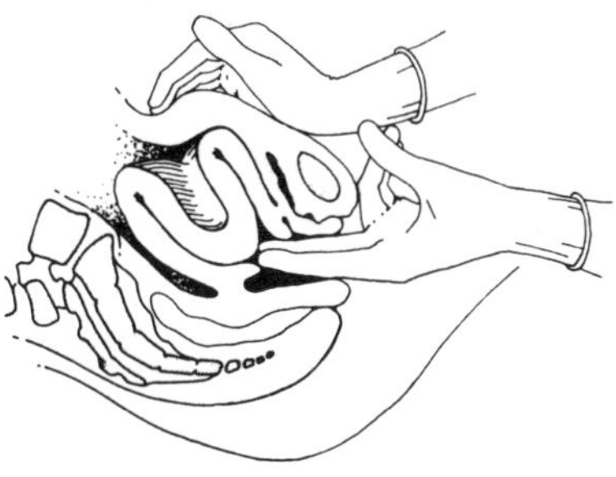

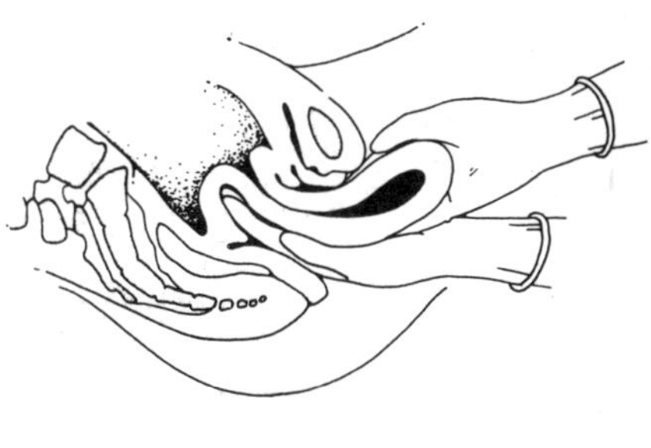

Abb. 115a: Teilweise Umkrempelung Abb. 115b: Vollständige Umkrempelung

Ziehe einen langen sterilen Handschuh über. Krempele die Gebärmutter sofort zurück, indem du die Hand mit dem sterilen Handschuh in den Geburtskanal einführst und die in der hohlen Hand liegende Gebärmutter kräftig in Richtung Nabel schiebst. Die andere Hand liegt auf der Bauchdecke. Drücke dann die äußere und die innere Hand gegeneinander, um die zurückgekrempelte Gebärmutter dazu zu bringen, sich zusammenzuziehen.

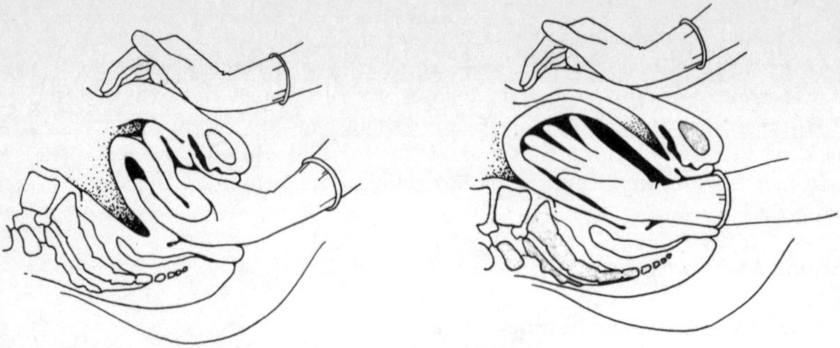

Abb. 116: Zurückkrempelung der Gebärmutter

Schockzustand

Zu einem Schockzustand kann es infolge von Blutungen, Dehydrierung, Anämie oder Angst kommen. Symptome für einen Schockzustand sind:

1. Ein Pulsschlag von über 90.
2. Niedriger Blutdruck – der systolische Druck beträgt weniger als 100 mmHg.
3. Blasse Hautfarbe, kalter Schweiß.
4. Niedrige Körpertemperatur.

Bringe die Mutter ins Krankenhaus. Gib ihr unterwegs zu trinken, wenn sie in der Lage ist zu trinken. Lege ihre Füße hoch, damit das Blut zum Herzen und zu den lebenswichtigen Organen fließt, und gib ihr Sauerstoff. Halte sie warm, damit sie nicht zittert, aber erhöhe die Temperatur ihrer Haut nicht, bis sie wieder etwas Farbe hat, da sie alles verfügbare Blut in den lebenswichtigen Organen braucht.

16.
GEBURTSVERLETZUNGEN

Es ist unwahrscheinlich, daß Geburtsverletzungen auftreten, wenn nicht bei der Entbindung Oxytocine verabreicht oder das Kind mit einer Zange geholt wird.

Geburtsgeschwülste

Als **Kopfgeschwulst** (Caput succedanum) bezeichnet man eine Schwellung des Kopfes, zu der es während der Austreibungsphase dadurch kommen kann, daß der Kopf vom Muttermundsaum umschnürt wird. Durch den Druck werden die zur Kopfhaut führenden Blutbahnen teilweise abgeschnürt, was zu Blutungen und Ödemen im lockeren Kopfhautgewebe führt. Die Größe der Kopfgeschwulst kann sehr unterschiedlich sein, je nachdem wie stark der Druck ist und wie lange Druck ausgeübt wird. Wenn man auf die Geschwulst drückt, bildet sich eine Druckstelle, es kann auch einen blauen Fleck geben. Diese Geschwulst ist harmlos. Sie ist zum Zeitpunkt der Geburt am größten und geht meist innerhalb eines Tages zurück. Sorge dafür, daß die Eltern wissen, daß diese Geschwulst harmlos ist.

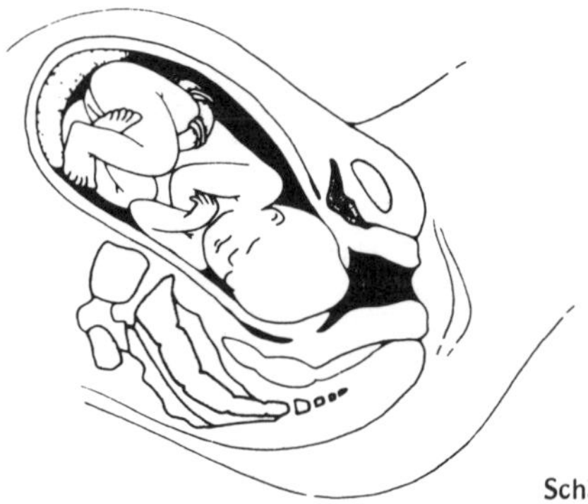

Abb 117: Wie eine Kopfgeschwulst entsteht

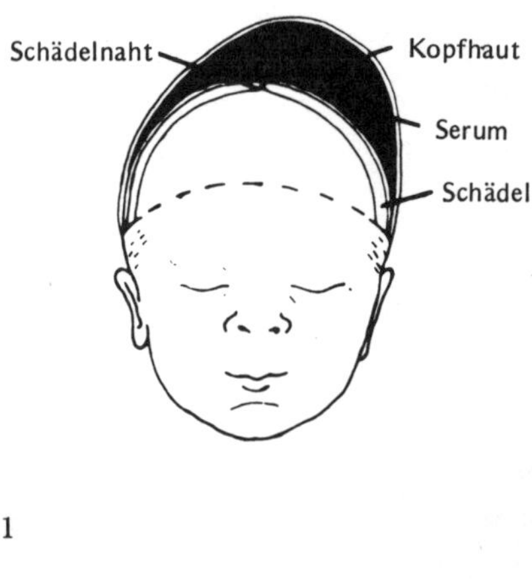

Abb. 118: Kopfgeschwulst

Zu einer **Kopfblutgeschwulst** (Kepalhämatom) kommt es, wenn sich Blut zwischen Schädel und Knochenhaut (Periost) sammelt. Durch den starken Druck, der während der Austreibungsphase auf den Kopf ausgeübt wird, können kleine Blutgefäße reißen. Diese Art von Geschwulst entsteht normalerweise über einem der Scheitelbeine, kann sich aber nie über die Schädelnähte hinaus ausbreiten, weil das Periost, unter dem sich das Blut sammelt, an den Schädelnähten fest mit dem Kopf verwachsen ist. Gelegentlich bilden sich auch zwei Geschwulste.

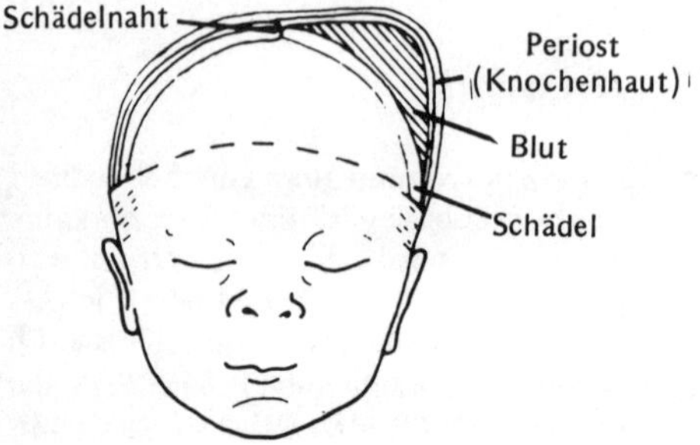

Abb. 119: Kopfblutgeschwulst

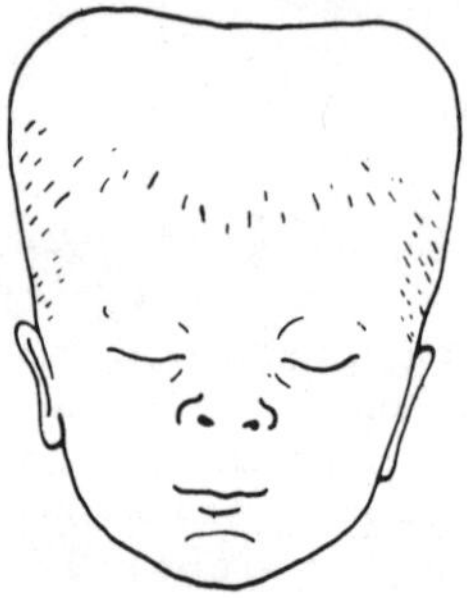

Abb. 120 Doppelte Kopfblutgeschwulst

Eine Kopfblutgeschwulst entwickelt sich in der Regel erst einige Stunden nach der Geburt und kann im Laufe des Tages noch größer werden. Die Stelle verfärbt sich nicht, und wenn man sie anfaßt, bildet sich keine Druckstelle. Eine besondere Behandlung ist nicht erforderlich. Die Geschwulst geht nach mehreren Wochen allmählich zurück. Versichere den Eltern, daß sie sich vollständig zurückbildet.

Knochenbrüche

Manchmal kann es bei dem Versuch, ein großes Baby durch eine kleine Öffnung zu holen, zu einem Arm- oder Schlüsselbeinbruch kommen. Du hörst es wahrscheinlich, wenn ein Knochen bricht. Außerdem ist die Bruchstelle eindeutig zu ertasten. Sprich mit dem Arzt. Bei einem Neugeborenen heilt ein Knochenbruch sehr schnell.

17. ANGEBORENE MISSBILDUNGEN

Die Hebamme sollte dazu in der Lage sein, einige der möglichen angeborenen Mißbildungen zu erkenn, damit sie das Kind zur Behandlung an einen Arzt weitergeben kann. Solche Mißbildungen sind selten. Hier werden nur die Mißbildungen erwähnt, die behandelt werden können.

Mißbildungen des Zentralnervensystems

Spina bifida (Spaltwirbel)

Bei Spina bifida handelt es sich um einen angeborenen Spalt in den Wirbelbögen. Die Wirbel, die das Knochenmark normalerweise umschließen, sind in diesem Fall nicht ganz geschlossen, so daß das Knochenmark offenliegt und manchmal heraussteht. Ein leichter Fall stellt keine Schwierigkeit dar, außer einer kleinen Vertiefung im Rücken des Babys treten keine Symptome auf. In schwierigen Fällen können die Rückenmarkshäute (Meninges) herausstehen, was man als Meningocele bezeichnet, oder das Rückenmark wölbt sich heraus. In diesem Fall spricht man von Meningomyelocele. Manchmal sind die hervortretenden Meninges mit Haut überwachsen, manchmal liegen sie völlig offen. Das Kind hat gute Überlebenschancen. Die Hebamme muß die Meningocele sorgfältig mit einem sterilen Verband bedecken, um eine Infektion zu vermeiden (es kann zu einer Hirnhautentzündung kommen), den Arzt verständigen und das Kind ins Krankenhaus bringen. Spina bifida geht oft einher mit Hydrozephalus, aber beides kann auch unabhängig voneinander auftreten.

Hydrozephalus (Wasserkopf)

Der Kopf des Kindes ist in diesem Fall ungewöhnlich groß, weil übermäßig viel Hirn- und Rückenmarksflüssigkeit in den Hirnhöhlen angesammelt ist. Eine normale Geburt kann dadurch unmöglich werden; weil der Kopf unter Umständen einfach zu groß ist, um durch das Becken zu passen. Es muß dann durch Kaiserschnitt entbunden werden. In leichteren Fällen überlebt das Kind und kann behandelt werden.

Mißbildungen des Verdauungssystems

Pylorusstenose (Verengung des Magenpförtners)

Pylorusstenose ist eine Verengung oder abnormale Verdickung des Schließmuskels am Magenausgang, des Magenpförtners. Das kann dazu führen, daß sich das Kind "in hohem Bogen" erbrechen muß. Du mußt davon ausgehen, daß eine Verengung des Magenpförtners vorliegt, wenn die Mutter dir erzählt, daß das Kind in der zweiten oder dritten Woche nach der Geburt an dieser Art von Erbrechen leidet. Dabei wird der Mageninhalt mit einigem Schwung ausgebrochen, anstatt einfach aus dem Mund herauszulaufen. In einigen Fällen kann das Baby mit entspannenden Medikamenten behandelt werden, in anderen Fällen muß die Verengung operativ beseitigt werden. Eine Verengung des Magenpförtners tritt am häufigsten bei erstgeborenen Jungen auf.

Zwölffingerdarmverschluß

In ganz seltenen Fällen ist der obere Teil des Dünndarms (Zwölffingerdarm oder Duodenum) verschlossen. Man nennt diesen Umstand Duodenum-Atresie (Atresie = Fehlen einer natürlichen Körperöffnung). Das Kind erbricht sich schon bald nach der Geburt, der Unterleib kann aufgebläht sein. Ein Zwölffingerdarmverschluß kann operativ behoben werden.

Speiseröhrenverschluß

Bei dem selten vorkommenden Speiseröhrenverschluß (oder der Esophagus-Atresie) endet das obere Ende der Speiseröhre in einem Beutel, anstatt weiter in den Magen zu führen. Das untere Ende ist normalerweise durch eine kleine Röhre, eine Luft-Speiseröhrenfistel, mit der Luftröhre verbunden. Der Verdacht auf Verschluß der Speiseröhre liegt nahe, wenn direkt nach der Geburt ständig Schleim aus den Mund des Babys läuft (mehr als das sonst der Fall ist). Wenn das Baby irgendwelche Flüssigkeit zu sich nimmt, fängt es an zu husten und läuft blau an. Dieser Zustand geht oft mit Hydramnion einher. Das Kind darf in solch einem Fall nicht gefüttert werden, da die Flüssigkeit höchstwahrscheinlich in seine Luftröhre und Lunge gelangen würde. Es muß sofort operiert werden.

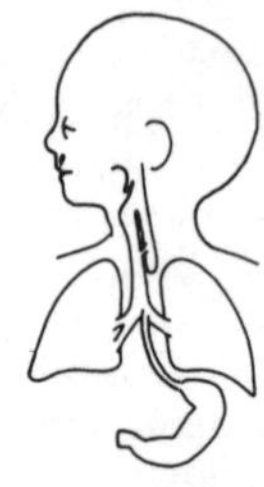

Abb 121: Speiseröhrenverschluß mit einer Luft-Speise röhrenfistel

Weitere Mißbildungen

Außer der Speiseröhre kann auch der Harnleiter oder der Darmausgang verschlossen sein. In seltenen Fällen kann bei einem kleinen Jungen die Vorhaut so eng sein, daß er nicht pinkeln kann. All diese Dinge können durch eine Operation korrigiert werden, aber sie müssen frühzeitig erkannt werden, um das Baby nicht zu gefährden. Wenn das Kind in den ersten 12 Stunden nicht pinkelt oder im Lauf des ersten Tages nicht kackt, untersuche, ob Harnleiter oder Darmausgang verschlossen sind.

Mißbildungen der Herz- und Blutgefäße

Ein angeborenes Herzleiden umfaßt viele entwicklungsbedingte Störungen des Herzens und der benachbarten Hauptgefäße. Die Hauptgefäße oder die Öffnungen zwischen den Herzkammern können verstopft sein, und es können zusätzliche Öffnungen vorhanden sein. Die Folge kann sein, daß das vom Herzen ausgehende Blut nicht soviel Sauerstoff wie nötig transportiert oder daß gutes sauerstoffreiches Blut nur durch Herz und Lunge zirkuliert, anstatt durch den ganzen Körper zu kreisen. Die Symptome können ähnlich sein wie bei anderen Störungen, die die Atmung beeinträchtigen.

Anzeichen und Symptome für ein angeborenes Herzleiden sind:

- Pulsschlag unter 100 oder über 160 im Ruhezustand

- Atemschwierigkeiten
  - flache und schnelle Atemzüge – über 45 bei einem termingerecht geborenen Baby und über 60 bei einem Frühgeborenen. Beim Füttern und bei gesteigerter Aktivität geht die Atmung schneller.
  - Retraktionen (unter, über oder zwischen den Rippen)
  - grunzende Geräusche beim Atmen
  - pfeifendes Atmen
  - Husten
  - mit dem Stethoskop sind feuchte Rasselgeräusche zu hören
- Zyanose, entweder ständig oder nur beim Füttern oder bei gesteigerter Aktivität
  - Anzeichen für übermäßige Flüssigkeitsansammlung: angeschwollene Kopfhaut oder Nackenvenen, vergrößerte Leber, Hautschwellungen, übermäßige Gewichtszunahme
  - Schwitzen
  - kalte Glieder
  - Herzgeräusche

Einige Arten von abgeborenen Herzfehlern verursachen keine Symptome, werden vielleicht sogar niemals bemerkt. Andere können mit Medikamenten unter Kontrolle gebracht werden. Bei bestimmten Herzfehlern muß entweder sofort oder später operiert werden. Bei Verdacht auf einen angeborenen Herzfehler mußt du das Baby sofort ins Krankenhaus bringen. In seltenen Fällen kann ein Kind durchkommen, solange sich der fetale Kreislauf noch nicht vollständig umgestellt hat (was normalerweise zwischen einigen Stunden und einigen Tagen nach der Geburt erfolgt). Wenn sich der Kreislauf umstellt, stirbt das Kind innerhalb weniger Minuten.

Wenn nötig gib einem Kind mit einem vermuteten angeborenen Herzfehler auf dem Weg zum Krankenhaus Sauerstoff und halte es in einer sitzenden oder halb sitzenden Stellung. In dieser Stellung kann es am leichtesten atmen.

Mißbildung der Glieder

Klumpfüße

Klumpfüße sind auf zusammengezogene Muskeln und Sehnen an der Innenseite der Beine zurückzuführen. Sie können durch Übung, Massage und Schienung in sehr jungen Jahren korrigiert werden.

Zusätzliche Finger und Zehen

Zusätzliche Finger oder Zehen haben in der Regel keinen Knochen und sind mit der Hand oder dem Fuß durch einen dünnen Hautstreifen verbunden. Wenn die Ansatzstelle sehr klein ist und kein Knochen vorhanden ist, kannst du den Finger oder die Zehe einfach – sehr fest – mit einem Seidenfaden abschnüren. Das Glied fällt dann nach ein paar Tagen ab. Wenn das zusätzliche Glied eine breite Ansatzstelle hat, sprich mit dem Arzt.

Angeborene Hüftluxation

Bei der Hüftluxation ist die Hüfte nicht normal ausgebildet. Die Hüfte des Kindes läßt sich nicht um 90° beugen, und die Falten unterhalb der Pobacken sehen asymmetrisch aus. Diese Störung tritt bei Mädchen häufiger auf als bei

Jungen und kann behandelt werden, wenn sie rechtzeitig festgestellt wird. Mit Hilfe des auf Seite 106 beschriebenen Routinetests unmittelbar nach der Geburt müßte das möglich sein.

Hautstörungen

Geburtsmale

Rote Muttermale nach der Geburt – kleine rote vorstehende Male – sind nicht besonders ungewöhnlich. Oft werden sie eine Zeitlang größer und verschwinden dann spontan. Sie sind harmlos.

Purpurrote, fleckenartige Male gehen zwar nicht wieder weg, sind aber ebenfalls harmlos.

"Mongolenflecke" sind flache, schieferblaue Flecken auf dem Bauch oder unteren Rücken des Babys. Sie treten bei Kindern asiatischer oder indianischer Abstammung auf, beziehungsweise bei Kindern, deren Eltern aus dem Mittelmeerraum stammen.

Weitere Störungen

Phenylketonurie

Hierbei handelt es sich um eine Stoffwechselstörung, bei der das Kind nicht dazu in der Lage ist, die wichtige Aminosäure Phenylalanin zu verarbeiten, weil in seiner Leber ein wichtiges Enzym fehlt. Diese Stoffwechselstörung ist sehr selten, sie tritt nur bei einem von 10.000 Babys auf. Mit einer entsprechenden Diät kann verhindert werden, daß der Organismus durch diese Stoffwechselstörung gefährdet wird. (Zu geistiger Behinderung kommt es dann, wenn die Diät nicht richtig beachtet wird.)

Die Kinder machen bei der Geburt einen normalen Eindruck. Mit einem einfachen Bluttest kann festgestellt werden, ob diese Stoffwechselstörung vorliegt. Dieser Test sollte bei allen Kindern innerhalb von zehn Tagen nach der Geburt gemacht werden.

Kraniostose

Bei Kraniostose handelt es sich um eine vorzeitige Nahtverknöcherung am Schädel, die dazu führt, daß im rechten Winkel zu der verknöcherten Naht kein Knochenwachstum mehr stattfindet. Da der Schädel dem wachsenden Gehirn Platz bieten muß, wächst er parallel zu den verknöcherten Nähten weiter, was zu einer Deformierung des Schädels führt. Bei der Untersuchung des Neugeborenen mußt du darauf achten, ob die Fontanellen vorhanden sind. Ihr Fehlen kann verstärkten Druck im Kopf sowie Augenprobleme verursachen. Das Kind muß operiert werden.

Nicht abgestiegene Hoden

Die Hoden steigen normalerweise im letzten Schwangerschaftsdrittel in den Hodensck ab. Wenn sie nach der Geburt noch nicht da sind, steigen sie wahrscheinlich im Lauf des ersten Jahres ab. Die Mutter sollte wegen dieser Sache mit dem Arzt in Verbindung bleiben.

Rabbi Mordecai von Neskizh sagte zu seinem Sohn, dem Rabbi von Kovel: "Mein Sohn, mein Sohn! Wer nicht in einem Umkreis von 50 Meilen die Schmerzen einer gebärenden Frau spürt, wer nicht mit ihr leidet und dafür betet, daß ihre Schmerzen gelindert werden, ist es nicht wert, ein Zaddik genannt zu werden."

Sein jüngerer Sohn Yitzhak, der später die Arbeit seines Vaters fortführte, war damals zehn Jahre alt. Er war dabei, als sein Vater dies sagte. Als er selbst alt war und diese Geschichte erzählte, fügte er hinzu: "Ich habe gut zugehört. Aber ich habe erst viel später verstanden, warum er es in meiner Gegenwart gesagt hat."

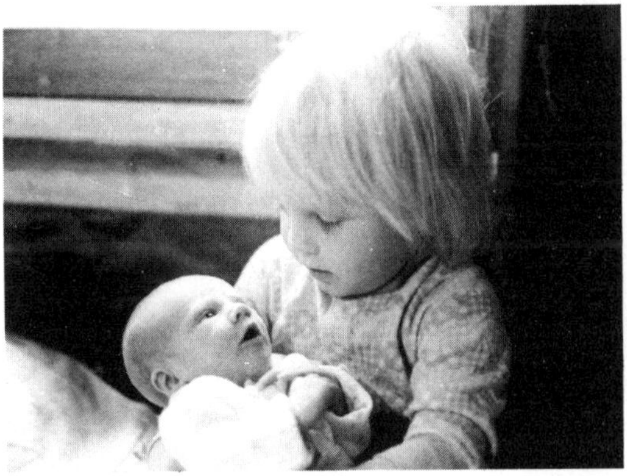

18. EINIGE ANMERKUNGEN ZU ENERGIE UND EINSTELLUNG

Mann und Frau sind eine Energieeinheit.

Einige Paare tauschen Energie durch Liebe aus, bei anderen findet der hauptsächliche Energieaustausch über Streiten statt. Ein Paar, das ich kenne, ist auf interessante Weise zusammengekommen. Ihnen fiel auf, daß sie, jedesmal wenn sie sich trafen, zum Schluß anfingen sich zu streiten. Nachdem das mehrere Male passiert war, kamen sie zu der Überlegung, daß wohl offensichtlich eine starke Anziehung zwischen ihnen bestand. Anscheinend tauschten sie gerne Energie miteinander aus, wenn auch durch Streiten. Ihnen fiel bald auf, daß ihre Streitereien keine Folgen für ihre Beziehung zueinander hatten, deshalb beschlossen sie, einmal auszuprobieren, wie es wäre, wenn sie auf freundlichere Weise Energie austauschen würden. Sie haben schließlich geheiratet.

In einigen Beziehungen läßt ein Partner den anderen beim Austauschen von Energie immer zu kurz kommen.

Bei einer Geburt – es war die erste Entbindung für die Frau – war der Mann eine große Hilfe für sie. Bei jeder Geburtswelle drückte er ihren Rücken, versuchte, sie genau an der richtigen Stelle zu massieren und richtete ganz bis zum Ende der Geburtswelle seine volle Aufmerksamkeit auf sie. Nach der Geburtswelle küßte er sie und gab ihr sehr viel Liebe und Unterstützung, aber sie tat so, als wäre gar nichts gewesen. Es war unangenehm, denn so wie sie sich ihm gegenüber verhielt, war die Energie unausgewogen. Er gab ihr sein Bestes, und sie tat so, als sei es gar nicht der Rede wert. Er fühlte so offensichtlich mit ihr und versuchte, so gut es ging die Last mit ihr zu teilen, daß es einfach nötig war, daß sie etwas Energie zurückgab. Ich fand damals, daß es für ihn so aussehen müßte, als würde sie es bereuen, ihn so gut kennengelernt zu haben, daß sie schwanger wurde. Als ich das sagte (ich versuchte, es humorvoll zu sagen), lachte sie und meinte, daß ich nicht ganz Unrecht hätte. Dann sagte sie zu ihm, daß sie ihn liebte und daß alles gut sei. Danach ging es viel besser. Er half ihr viel, sie nahm seine Hilfe an, und kurze Zeit später bekamen sie ein niedliches kleines Mädchen.

Bei einer anderen Entbindung sagte die Frau kurz vor der Geburt des Babys zu ihrem Mann, daß sie ihn liebte. Sie spürte die Energie des Kindes sehr stark und suchte eine würdevolle Möglichkeit, die Energie zu kanalisieren. Er nickte einfach nur – sagte nicht, daß er sie auch liebte und dachte anscheinend nicht daran, ihr soviel zurückzugeben, wie er gerade von ihr bekommen hatte. Die Hebammen sagten zu ihm, daß es nicht fair sei, so knauserig mit der Energie umzugehen, daß es schließlich dieselbe Energie sei, die half Kinder zur Welt zu bringen. Sie sagten zu ihm, daß er wirklich Glück hätte, mit so einer netten Frau verheiratet zu sein und redeten ihm zu, die Geburt seines Kindes zu genießen, da er nur selten so etwas Intensives erleben würde. Seine Anspannung ließ dann nach, und ihr Baby wurde bald darauf geboren.

Gehemmtsein kann die Geburtsenergie blockieren.

Wenn ich den Verdacht habe, daß die Geburt gebremst wird, weil ein Paar gehemmt ist, beobachte ich einige Geburtswellen lang, wie die beiden miteinander umgehen. Ich versuche festzustellen, ob sie sich wirklich lieben. Gleichzeitig bemühe ich mich, den beiden meine Gegenwart nicht so sehr aufzudrängen, daß sie nicht mehr genügend Raum füreinander haben. Manchmal stelle ich fest, daß der Mann Angst hat, die Brüste seiner Frau anzufassen, weil die Hebamme dabei ist. In so einem Fall, fasse ich sie dann an, drücke sie, rede darüber wie schön sie sind und versuche, ihm Mut zu machen, daß er sie ohne Hemmungen und gleichzeitig liebevoll anfassen kann. Der Mann kann seiner Frau bei der Entbindung ganz stark helfen, indem er sie wissen läßt, daß er sie auf jede ihm mögliche Weise liebt. *Eine Ehe sollte zuverlässig sein und Spaß machen, und die Ehepartner sollten keine Hemmungen voreinander haben.*

Stephen brachte uns von Anfang an bei, daß ein starker Zusammenhang zwischen der Stimulierung der weiblichen Brüste und den Kontraktionen der Gebärmutter besteht. Unsere Hebammen machten sich dieses Wissen bereits seit zwei oder drei Jahren zunutze, als wir erfuhren, daß die Mediziner bei Experimenten herausgefunden hatten, daß es ein machtvolles endokrines Hormon mit Namen Oxytozin gibt, das von der Hirnanhangsdrüse produziert wird. Die Produktion dieses Hormons kann durch Stimulierung der Brüste angeregt werden. Genau das hatten wir getan, um die Geburtswellen in Gang zu setzen oder zu beschleunigen, wenn sie bereits angefangen hatten. Wir finden diese Methode angenehmer als einen Wehentropf.

Einmal habe ich eine alleinstehende Frau entbunden, deren Muttermund vollständig geweitet war, die aber nicht dazu in der Lage war, das Kind in Bewegung zu bringen. Ihr Becken war reichlich groß genug, aber sie konnte sich nicht genug sammeln, um alle Energie in eine Richtung einzusetzen. Normalerweise kann man einer Frau beibringen, wie sie pressen muß, wenn nicht irgend etwas in ihrem Unterbewußtsein sie hindert. Nach ein paar Versuchen weiß sie in der Regel, wie sie alle Energie aufs Pressen konzentrieren kann. Aber manchmal scheint sie immer gerade dann ihre Beine zu bewegen oder sonst etwas zu tun, wenn die Energie sich aufbaut, egal wie oft man es ihr erklärt und mit ihr übt. Sie bewegt sich hierhin oder dorthin, vergißt, was du gerade erklärt hast und läßt den Atem los oder macht sonst etwas, wovon du weißt, daß sie es besser machen könnte. In so einem Fall drängt sich mir meistens der Verdacht auf, daß irgend etwas in ihrem Unterbewußtsein die Energie festhält. Ich habe festgestellt, daß es sich oft um sexuelle Sachen handelt, wenn der Energiefluß blockiert ist, obwohl der Muttermund schon ganz geöffnet ist.

In diesem Fall fing ich dann an, mit der Frau darüber zu reden, und weil sie mit dem Vater des Kindes nicht mehr zusammen war, fragte ich sie, was für ein Mensch er sei, und wie ihre Beziehung zueinander gewesen sei. Es stellte sich heraus, daß sie ihn nicht besonders gemocht hatte. Sie fand zwar, daß er gut aussah, aber sie mochte ihn eigentlich nicht so besonders. Als sie mit allen im Zimmer darüber redete, schien sehr viel Energie frei zu werden, die vorher von ihren negativen Gefühlen ihm gegenüber blockiert worden war, und sie konnte dann auch besser damit umgehen, daß das Kind zur Hälfte von diesem Mann abstammte. Er würde mit der Erziehung des Kindes nichts zu tun haben, aber sie mußte den Teil in ihrem Kind akzeptieren, der vom Vater war.

Ich kann mich an eine ähnliche Situation mit einer verheirateten Frau erinnern, die mit ihrem Mann bereits ein Kind hatte. Seit Beginn ihrer Beziehung fragten sie sich, ob es wirklich gut war, daß sie zusammen waren. Dann wurde sie wieder schwanger. Im Lauf der Schwangerschaft trennten sie sich mehrmals und kamen dann wieder zusammen, aber schließlich beschlossen beide, nicht länger zusammenzubleiben. Während der Entbindung mußte sie Frieden mit dem Gedanken schließen, dieses Kind zur Welt zu bringen. Das Baby wollte nicht eher kommen, bis sie das, was passiert war, akzeptieren konnte.

Wenn ein Mensch sagte: "Ich liebe dich", und es wirklich meint, öffnen diese Worte seine Kehle – im wahrsten Sinne des Wortes. Und gleichzeitig mit der Kehle öffnet sich auch der Muttermund. Ich habe den Muttermund untersucht, während eine Frau das sagte, und in dem Moment, als sie sagte: "Ich liebe dich", konnte ich eine deutliche Veränderung feststellen. Das Gewebe war dehnbarer geworden. Das hat mir wirklich begreiflich gemacht, daß Worte Schwingungen sind und daß einige Wortkombinationen machtvoller sind als andere. In den Worten "ich liebe dich" steckt sehr viel Kraft.

Es ist sehr wichtig, bei der Geburt nicht die ganze Energie zu zerreden, indem man über unwesentliche oder nebensächliche Dinge spricht.

Manche Frauen sehen verblüffend schön aus, wenn eine Geburtswelle durch ihren Körper zieht, schöner als je zuvor. Es ist sehr wichtig, auf diese Momente zu achten. Einfach dadurch, daß man zu schätzen weiß, wie ein Mensch in einem bestimmten Augenblick ist, wird es oft deutlich sichtbar. Worte sind dann überflüssig.

"Die Energie, die durch einen Organismus strömt, belebt diesen Organismus."

– Harold Morowitz

Eine der alleinstehenden Frauen, die zu uns auf die Farm kommen, um ihr Kind zu entbinden, war sehr unzufrieden mit ihrem Aussehen. Als sie zu uns kam, hatte sie auf jeder Wange einen großen Fleck voller Pickel. Sie verbrachte ziemlich viel Zeit damit, sich sehr kritisch im Spiegel zu betrachten, wodurch es natürlich auch nicht besser wurde. (Wenn man sich auf etwas konzentriert, verstärkt es sich.) Ich war bei dem Teil ihrer Entbindung dabei, als sie sich dem Übergangstadium näherte. Sie war sehr tapfer, und wenn ich während einer Geburtswelle in ihre Augen sah, fiel mir auf, daß ihre Pickel blasser wurden, wenn sie es schaffte, wirklich oben auf der Energie zu bleiben. Wenn sie ein wenig die Kontrolle verlor und ihr Gesicht anspannte, sahen die Pickel sofort wieder roter und auffälliger aus. Als ihr Sohn dann geboren wurde, hatte sie die Energie soweit im Griff, daß ihre Pickel nur noch halb so rot waren wie zu Beginn der Geburtsarbeit, und als ich sie nach ein paar Tagen wiedersah, war ihr Gesicht vollständig geheilt. Anstatt in den Spiegel zu sehen und sich selbst nicht zu mögen, hatte sie in die Augen ihres Sohnes geblickt. Er sah sie kein bißchen kritisch an. Er hatte den reinen Blick eines Neugeborenen und liebte sie einfach nur.

Ich erinnere mich an eine andere interessante Geburt. Die Mutter war alleinstehend. Sie war ungefähr 1,80 m groß, worüber sie nicht gerade glücklich war. Sie hatte ein geziertes, vornehmes, übertrieben freundliches Gehabe, das den Energiefluß bei der Geburt des Kindes hemmte. Ich kam dazu, als ihr Muttermund etwa vier oder fünf Zentimeter weit war. Sie kam insofern ziemlich gut mit den Geburtswellen zurecht, als sie nicht jammerte, aber mir fiel sofort auf, daß ihre Haut nicht so zart strukturiert aussah, wie das normalerweise der Fall ist, wenn im Körper einer Frau soviel Energie gesammelt ist. Die Gesichtshaut sieht dann gewöhnlich sehr fein und zart aus, und das Muskelspiel ist erstaunlich fein. Aber ihre Haut sah ziemlich rot und grob aus, und auch das Muskelspiel war eher grob. Als ihr Muttermund dann fast ganz geweitet war, wurde ihr plötzlich sehr schlecht. Sie wurde grün im Gesicht und mußte ganz unvermittelt brechen, was ihr große Schwierigkeiten machte. (Es ist interessant, wie leicht und unbeschwerlich einige Leute brechen können. Das sagt viel über ihre grundlegende Einstellung aus. Wenn es einem Menschen sehr schwer fällt, sich zu übergeben, wenn er es vielleicht erst dann kann, wenn ihm sterbenselend zumute ist und er einen sehr angewiderten Gesichtsausdruck dabei bekommt, anstatt es so mühelos wie ein Hund oder ein Neugeborenes zu machen, dann liegt das an seiner Erziehung. Es ist gut, wenn man der betroffenen Person klar machen kann, wie diese Erziehung sich auswirkt und kann ihr so vielleicht helfen, sich davon zu befreien.) Diese Frau mußte also lange Zeit brechen, und alle nur erdenklichen Schattierungen von Grün zogen über ihr Gesicht. Es kam ganz schön viel heraus an dem Tag. Als sie fertig war und es ihr wieder besser ging, zeigte sich, daß sie auch Sinn für Humor hatte, als sie sagte: "So hatte ich mir die Geburt nun nicht gerade vorgestellt. Ich dachte, daß es so ein schönes spirituelles Erlebnis sein würde." Aber da hockte sie nun auf allen vieren und würgte aus Leibeskräften. Währenddessen fielen mir einige deutliche Veränderungen in ihrem Aussehen auf. Sie fing an, rosig und vergnügt auszusehen, und ihr Gesicht sah feiner und irgendwie wirklicher aus. Sie sah sehr hübsch aus. Ich dachte mir, daß sie ihr spirituelles Erlebnis hatte, auch wenn es vielleicht nicht ihrer Vorstellung entsprach.

Durch das Brechen hatte sich der Muttermund vollständig geweitet. und nach einer sehr kurzen Austreibungsphase bekam sie einen hübschen Jungen. Das viele Brechen machte sie freier, so daß sie zu allem bereit war, und diese Einstellung braucht eine Frau, wenn sie ein Kind zur Welt bringt.

Ich habe einmal einen Videofilm von der Geburt einer Giraffe gesehen. Die Muttergiraffe gebar ihr Junges im Stehen – sie ging sogar weiter dabei. (Giraffen können es sich nicht erlauben, sich dabei hinzulegen – sie wären eine zu leichte Beute für Löwen.) Das Giraffenbaby fiel aus etwa 2 m Höhe auf die Erde. Bei seiner Landung gab es eine kleine Staubwolke. Es fing sofort zu atmen an (kein Wunder) und kämpfte sich mit Hilfe seiner Mutter sofort auf die Beine. In den nächsten ein oder zwei Minuten lernte es zu laufen, und Mutter und Kind holten den Rest der Herde ein. Die Natur sorgt nicht in jedem Fall dafür, daß eine Geburt sanft ist. Bei den Giraffen scheint die harte Landung auf diesem. Planeten darauf hinzuweisen, daß so die Überlebenschance der Gattung am größten ist.

Als ich noch im College war, bekam meine Zimmernachbarin, deren Schwangerschaft ich mit großem Interesse verfolt hatte, auf ganz unerwartete Weise ihr Baby. Sie bekam eines Tages Krämpfe und rief deswegen den Arzt an. Er sagte, sie sollte zur Untersuchung in seine Praxis kommen. Als sie auf dem Untersuchungsstuhl lag, setzten ihre Wehen mit voller Kraft ein, und ein paar Minuten später bekam sie ihr Kind. Sie hatte nicht einmal mehr Zeit, ihre Strümpfe auszuziehen. Der Arzt ließ sie sich dann ungefähr eine Stunde lang in der Praxis ausruhen und fuhr sie anschließend nach Hause. Es gefiel mir, daß er sie nicht veranlaßte, ins Krankenhaus zu gehen. Was für eine eindrucksvolle Weise, ein Kind zu bekommen! Sie wie ein Tier einfach damit überraschen, so daß sie möglichst praktische Entscheidungen treffen müssen.

Eins der Kinder einer Bauernfamilie wurde mit einer polyzystischen Niere geboren. Daß der Junge besondere Behandlung brauchte, kam dadurch heraus, daß seiner Mutter auffiel, daß er etwas anders war als die beiden anderen Kinder im selben Alter gewesen waren, wenn der Unterschied auch nur sehr gering war. Er spuckte leichter als ihre anderen beiden Kinder, was sie immerhin so sehr beunruhigte, daß sie uns mitten in der Nacht anrief. Wir brachten ihn sofort ins Krankenhaus, wo er untersucht und sofort operiert wurde. Es wurde festgestellt, daß eine seiner beiden Nieren voller Zysten war und sofort herausgenommen werden mußte. Die zweite Niere war völlig gesund. (Es geht ihm gut mit einer Niere – denn eine gesunde Niere ist ausreichend.) Das Wunderbare bei Neugeborenen, die operiert werden müssen, ist, daß sie so schnell wachsen und zum Zeitpunkt der Geburt soviel Lebenskraft haben, daß sie schnell wieder gesund werden. Er überstand die Operation erstaunlich gut und erholte sich viel schneller, als das bei einem Erwachsenen der Fall gewesen wäre.

Einmal entband ich das erste Kind einer Frau, deren Geburtsarbeit wirlich schnell voranging. Bei jeder Geburtswelle öffnete ihr Muttermund sich ungefähr einen halben Zentimeter mehr. Die Schwingungen waren sehr stark, und weil sie selbst körperlich sehr stark war (sie war ein ganzes Stück größer als ich), hatte ich keinen großen Erfolg damit, durch Massage den Energiefluß etwas zu glätten. Sie wog bei der Geburt ungefähr 180 Pfund, war aber überhaupt nicht dick. Ich hatte das Gefühl, eine Riesin zu entbinden. Anstatt sie durch meine Berührung zu entspannen, fing ich an zu zittern, wenn ich sie anfaßte. Dies war die erste Entbindung, bei der ich Paul mitnahm (er war bei der Geburt seiner beiden Kinder im Krankenhaus dabei gewesen), und ich merkte, daß es ihm genauso ging wie mir. Als ich zu ihm herübersah, zog er als Antwort nur die Augenbrauen ein wenig hoch. (Die Frau war auch viel größer als er.) Die Geburtswellen wurden immer stärker und intensiver, und ich wußte, daß ich dafür sorgen mußte, daß die Energie etwas weicher floß, damit meine Hände nicht zitterten, wenn das Baby kam. Ich erklärte der Frau, daß ich wirklich auf ihre Zusammenarbeit angewiesen sei, um meine Hände ruhig und sicher gebrauchen zu können. Sie wußte, daß das stimmte, denn sie hatte auch bereits festgestellt, welche Auswirkung ihre Schwingungen auf Paul und mich hatten. Ich spürte ihre Zustimmung und zeigte ihr, wie sie langsamer und tief atmen konnte, was auch immer passieren würde. Als die Situation sich beruhigt hatte, ließ ich sie und ihren Mann den Rest der Eröffnungsphase hindurch miteinander schmusen. Sie strahlten ein richtig gutes Gefühl aus, und die Energie floß ruhig und gleichmäßig. Nach insgesamt vier Stunden Geburtsarbeit wurde ohne daß sie riß ein zehn Pfund schweres Mädchen geboren.

Ich weigere mich

Ich werde sterben, aber mehr werde ich für den Tod nicht tun.
Ich höre, wie er sein Pferd aus dem Stall führt; ich höre das Klappern der Hufen auf dem Scheunenboden.
Er ist in Eile; er hat auf Kuba zu tun und auf dem Balkan, hat viel zu erledigen an diesem Morgen.
Aber ich werde die Zügel nicht halten, während er den Gurt festschnallt.
Soll er allein aufsteigen; ich werde ihm nicht aufs Pferd helfen.
Schlägt er mir auch die Peitsche um die Schultern, ich werde ihm nicht verraten, wohin der Fuchs gelaufen ist.
Auch wenn er mir den Huf seines Pferdes auf die Brust setzt werde ich ihm nicht verraten, wo sich der Negerjunge im Sumpf versteckt.
Ich werde sterben, aber mehr werde ich für den Tod nicht tun; ich stehe nicht in seinen Diensten.
Ich werde ihm weder den Aufenthaltsort meiner Freunde verraten, noch den meiner Feinde.
Er kann mir versprechen was er will, ich werde ihm nicht den Weg zu irgend jemandes Tür beschreiben.
Bin ich denn eine Spionin im Land der Lebenden, daß ich die Menschen an den Tod verrate?
Bruder, das Losungswort und die Pläne unserer Stadt sind bei mir sicher; niemals
Sollst du durch meine Schuld besiegt werden.

– Edna Saint Vincent Millay

Laß nicht abtreiben. Du kannst dein Kind auf der Farm bekommen. Wir werden für es sorgen, und wenn du irgendwann beschließt, daß du es zurückhaben möchtest, bekommst du es.

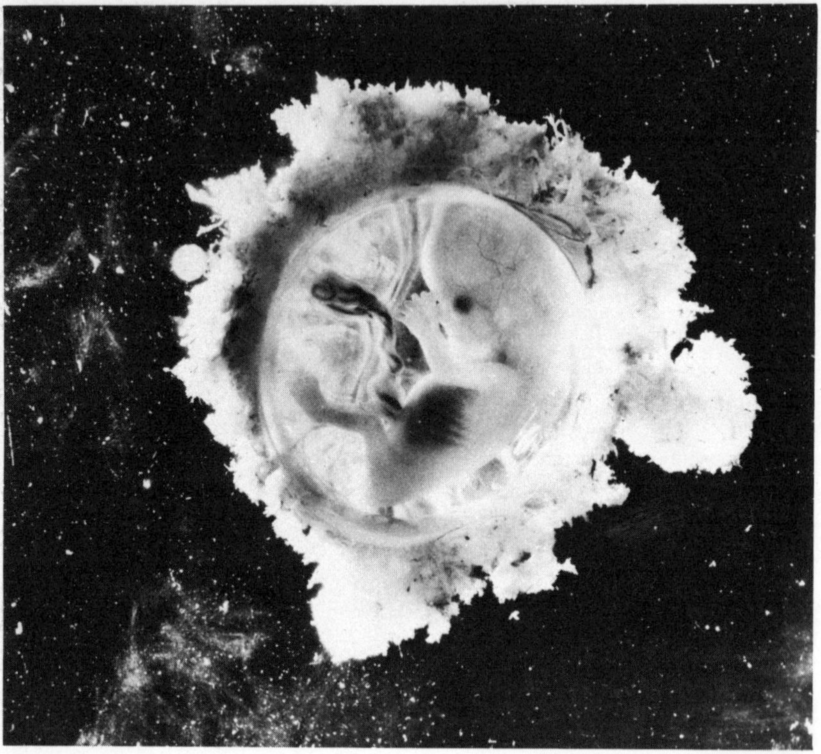

Das Baby mit 11 Wochen

Die Hebammen der Farm entbinden Frauen, die auf der Farm leben. Außerdem entbinden wir jede Frau, die nach einer Alternative zur Abtreibung sucht. Es ist nötig, daß die Hebammen vorher brieflich oder telefonisch eine Vereinbarung mit ihr treffen oder besser noch, daß sie frühzeitig zu einem Besuch kommt.

Jede andere Frau, die ihr Kind auf der Farm bekommen möchte, muß zuerst schreiben. Wir sind bereit, so vielen Frauen bei der Geburt zu helfen, wie wir sicher unterbringen und versorgen können. Wenn die Hebammen per Brief zustimmen, ist es erforderlich, daß die Frau oder das Paar vorbeikommt und mit ihnen spricht.

Jede Frau, die mit den Hebammen vereinbart hat, daß sie ihr Kind auf der Farm bekommt, sollte wenigstens sechs Wochen vor dem errechneten Geburtstermin zu uns kommen. Das gibt ihr die Möglichkeit, sich einzuleben und die Hebammen kennenzulernen, und die Hebammen können sie so durch die letzten sechs Wochen ihrer Schwangerschaft geleiten.

ANHANG

A. SPEZIELL FÜR ÄRZTE

Als ich anfing, über spirituelle Geburtshilfe zu schreiben, machte ich einmal die Bemerkung, daß ich manchmal dächte, daß Ärzte so ohne Mitgefühl sind, daß sie sich wie verrückte Wissenschaftler verhalten. Einige Leute fanden diese Bemerkung sehr hart, deshalb habe ich beschlossen, einige Geburtsgeschichten in dieses Buch mit aufzunehmen, die erklären, warum ich manchmal so empfunden habe.

Die erste Geschichte ist von Mary, deren viertes Kind starb, bevor es geboren wurde. Marys vorherige Geburten hatten alle weniger als zwei Stunden gedauert, sie hatte deshalb in dieser Hinsicht einen ausgesprochen guten Ruf. Sie ist dieselbe Mary, die in Bd. I., auf S. 49 ihre Geburtswellen bei einer früheren Entbindung beschreibt.

Christinas Geburt und Beerdigung

Als ich noch etwa sieben Wochen Schwangerschaft vor mit hatte, fiel mir eines nachmittags auf, daß mein Baby sich den ganzen Tag lang noch nicht bewegt hatte. Ich hatte damals eine Arbeit, die mich den ganzen Tag auf Trab hielt, deshalb hatte ich meiner Schwangerschaft nicht so sehr viel Aufmerksamkeit geschenkt. Mir fiel nur immer wieder auf, daß mein Baby außerordentlich lebendig war – es schien ständig zu zappeln. Als ich dann einen ganzen Tag lang keine Bewegung spürte, wurde es mir ganz flau im Magen. Ich rief Mary Louise an, die sagte, ich sollte zur Klinik kommen. Die Herztöne, die sie hörte, waren ziemlich schwach. Sie meinte, wir müßten ein Auge darauf haben, und ich ging dann jeden Tag in die Klinik. Das Baby, bewegte sich noch immer nicht, und ich hatte ganz stark das Gefühl, daß etwas nicht in Ordnung war.

Einige Tage später schickten die Hebammen mich in die Stadt zu Dr. Williams. Er konnte gar nichts in meiner Gebärmutter hören, sagte aber, daß er schon Fälle erlebt hätte, wo eine Zeitlang keine Herztöne zu hören gewesen seien, das Kind aber trotzdem lebend zur Welt gekommen sei. Alle machten mir Mut, die Hoffnung nicht aufzugeben, und ich versuchte auch selbst daran zu glauben, aber mein Herz war richtig schwer. Irgendwie schaffte ich es an dem Tag, mich zusammenzureißen, bis ich wieder bei Michael war. Wir machten einen Spaziergang zu zweit, auf dem ich furchtbar heulte. Ich hatte nie vorher solch eine Angst und solch einen Schmerz empfunden. Michael war sehr stark und tapfer und gab mir sehr viel Halt. Ich war so dankbar, daß es ihn gab. Ich versuchte weiter, die Hoffnung aufrecht zu erhalten, daß das Baby lebte. Ein paar Tage später war Ina May auch in der Klinik als ich kam. Sofort als ich hereinkam, spürte ich, daß eine wunderschöne klare Aura der Wahrheit über dem Raum lag. Ina May hörte und fühlte, und dann sahen wir uns lange und intensiv an. Wir wußten beide, daß mein Baby tot war. Sie hat mir in dem Moment soviel Liebe und Kraft gegeben, daß ich wußte, ich würde mit allem fertig werden, was noch auf mich zukam.

Michael hielt sich immer verfügbar, so daß ich zu ihm gehen konnte, wann immer ich ihn brauchte. Das war oft der Fall. Wenn eben möglich wollte ich das Baby auf der Farm bekommen, und alle stimmten zu, daß wir es versuchen wollten. Dr. Williams meinte, daß es sicher sei, einfach erst einmal zu warten, ob die Geburtswellen von allein einsetzen würden. Ich arbeitete also weiter und versuchte, mich viel zu beschäftigen. Dr. Williams versuchte mehrmals, meine Fruchtblase zu sprengen, um so die Geburtswellen auszulösen, aber das brachte keinen Erfolg. Wir warteten fünf Wochen, ohne daß etwas geschah. Ich konnte meine Gefühle nur schwer unter Kontrolle halten, und manchmal dachte ich, ich müßte explodieren. Dann lief ich zu Michael, der mir dadurch wieder auf die Beine half, daß er mich liebte und stark und vernünftig war. In der Zeit war es mir unmöglich, Liebe zu machen, denn jedes Mal wenn wir uns so nah waren, sah ich uns drei, und das machte mich so traurig, daß ich einfach nicht weitermachen konnte. Michael war sehr verständnisvoll.

Schließlich sagte Dr. Williams, daß wir die Geburt mit Pitocin einleiten könnten und daß er auf die Farm kommen würde, um uns zu helfen. Ich war sehr erleichtert und freute mich auf den Tag. An dem vereinbarten Tag kamen Michael und ich früh nach Hause, um zusammenzusein und uns darauf vorzubereiten. Als wir zusammen auf dem Bett lagen, bekamen wir einen Anruf, daß Dr. Williams seine Meinung geändert habe – er hielt es für zu riskant, die Geburt auf der Farm einzuleiten. Als ich das hörte, fühlte ich, wie mich eine riesige Welle der Verzweiflung überrollte. Ich dachte, daß ich einfach nicht mehr damit fertig werden konnte und spürte, daß mein Verstand in einen endlosen leeren Raum abglitt. Dann hörte ich wie aus weiter Ferne eine Stimme meinen Namen rufen. Allmählich wurde mir klar, daß es Michael war, der mich rief und daß ich ihn mit diesem Problem ganz allein lassen würde, wenn ich ausklinkte. Und das wollte ich mit Sicherheit nicht, denn ich liebte ihn. Ich nahm mich also zusammen, und wir lagen einfach lange Zeit da und gaben uns gegenseitig Liebe. Mir war nie vorher bewußt geworden, wie sehr es eine freie Willensentscheidung ist, ob man durchdreht oder nicht.

Jedem war klar, daß das Baby jetzt heraus mußte, deshalb erklärten wir uns einverstanden, ins Krankenhaus zu gehen. Nach ein paar Tagen waren alle Vorbereitungen getroffen. Michael durfte bei mir sein. Michael, Cara und ich fuhren zum Krankenhaus, wo wir von einer sehr netten Oberschwester mit Namen Carol empfangen wurden. Sie hatte offensichtlich eine ziemliche Autorität im Krankenhaus und schleuste uns gut durch die Aufnahmeformalitäten. Sie half uns, mit der Papierflut fertig zu werden und ersparte mir den ganzen Vorbereitungskram, wie rasiert zu werden und an irgendwelche Geräte angeschlossen zu werden. Sie sagte, daß Cara und Michael die ganze Zeit bei mir bleiben könnten und daß wir sie sofort holen sollten, wenn irgend jemand etwas dagegen sagen würde.

Ich wurde geröntgt, und wir sahen, daß das Baby in Steißlage war. Dann wurde ich in den Wehenraum gebracht und an den Pitocin-Tröpfler angeschlossen. Ich sah mir die Ausstattung an, die sie fürs Kinderbekommen hatten – es war schrecklich. Die Zimmer waren kahl und steril, es gab keine Stühle für Freunde, die bei dir sein wollen, und direkt im Blickfeld hing eine riesige Uhr. Die Frau im Bett nebenan sah ganz grau und erschöpft aus. Sie sagte, sie läge schon seit 18 Stunden hier. Ihr Körper war von der Taille abwärts taub, und sie sah gelangweilt aus. Eine Maschine neben ihrem Bett zeigte ihr an, wann sie eine Kontraktion bekam, aber sie schien sich nicht sehr dafür zu interessieren. Ihr Mann saß auf dem einzigen Stuhl, den es in dem Raum gab und las einen Groschenroman. Cara machte den Vorschlag, daß er doch vielleicht ihre Beine massieren könnte, weil es ganz offensichtlich nötig war, daß sie etwas Energie einbrachten, aber die Frau meinte: "Ach, laß nur, ich spüre es ja sowieso nicht." Cara schaffte es, sie ein wenig aufzumuntern, aber es sah völlig anders aus, als ich es von meinen Geburten her kannte. Vier Babys wurden geboren, während wir da warteten, aber niemand schien auch nur im entferntesten zu bemerken, was für ein schönes, Heiliges Ereignis das war. Die Frauen schrien: "Ich kann es nicht aushalten," und "Hilfe," und die Schwestern antworteten, sie sollten den Mund halten und tapfer sein. Kurz nachdem sich der Tumult etwas gelegt hatte, hörten wir den ersten Schrei des Babys. Er war so rein und schön und Heilig. Wir drei hielten unsere Hände und spürten die Geburtswellen gemeinsam.

Die Geburtsarbeit bei mir ging mechanisch voran. Es fühlte sich wirklich ganz anders an, als wenn ich es selbst machte. Es fühlte sich an, als wäre ich an eine Maschine angeschlossen, die anstelle meines Körpers die Geburtsarbeit machte. Irgendwann kam ein kleiner dicker Arzt herein, um meinen Muttermund zu untersuchen. Er strahlte solch eine Überheblichkeit und so wenig Mitgefühl aus, daß ich meine ganze Kraft brauchte, mich soweit zusammenzureißen, daß ich mich von ihm anfassen lassen konnte. Nachdem er gegangen war, massierte Michael mich um die Spannung wieder zu glätten.

Nach ein paar Stunden Geburtsarbeit wechselte die Schicht, und unser Schutzengel Carol ging nach Hause. Sie sagte, daß wir sie zu Hause anrufen könnten, wenn es Schwierigkeiten gäbe und ließ uns ihre Nummer da. Nachdem sie gegangen war, kam eine junge Assistenzärztin, die offensichtlich selbst noch kein Kind bekommen hatte. Sie war kühl und distanziert und wollte nicht reden. Die neue Schwester sah aus wie eine knurrende Bulldogge, die ihre Arbeit oder die Leute oder sogar beides haßte. Sie würdigte uns keines Blickes und redete auch nicht mit uns. Wir drei sahen uns an und wußten, daß wir allein waren, aber wir fühlten uns stark und kompetent und wußten, daß wir es schaffen würden.

Meine Geburtswellen wurden allmählich stärker. Es war ganz gut für mich, einmal zu merken, wie das ist, wenn die Geburtsarbeit länger dauert – bei meinen anderen Geburten war immer alles schnell und problemlos gelaufen. Ein paar Stunden später war mein Muttermund ganz geweitet, und es war so weit, daß ich pressen konnte. Ich spürte, daß mein Körper die Arbeit wieder übernahm, ich konnte endlich selbst etwas tun. Ich genoß es, zu pressen und riesige Energiewellen durch meinen Körper rollen zu lassen. Da wußte ich wenigstens woran ich war. Michael und Cara unterstützten mich sehr, sagten, wie gut ich aussähe und wie gut es sich anhörte. Dann kam jemand herein und schob mein Bett in den Kreißsaal. Dort mußte ich von meinem Bett auf den Entbindungstisch umsteigen. Ich dachte: "Das darf doch wohl nicht wahr sein, daß du hier rumklettern sollst, während du versuchst, dein Baby zu bekommen." Aber ich brachte es hinter mich, umfaßte dann meine Knie und konzentrierte mich wieder aufs Pressen. In dem Moment griff die Schwester mit dem Bulldoggengesicht meine Beine und zog sie nach unten in diese Haltebügel. Ich bekam sofort furchtbare Krämpfe in den Beinen und , was am schlimmsten war, ich konnte nicht mehr pressen. Ich versuchte, mich da herauszuwinden, und Cara sagte: "Das ist wirklich nicht notwendig," aber sie ließen nicht mit sich reden. Es ist ganz etwas anderes, ein totes Baby herauszupressen, weil keine Energie vom Kind kommt. Mir war nie vorher klar geworden, wieviel Energie das Baby einsetzt, um geboren zu werden – Energie, die jetzt spürbar fehlte. Dann kam das Baby mit einer großen Welle der Erleichterung heraus. Wir sahen, daß die Nabelschnur viermal sehr fest um den Hals unserer kleinen Tochter geschnürt war. Die Ärztin ging ein paar Schritte zurück und sagte: "Puh, das stinkt." Wir übergingen es einfach. Wir drei spürten die Wellen gemeinsam, und es ging uns gut. Genau wie nach der Geburt meiner lebendigen Kinder durchlief mich auch jetzt eine belebende Welle der Dankbarkeit. Daß ich dieses Baby verloren hatte, tat mir unheimlich leid, aber ich war auch froh, daß ich das Karma zu einem Ende brachte.

Ich fühlte mich völlig offen. Als ich dalag und die Nachgeburtswellen meinen Körper durchliefen, spürte ich plötzlich einen heftigen stechenden Schmerz im Unterleib. Ich schrie auf. Dann sah ich, was die Ursache war. Mit spitzen steifen Fingern stach die Ärztin mir wiederholt direkt unterhalb des Nabels in den Bauch, so fest sie konnte. Uns wurde klar, daß sie versuchte, die Plazenta zu lösen. Cara brüllte: "Nicht! Das ist nicht nötig! Bitte hören Sie auf!" Michael wurde blaß und sah aus, als müßte er sich übergeben, und ich schrie einfach nur. Sie beachtete uns überhaupt nicht. Schließlich kam die Plazenta heraus, und ich wurde in den Wehenraum zurückgeschoben. Wir zitterten alle drei vor Empörung über so ein barbarisches, grausames Verhalten. Nie zuvor in meinem Leben war jemand so gewaltsam mit mir umgegangen, ich konnte es gar nicht fassen. Ich glaube nicht mal, daß die Ärztin mit Absicht grausam war – man hatte es ihr einfach nicht anders beigebracht –, aber es war kaum vorstellbar für mich, daß jemand so grob und ohne jedes Mitgefühl sein kann.

Als wir in unserem Zimmer wieder in Sicherheit waren, war unser erster Impuls, das Krankenhaus so schnell wie möglich hinter uns zu lassen, aber Cara hatte ihren Geburtshilfekoffer mit dem Methergin nicht dabei, und wir wollten natürlich nicht, daß ich unterwegs einen Blutsturz bekam. Von den vielen blauen Flecken auf meinem Unterleib abgesehen fühlte sich mein Körper gut und stark an. Trotzdem beschlossen wir, kein Risiko einzugehen und mich etwas schlafen zu lassen. Ein paar Stunden später kam die Ärztin herein und sagte, sie hätte gehört, daß wir gehen wollten. Sie sagte, daß ich wenigstens drei Tage lang dableiben sollte, da ich auf der Fahrt nach Hause aller Wahrscheinlichkeit nach einen Blutsturz bekommen würde. Wir glaubten ihr nicht, riefen aber zur Sicherheit Ina May an. Sie sagte, wir sollten nach Hause kommen. Dann erfuhren wir, daß sie uns das Baby nicht mitnehmen lassen wollten, also riefen wir noch mal auf der Farm an. Unser Rechtsanwalt versicherte uns, daß wir ein Recht auf das Baby hätten – wir würden es später abholen lassen. Dann fuhren wir ab, unter Kopfschütteln und mißbilligenden Äußerungen des Krankenhauspersonals, weil wir ohne ärztliche Genehmigung gingen. Wir waren sehr dankbar, als die Tür hinter uns zufiel.

Ich war wirklich entsetzt über die Ausstattung, die sie dort fürs Kinderbekommen hatten – unangenehmer oder schwieriger kann man es kaum noch machen. Es ist eine Schande, was für ein scheußliches Erlebnis die Geburt ihres Kindes unter solchen Umständen für viele Frauen ist – ein Erlebnis, das doch in Wirklichkeit schön, befriedigend und Heilig ist. Mir wurde bewußter als je zuvor, wie *unglaublich wichtig* unsere medizinische Revolution auf der Farm ist. Wir werden wirklich gebraucht – die meisten Leute wissen nicht einmal, wie sehr sie betrogen werden. Ich war so dankbar, als wir wieder auf der Farm waren – und ich bin es noch immer, jeden Tag.

Michael und ich ruhten uns dann aus, während jemand anderes unsere Tochter holte. Michael hatte einen kleinen Holzsarg für sie gezimmert, und am abend ging er hinüber in die Klinik, machte sie sauber und legte sie in den Sarg. Als er nach Hause zurückkam sagte er, daß sie ihm so vertraut geworden sei, daß er ihr gerne einen Namen geben wollte. Es sollte ein religiöser, reiner Name sein, und wir entschieden uns für Christina.

Am nächsten Morgen kan Cara herüber und sagte, daß Stephen und Ina May gleich kommen würden, um mit uns zur Beerdigung zu gehen. Cara half mir, mich anzuziehen. Stephen, Ina May, Michael und ich fuhren zusammen zum Friedhof, Leslie und Cara kamen in einem anderen Wagen hinterher. Leslie hatte schon ein kleines Grab ausgehoben, und Stephen legte unser Baby sanft zur Ruhe. Als ich die erste Schaufel Erde auf den Sarg fallen hörte, überfiel mich solch eine Traurigkeit, daß ich mich kaum auf den Beinen halten konnte, aber Michael stützte mich auf der einen Seite und Ina May hielt meine Hand auf der anderen Seite, so daß ich von beiden Kraft bekam. Nach einer Weile nahm Michael die Schaufel und Stephan kam an meine Seite. Er rieb mir sanft und liebevoll über den Bauch – ich spürte, wie er mich segnete und heilte. Ich war sehr dankbar für die Kraft und die Liebe, die er mir gab. Nachdem Christina beerdigt war, stellten wir uns im Kreis um ihr Grab und faßten uns an den Händen. Ich schloß die Augen und sah einen wunderschönen, weißen Lichtstrahl der aus dem Kreis, den unsere Hände bildeten, hervorging. Ich spürte die Reinheit von Christinas Seele und dachte, was für ein Segen es war, sie gehabt zu haben, wenn auch nur für so kurze Zeit. Als ich meine Augen wieder öffnete, sah ich dasselbe Bild in Wirklichkeit vor mir. Es war ein wahrhaft schöner Augenblick, und ich fühlte mich ruhig und friedlich. Als wir zum Wagen zurückgingen, sah ich, daß Michael die Tränen übers Gesicht liefen – ich hatte ihn nie vorher weinen sehen. Er war die ganze Zeit so stark und tapfer gewesen. Ich war ihm so dankbar. Ich liebe ihn wirklich sehr. Auf dem Rückweg sagte Michael zu Stephen, wie froh er darüber sei, daß er die "Teachings" hätte; das Buch würde ihm helfen, auch schwere Zeiten zu überstehen. Stephen antwortete: "Ich weiß, mir geht es genauso."

Michael und ich holten dann unsere drei Kinder ab, verbrachten den Tag mit ihnen, hatten sie einfach lieb und waren dankbar für unsere schöne Familie.

Das Unsensibelste, was ich je einen Arzt tun sah, war nach einem Kaiserschnitt, als die Wunde vernäht wurde. Der Kaiserschnitt war notwendig geworden, weil die Mutter plötzlich eine schmerzhafte Entzündung des Harntraktes bekommen hatte, wodurch sich die Wehentätigkeit erheblich verlangsamte. Aber sie war die ganze Zeit unglaublich tapfer, vor allem, nachdem sie ins Krankenhaus eingeliefert worden war, und mir fiel plötzlich wieder ein, daß in der Altnordischen Tradition gebärende Frauen und mutige gefallene Krieger einen Platz in Walhall bekamen – die Belohnung im Leben nach dem Tod für besondere Tapferkeit. Der Arzt hatte zu tief geschnitten, als er das Baby holen wollte und die Blase verletzt, wodurch die Operation eine halbe Stunde länger dauerte als nötig gewesen wäre und die Gefahr entstand, daß die bereits vorhandene Infektion sich ausbreitet. Die Mutter war in Narkose, während die Wunde vernäht wurde. Als ihr Bauch noch ungefähr 2 cm tief offen war, griff der Arzt je eine Seite der Wunde, bewegte sie wie den Mund einer Puppe und sagte: "Hallo Steven," zu dem jungen Assistenzarzt auf der anderen Seite des Operationstisches. Die Bemerkung sollte witzig sein, war aber alles andere als komisch, weil der Arzt die Menschenwürde der Frau – von ihrer Tapferkeit ganz zu schweigen –, deren Leben in seinen Händen lag, so völlig mißachtete.

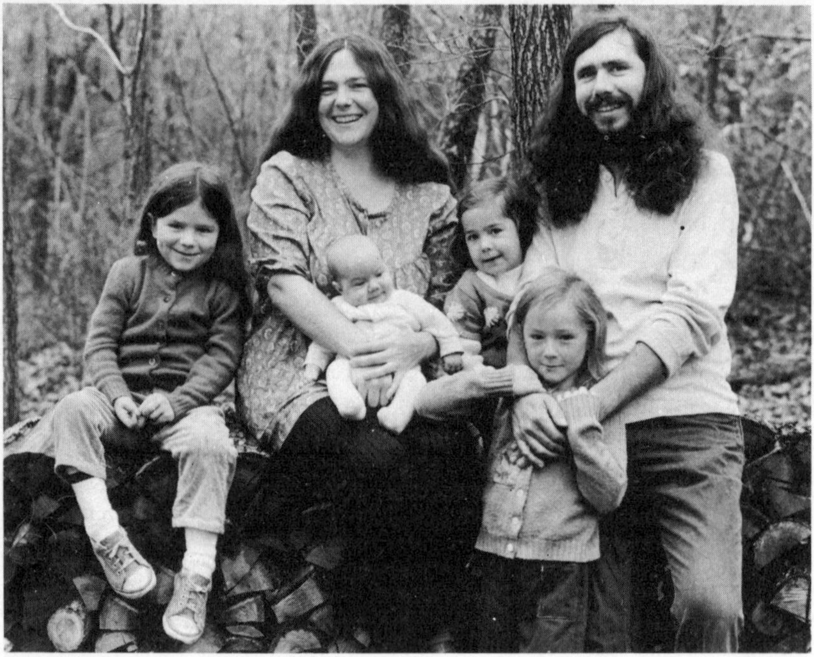

Vier Wochen nachdem sie ihre Geschichte aufgeschrieben hatte, brachte Mary nach einer halben Stunde Geburtsarbeit in ihrer Wohnung ein gesundes Mädchen zur Welt.

Ich möchte euch von Iras Geburt erzählen, weil diese Geschichte uns Mitgefühl lehren kann.

Ira's Geschichte

Ira war ein Baby mit Anenzephalus – über seinem Gehirn hatte sich kein Schädeldach gebildet. Er wurde mitten in der Nacht in Gesichtslage geboren. Ich konnte seinen Mund schon etwa eine Stunde lang sehen, bevor sein Kopf herauskam, und wenn ich während einer Geburtswelle meinen Finger in seinen Mund schob, saugte er daran. Ich liebte ihn schon, bevor er geboren war.

Als ich dann dieses entstellte kleine Wesen sah, liebte ich ihn trotzdem noch. Ich konnte ihm meine Liebe nicht einfach entziehen, nur weil er anders aussah als die meisten von uns.

Er war sehr kräftig und fing sofort an zu atmen. Ich zeigte ihn zuerst seiner Mutter und brachte ihn dann ins Krankenhaus. Ich wußte, daß er nicht lange leben würde, dachte aber, daß sie uns vielleicht helfen und eine Plastikschädeldecke für ihn machen könnten. Er strampelte so kräftig, daß er sich fast von meinem Schoß abstieß, als ich ihn hielt – er hatte eine Kraft, die Neugeborene normalerweise nicht haben. Ich übergab ihn an eine Krankenschwester, die Mitgefühl für ihn zeigte und fuhr wieder nach Hause.

Ich hatte zu der Zeit selbst ein kleines Kind, und wenn ich in der Nacht aufstand, um es zu stillen, mußte ich an Ira denken. (Seine Mutter hatte beschlossen, ihm einen Namen zu geben, weil sie das Gefühl hatte, daß er einen brauchte.) Die Ärzte waren erstaunt, daß er nach fünf Tagen noch immer lebte. Ich erfuhr dann, wieso sie erstaunt waren. Durch Zufall fanden seine Eltern heraus, daß er im Krankenhaus aus prinzipiellen Gründen seit seiner Einlieferung weder zu essen noch zu trinken bekommen hatte. Das ist ein allgemein übliches Vorgehen in den Krankenhäusern der Vereinigten Staaten, und diese Kinder sterben auch gewöhnlich innerhalb weniger Stunden. Das war ein unheimlicher Schock für uns, denn wir hatten angenommen, daß sie ihn zumindest füttern würden. Seine Mutter wollte dann unbedingt selbst für ihn sorgen – er war trotz allem ihr Kind.

Ich rief die Kinderärztin an und erzählte ihr, daß wir das Kind nach Hause holen wollten. Sie hielt das nicht für einen guten Gedanken, unterschrieb aber die Papiere, und wir fuhren ins Krankenhaus, um es abzuholen. Einige der Krankenschwestern waren alles andere als glücklich damit, das Kind nicht zu füttern, weil sie ihm auch gerne helfen wollten, aber sie hätten gegen die Anweisung des Arztes gehandelt, wenn sie ihn gefüttert hätten, deshalb taten sie es nicht. Für einige der Leute im Krankenhaus waren wir sonderbare Hippies, die ihr sonderbares Kind abholen kamen, während andere sich sehr freuten und es richtig fanden, daß wir das Kind holten.

Als die Schwester mir Ira übergab, war er leicht wie eine Feder; er hatte fünf Tage lang weder zu essen noch zu trinken bekommen. Für uns war es ein Wunder, daß er noch lebte. Voll Dankbarkeit, Erleichterung und Liebe nahmen wir ihn mit nach Hause. Er blieb mit seinen Eltern in unserem Haus, wo wir ihn mit einer Pipette fütterten, weil er zu schwach zum Nuckeln war. Seine Eltern verbrachten ihre ganze Zeit mit ihm, denn sie wußten, daß er nicht mehr lange zu leben hatte. Seine Mutter machte kleine Kappen für ihn, und sie sonnte ihn auf der Veranda. Er weinte nie, aber ab und zu rief er nach uns. Sowohl mein als auch Margarets Baby (beide sechs Wochen alt) gewöhnten es sich an, uns auf dieselbe Weise zu rufen, auch noch mehrere Tage nach Iras Tod. Er lebte noch fünf Tage lang. Er war kein Baby mehr; er war ein weiser alter Lehrer. Wir fühlten uns sehr privilegiert, solch ein Heiliges Wesen in unserem Haus zu haben.

Auch für Dr. Williams war es eine Lehre. Wenn er über diese Kinder sprach, benutzte er immer den medizinischen Begriff "anenzephalische Mißgeburt", und wir antworteten dann: "Nein, ein Kind, keine Mißgeburt, ein *Kind,*" und sagten, daß man sie auch wie Kinder behandeln müßte. Außerdem sagte ich zu ihm: "Damals in San Francisco, als viele von uns Psychodelika genommen haben, haben viele meiner Freunde für mich oft sonderbarer ausgesehen als Ira." Er verstand, was wir meinten.

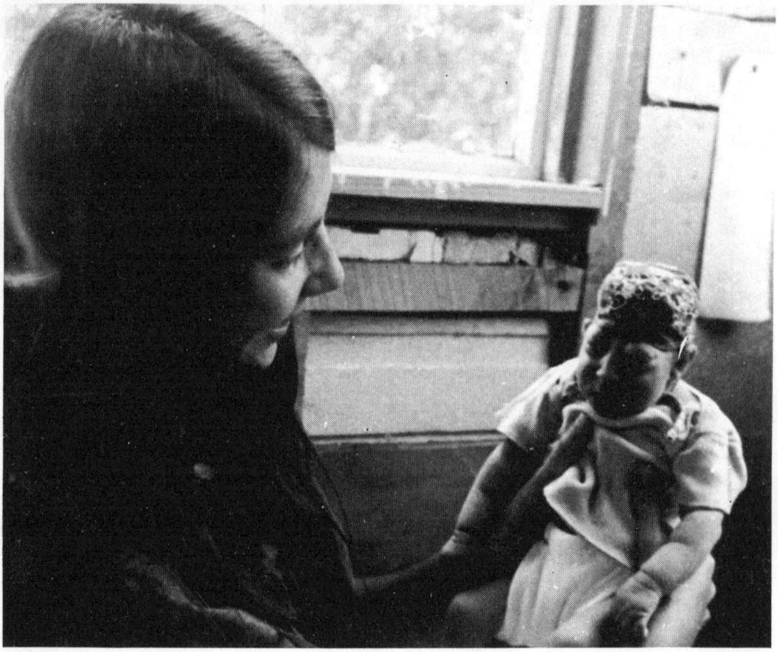

Margaret und Ira

B. AUSRÜSTUNG UND MATERIAL

Nachfolgend sind Instrumente und Material aufgelistet, die wir für unsere sterilen Päckchen und Geburtshilfekoffer benutzen. Du kannst die Zusammenstellung je nach Bedarf und Wunsch abändern.

Sterile Päckchen

Wir stellen jeweils fünf einzelne sterile Päckchen zusammen, von denen jedes in festes Papier eingewickelt, mit einem Band verschnürt und bei 100 - 110°C eine Stunde lang im Backofen sterilisiert wird. Jedes Päckchen wird mit dem Verfallsdatum gekennzeichnet (7 Tage nach dem Sterilisieren).

(1) 3 Laken
2 Hebammenkittel

(2) 2 Laken
2 Handtücher
20 Mullappen (10 x 10 cm), einzeln verpackt
4 Damenbinden, einzeln eingewickelt

(3) 3 Handtücher
20 Waschlappen

(4) Für das Baby:
4 Babydecken
4 kleine Tücher (aus weichem Flanell)
1 Kimonohemdchen
1 Windel
1 Laken zum Zudecken (ein Kopfkissenbezug reicht aus)
2 Stück 30 cm lange feste Baumwollschnürsenkel (es sei denn, du benutzt Nabelschnurklemmen aus Plastik oder Metall)

Der Geburtshilfekoffer

Nachfolgend sind Instrumente und Material aufgeführt, aus denen wir unsere Koffer zusammenstellen.

Instrumente

2 gebogene Klemmen mit langen Enden (Kelly-Klemmen)
2 chirurgische Scheren (stumpf/spitz)
1 gezahnte Pinzette
1 geraden Nadelhalter
1 oder mehrere sterile Schwammklemmen (oder Ringzange)
1 Spekulum
1 Schale zum Aufbewahren der sterilen Instrumente

Diese Instrumente müssen sterilisiert werden. Auf S. 195 sind verschiedene Sterilisierungsmethoden beschrieben.

1 DeLee-Absaugevorrichtung
24 sterile Untersuchungshandschuhe
3 Paar Operationshandschuhe, Größe 6 1/2 bis 7 1/2

2 Reagenzgläser für Blutprobe aus Nabelschnur
2 Thermometer (oral und rektal)
3 Nabelschnurklemmen
1 steriles Babyfläschchen
2 sterile Ball- oder Ohrenspritzen
Kunststoffunterlage
Blutdruckmeßgerät
Stethoskop
Herztönerohr
Gleitkrem
Einlaufklistier
Nagelbürste
2 Flaschen Betaisodona
1 Liter steriles Wasser
viel Alkohol
Benzalkonium-Chlorid um die Instrumente einzuweichen
Betaisodona-Lösung
Argyrol-Augentropfen
Merkurochromlösung für den Nabelstumpf

Material für Spritzen und Nähte

Angegeben sind mehr Spritzen als du aller Wahrscheinlichkeit nach bei der Entbindung brauchst, aber es ist gut, ausreichend Vorrat zu haben, falls du kurz hintereinander zu mehreren Entbindungen mußt.

10 3 cc Spritzen, um Methergin zu injizieren und der Nabelschnur Blut zu entnehmen
5 10 cc Spritzen, um Xylocain zu injizieren
3 Insulinspritzen, um Koffein zu injizieren — diese Spritzen sind lang und dünn, um kleine Mengen genau abmessen zu können
6 Fäden Chrom-Katgut 3/0
5 Nadeln 25 mm lang (23 gauge)
5 Nadeln 17 mm lang (23 gauge)
5-10 sterile Mullappen 10 x 10 cm

Medikamente zum Einspritzen

2 Ampullen Koffein
4 Ampullen Methergin
4 Ampullen Pitocin
1 Flasche Lidocain

Papiere

Geburtsurkunden
Hinweise für junge Mütter
Hebammenkontrolliste
Übungen nach der Geburt
Maßband
Hüllen für Reagenzgläser mit den Blutproben

Sterilisierung

"Steril" bedeutet "frei von lebenden Mikroorganismen". Einige der Sachen, zum Beispiel Spritzen und Handschuhe, sind schon steril, wenn du sie kaufst. Sie sind eingepackt und versiegelt. Sie bleiben steril, solange sie nicht naß werden (wo es feucht ist, können Bakterien wachsen). Bewahre die sterilisierten Sachen an einem sauberen, trockenen Ort auf.

Einige deiner Utensilien mußt du routinemäßig sterilisieren, z.B. Instrument, Laken und Ohrenspritzen, um den Schleim abzusaugen. Sterilisieren kann man auf versiedene Weise.

1. Wasche und trockne die Instrumente sorgfältig und wickele sie in Papier oder ein Tuch (mit Ausnahme der Scheren, die mit einer der beiden anderen Methoden sterilisiert werden müssen, weil sie durch wiederholtes Erhitzen stumpf werden). Lasse sie bei 100° bis 110°C eine Stunde lang im Backofen. Achte genau auf die Temperatur. Stelle eine Pfanne mit Wasser unten in den Backofen, um zu verhindern, daß etwas verschmort. Die Päckchen mit den Laken (siehe S. 193) werden ebenfalls eine Stunde lang bei 100° bis 110°C im Backofen sterilisiert.

2. Mit einem großen Dampfkochtopf kann man ebenfalls sterilisieren, er hat den Vorteil, daß die Sachen nicht anschmoren. Lege die Päckchen mit den sauberen Instrumenten auf einen Rost, der aus dem Wasser herausragt (etwa 2 Liter Wasser). Verschließe den Topf gut und erhitze ihn 20 bis 30 Minuten lang auf Stufe 1. Die Päckchen könnten feucht sein, laß sie deshalb an einem warmen Ort trocknen.

3. Lege die Instrumente 30 Minuten lang in eine Bezalkonium-Chlorid-Lösung (Zephiran).

o Ohrenspritzen aus Gummi müssen kurz vor ihrer Benutzung 45 Minuten lang in Wasser abgekocht werden, es sei denn, du sterilisierst mit einem Schnell- oder Dampfkochtopf. Wenn das der Fall ist, wickele die Ohrenspritzen vor dem Sterilisieren in ein sauberes Tuch. Ohrenspritzen können nicht im Backofen sterilisiert werden, da das Gummi schmilzt. Sie sollten auch nicht in die Benzalkonium-Chlorid-Lösung gelegt werden, weil ein Rest der Lösung in der Spritze zurückbleiben könnte.

o In Papier eingewickelte und dann sterilisierte Sachen müssen bis zu ihrer Benutzung jede Woche von neuem sterilisiert werden. Wenn sie vor dem Sterilisieren in ein doppelt liegendes, fest gewebtes Baumwolltuch eingewickelt werden, halten sie 2 oder 3 Wochen. Schreibe das Verfallsdatum vor dem Sterilisieren auf die Verpackung.

o Bei einer Entbindung brauchst du steriles Wasser. Du kannst es sterilisieren, indem du es vorher in Einmachgläsern einkochst, oder in einem Topf 15 Minuten auf dem Herd kochst und dann abkühlen läßt.

o Du mußt gut aufpassen, daß du sterile Sachen nicht mit nicht sterilen Sachen in Berührung bringst, weil sie sonst wieder verunreinigt sind. Im Umgang mit ihnen muß man sich ganz bewußt bestimmte Gewohnheiten aneignen, damit sterile Sachen auch steril bleiben.

Tragbares Sauerstoffgerät

Bei allen Entbindungen auf der Farm haben wir ein tragbares Sauerstoffgerät zur Hand, für den Fall, daß Mutter oder Kind Sauerstoff brauchen. Dazu gehören:

(1) ein medizinischer Sauerstoffzylinder Größe "D";
(2) ein Satz medizinischer Sauerstoffdruckregler und -anzeiger;
(3) ein Zylinderschraubenschlüssel;
(4) Sauerstoffmasken für Erwachsene und Säuglinge und
(5) ein Säuglingsbeatmungsbeutel (mit Adapter für 100 %igen Sauerstoff).

All diese Sachen kann man bei einer Lieferfirma für medizinische Bedarfsartikel kaufen. Es ist sinnvoll, die Preise für Sauerstoffzylinder und -regler mit den Preisen bei einem Gaslieferanten zu vergleichen. Regler gibt es in verschiedenen Ausführungen und Preislagen. Unsere haben alle einen Druckanzeiger, damit wir ablesen können, wieviel Sauerstoff im Zylinder ist sowie einen Anzeiger für die Literabgabe.

Für unsere Sauerstoffgeräte haben wir Kästen gebaut, die in zwei Teile unterteilt sind: ein offenes Fach für die Masken und für den Beatmungsbeutel und eine runde Aussparung für den Zylinder. Der Kasten ist aus Sperrholz und wird mit einer Vinylverbindung gestrichen, die ihn wasserdicht und stabil genug macht.

Benutzung

Nimm als erstes den Zylinderschraubenschlüssel und öffne langsam das Ventil oben am Zylinder – laß einmal kurz Sauerstoff herauszischen. Dann schließe das Ventil wieder. Es wird dadurch von Staubresten gereinigt, die sonst in den Regler geblasen werden.

Befestige als nächstes den Regler auf dem Zylinder. Vergiß nicht, die Plastikunterlegscheibe zwischen Regler und Zylinder zu legen. Befestige den Regler sehr sorgfältig, um Unfälle zu vermeiden und zu verhindern, daß das Gerät leckt oder sonstwie beschädigt wird.

Dann öffne das Ventil an der Spitze des Zylinders. Bei vollem Tank müßte der Druckanzeiger 2200 Pfund anzeigen. Achte darauf, daß das Gerät nicht leckt. Anschließend kannst du die gewünschte Literabgabe einstellen (4 - 8 Liter pro Minute, außer bei Emphysem-Patienten).

Die Erwachsenensauerstoffmaske wird benutzt, wenn die Mutter Sauerstoff braucht. Die Säuglingssauerstoffmaske wird nach der Geburt des Kindes benutzt, wenn es atmet, aber keine gesunde Farbe hat. Der Säuglingsbeatmungsbeutel wird eingesetzt, wenn das Baby nach der Geburt nicht von allein zu atmen anfängt. Der 100 %-Sauerstoff-Adapter für den Beatmungsbeutel sollte benutzt werden, wenn das Neugeborene nach ein oder zwei Minuten nicht allein atmet und keine gesunde Farbe hat. Einige Beatmungsbeutel haben zum Schutz der Lunge des Neugeborenen einen verstellbaren Druckregler. Beatmungsbeutel ohne Druckregler können mit einem Manometer (Druckanzeiger) ausgestattet werden, der den Druck anzeigt (15 - 20 cm Wasser ist sicher). Nachdem ein Neugeborenes mit reinem Sauerstoff beatmet worden ist, wird seine Hautfarbe höchstwahrscheinlich besser. Nimm dann den 100 %-Adapter ab und beatme mit der Mischung. Reiner Sauerstoff sollte nur so lange gegeben werden, bis die Haut des Babys rosig aussieht, weil er nachweislich schädlich für die Augen des Neugeborenen ist – besonders für Frühgeburten –, wenn er über einen längeren Zeitraum gegeben wird. Säuglingsbeatmungsbeutel sind teuer, aber sehr nützlich.

Gehe mit dem Sauerstoffgerät immer äußerst vorsichtig um. Sichere es gut ab, bevor du es transportierst. Benutze Azeton, nicht Alkohol für die Reinigung der Masken und des Beatmungsbeutels, weil Alkohol trocknet und der Kunststoff dadurch Risse bekommt.

Vergiß nicht: *Sauerstoff ist zwar nicht entflammbar und expodiert nicht, aber fördert die Verbrennung.* Funken oder brennende Zigaretten können in sauerstoffangereicherter Luft zu Schwierigkeiten führen.

Ein solcher Sauerstoffgerätekasten kann von unschätzbarem Wert sein, wenn diese Anweisungen und Vorsichtsmaßnahmen beachtet werden.

Gebrauch der DeLee-Absaugevorrichtung

Hierbei handelt es sich um ein tragbares Absaugegerät, das wie eine Wasserpfeife funktioniert. Es besteht aus einer kleinen Plastikflasche, aus deren Spitze zwei Schläuche herauskommen und wird benutzt, wenn eine Ohrenspritze nicht ausreicht, um den tief in den Atemwegen sitzenden Schleim abzusaugen. Nimm den einen Schlauch in den Mund und schiebe den anderen durch den Mund des Babys in seine Luftröhre. Schiebe ihn vorsichtig 10 - 12 cm hinunter (je nach Größe des Babys), bis du auf leichten Widerstand stößt. Das ist der Boden der Luftröhre, hier teilt sie sich in die Bronchien. Sauge an dem Schlauch in deinem Mund, während du den anderen Schlauch die Luftröhre hinunterschiebst. Ziehe den Schlauch dann langsam wieder heraus, und sauge dabei weiter an dem Schlauch in deinem Mund. Dadurch werden Schleim und Flüssigkeit aus den Atemwegen des Babys gesogen und in der Flasche aufgefangen. *Der Schlauch, mit dem das Baby in Berührung kommt, muß steril sein.*

C. NOTWENDIGE KENNTNISSE

Blutdruck

Der Begriff Blutdruck bezieht sich auf den (Flüssigkeits-) Druck, der an einem bestimmten Punkt im Kreislaufsystem vom Blut auf die Gefäßwände ausgeübt wird. Der Herzschlag treibt das Blut durch die Arterien und erhält dadurch den Blutdruck in ihnen aufrecht. Die Arterien bestehen aus elastischem Gewebe und dehnen sich ein wenig, wenn das Blut hindurchpulsiert.

In den Arterien in der Nähe des Herzens ist der Blutdruck am größten. Er nimmt ab, wenn das Blut in die Arteriolen, dann in die Kapillaren gedrückt wird und auf seinem Weg zurück zum Herzen schließlich in die Venen gelangt.

Beim Messen des Blutdrucks sind zwei Arten von Druck von Interesse:

der *systolische Druck* ist der Druck, der in den Arterien erzeugt wird, wenn sich das Herz zusammenzieht und das Blut mit Höchstkraft durch die Arterien pumpt;

der *diastolische Druck* ist der Druck in den Arterien, wenn das Herz sich zwischen den Schlägen entspannt.

Gemessen wird der Blutdruck mit einem Blutdruckmeßgerät oder einem *Sphygmomanometer.* Bei einem Erwachsenen wird er normalerweise an der Armarterie gemessen, an der Innenseite des Oberarms, direkt oberhalb des Ellebogens. Der Blutdruck wird in Millimeter Quecksilber (mmHg) gemessen.

Messen des Blutdrucks

Um den Blutdruck zu messen, brauchst du ein Blutdruckmeßgerät und ein Stethoskop. Laß die Frau, deren Blutdruck du messen willst, sich hinsetzen und ihren Unterarm mit der Handfläche nach oben auf eine ebene Fläche legen.

Befestige die Manschette um ihren Oberarm, direkt oberhalb des Ellebogens. Stecke die Ohrstücke des Stethoskops in die Ohren (mit den gebogenen Enden nach vorne). Dann suche die Armarterie, indem du ihren Pulsschlag mit deinen Fingern erspürst. An dieser Stelle setzt du das Stethoskop an. (Du hörst nichts Wesentliches durch das Stethoskop, bis du die Manschette aufgepumpt hast.) Zieh die Ventilschraube am Gummiball an, und blase die Manschette auf, indem du den Gummiball wiederholt zusammendrückst. Pumpe sie solange auf, bis die Quecksilbersäule etwa 150 mm Hg erreicht. Lockere dann die Ventilschraube allmählich, so daß die Luft langsam entweicht und die Quecksilbersäule gleichmäßig fällt. Wenn sie zu schnell fällt, ziehe die Schraube wieder etwas an, bis die Quecksilbersäule mit einer Geschwindigkeit fällt, bei der du die Werte problemlos ablesen kannst. Sobald du den Pulsschlag durch das Stethoskop schwach hören kannst, halte fest, welchen Druck die Quecksilbersäule anzeigt. Dies ist der systolische Druck; er gibt den stärksten Druck an, den das Ateriensystem aushalten muß. Mit einigen Abweichungen liegt der systolische Druck normalerweise zwischen 100 und 125 mm Hg. Je nach Anstrengung und emotionaler Verfassung variiert er stark.

Nachdem du festgehalten hast, an welchem Punkt du den Puls zum ersten Mal hörst (systolischer Druck), laß die Luft langsam weiter entweichen. Der diastolische Druck liegt meistens zwischen 60 und 80 mmHg. Der Puls ist eine Zeitlang lauter und stärker zu hören und geht dann über in ein leiseres Zischen, was darauf hinweist, daß die Arterie nicht mehr unter Druck steht. Der diastolische Druck wird an dem Punkt festgehalten, an dem der laute und deutliche Pulsschlag in ein leises Zischen übergeht.

Man schreibt zuerst den systolischen und dann den diastolischen Blutdruck auf. Zum Beispiel: 115/70 oder 105/60.

Spritzen

Ein Lokalanästhetikum (schmerzstillendes Mittel zur örtlichen Betäubung) wie Xylocain oder Lidocain wird gespritzt, um den Bereich um eine Riß- oder Schnittwunde herum zu betäuben, bevor genäht wird.

Dazu benötigst du:

- eine Nadel 17 mm lang (25 gauge), mit einer 5 cc Spritze
- eine Flasche eines Lokalanästhetikums
- Wattebäusche
- Alkohol

Bevor du das Anästhetikum in die Spritze ziehst, befeuchte einen Wattebausch mit Alkohol, und wische damit einmal über die Gummiversiegelung der Flasche, die das Betäubungsmittel enthält. Nimm die sterile Spritze aus ihrer Verpackung. Entferne die Plastikspitze von der Nadel, und sieh nach, ob die Nadel auch gut am Zylinder der Spritze befestigt ist. *Du mußt die Nadel auf jeden Fall steril halten, bis du mit Spritzen fertig bist.* Zieh den Kolben zurück und fülle den Zylinder mit derselben Menge Luft, wie du anschließend Betäubungsmittel hochziehen willst. Stoße die Nadel durch die Mitte der Gummiversiegelung, schiebe dann den Kolben nach unten und drücke so die Luft in die Flasche. Dann drehe die Flasche herum. Achte darauf, daß die Nadel in die Flüssigkeit eingetaucht ist, und ziehe den Kolben dann soweit zurück, bis genau die Menge des Anästhetikums im Zylinder ist, die du haben willst. Ziehe die Nadel aus der Flasche heraus, halte sie mit der Spitze nach oben. Schnippe dann mehrmals mit dem Finger gegen den Zylinder, damit etwaige Luftbläschen an die Oberfläche kommen. Schiebe dann den Kolben ein Stückchen herein, um Luftbläschen, die sich eventuell angesammelt haben, herauszudrücken.

Das Anästhetikum muß direkt unter die Hautoberfläche jedes der Schnittränder am Damm gespritzt werden. Spritze eine kleine Menge ein, wenn die Spitze der Nadel ungefähr 3 mm tief im Gewebe ist. Dann schiebe die Nadel sanft in die Wundränder, und drücke dabei den Kolben hinein. Das einsickernde Mittel betäubt das Gewebe und macht es gleichzeitig ein bißchen praller. Du darfst nicht so viel spritzen, daß das Gewebe zu stark anschwillt. Stoße mit der Nadel sanft entlang der vorgesehenen Nahtlinie um festzustellen, ob sie wirklich taub ist. Um die tiefen Muskelschichten oder die Schleimhautverkleidung des Geburtskanals zu nähen, ist normalerweise keine Betäubung erforderlich.

Spritzen eines Oxytocins

Wenn du ein Oxytocin wie Methergin oder Pitocin spritzen willst, um Blutungen in der Nachgeburtsphase unter Kontrolle zu bringen, brauchst du:

- eine Nadel, 17 mm lang (23 gauge), mit cc Spritze
- eine Ampulle Oxytocin (Methergin oder Pitocin)
- Wattebäusche
- Alkohol

Brich die Ampulle so auf, daß eventuelle Glassplitter von dir wegfliegen .

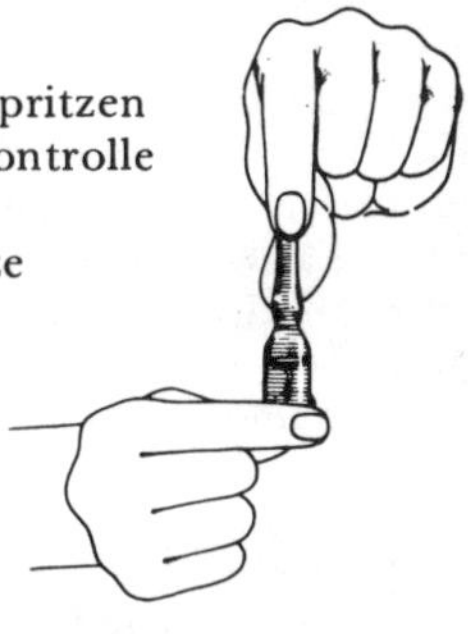

Abb. 122: Aufbrechen der Ampulle

Nimm die sterile Spritze aus ihrer Verpackung. Stecke die Nadel in die leicht schräg gehaltene Ampulle, und ziehe den Kolben so weit zurück, bis die gewünschte Oxytocinmenge im Zylinder ist. Suche die richtige Einstichstelle im Oberschenkel der Frau und reibe die Stelle mit einem in Alkohol getauchten Wattebausch ab.

Halte die Nadel senkrecht zur Haut und stich dann schnell und so tief die Nadel reicht ein. Wenn die Frau sehr viel Fett an dieser Stelle hat, benutze eine längere Nadel. Mache den Einstich mit einer lockeren Bewegung des Handgelenks, so als würdest du einen Wurfpfeil werfen. Zieh den Kolben ein wenig zurück, und wenn kein Blut in den Zylinder läuft, spritze das Oxytocin langsam ein. Anschließend ziehe die Nadel schnell heraus, halte sie dabei senkrecht zur Haut. Drücke dann einen trockenen, sterilen Wattebausch auf die Einstichstelle, und massiere sie einige Sekunden lang.

Abb. 123:
Einstichstelle für die intramuskuläre Spritze

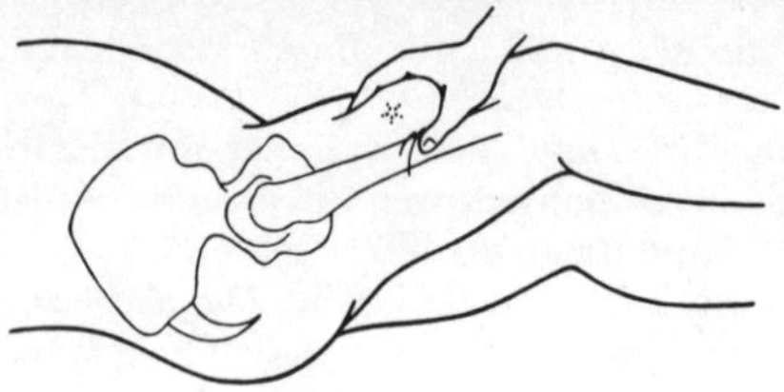

D. SELBSTUNTERSUCHUNG DER BRUST UND ZYTOLOGISCHER ABSTRICH

Selbstuntersuchung der Brust

Die meisten Knötchen, die du in deiner Brust findest, sind harmlos oder *gutartig*. Das Brustgewebe besteht größtenteils aus Fett, es ist deshalb ganz natürlich, daß es sich ein wenig "knotig" anfühlt. Faß deine Brüste an, und mache dich damit vertraut, wie sie sich normalerweise anfühlen. Du solltest sie einmal jeden Monat untersuchen, und zwar eine Woche nach Beginn deiner Periode, weil sie kurz vor und während der Periode weniger zart sind und oft ein wenig knotig werden.

Stell dich vor einen Spiegel und hebe deine Arme über den Kopf. Dadurch spannt sich die Haut, so daß du Veränderungen leichter erkennen kannst. Suche die Haut nach kleinen Dellen oder Grübchen ab, die durch Krebsgewebe manchmal verursacht werden. Sieh dir deine Brustwarzen daraufhin an, ob sie normal aussehen. Dann lege dich hin, und strecke deine linke Hand hinter den Kopf. Taste deine linke Brust mit der flachen Hand ab, beginne an der Brustwarze, und untersuche mit einer kreisförmigen Bewegung systematisch die ganze Brust. Mache dann dasselbe mit der anderen Brust. Anschließend setze dich auf und wiederhole diesen Vorgang.

Wenn du einen Knoten feststellst, sprich mit deinem Arzt.

Zytologischer Abstrich

Mit diesem schmerzlosen billigen Test kann der Arzt frühe Veränderungen der Zellen des Gebärmutterhalses feststellen. Auf diese Weise sind krebsartige Veränderungen zu einem Zeitpunkt feststellbar, wenn die Krankheit heilbar ist. Wenn du sexuell aktiv bist, solltest du bis zur Menopause jedes Jahr einmal einen Abstrich machen lassen. *Wenn deine Mutter Diethylstilböstrol eingenommen hat, als sie mit dir schwanger war, ist es sehr wichtig, daß du jedes Jahr einen Abstrich machen läßt.*

E. AUFZEICHNUNGEN

Auf den nächsten Seiten sind einige der Formulare abgedruckt, die wir für vorgeburtliche Untersuchungen in der Klinik und bei Geburten verwenden.

VORGEBURTLICHE AUFZEICHNUNGEN

Name ________ Vorraussichtl. Termin ________ Adresse d. Eltern ________
Adresse ________ Alter ________
________ Geburtsdatum ________
Name d. Vaters ________ Farm andere Farm außerh. d. Farm Absprache über Krankehausrechung

KRANKENGESCHICHTE D. PATIENTIN: (Zutr. einkreisen)
Asthma, TB, Atmungsleiden, rheumatische Fieber, Herzbeschwerden, Bluthochdruck, niedriger Blutdruck.
Krebs, Röteln, Diabetes, Schilddrüsenprobleme, Epilepsie, Blasenentzündungen, Nierenleiden oder -infektionen,
Phlebitis, schädl. Auswirkungen v. Medikamenten, Krampfadern, Geschwüre, Hepatitis, Beckenentzündung.
Einzelheiten: ________

Allergien (Art): ________
Verletzungen, Operationen oder Krankehausaufenthalte mit Datum: ________

Bluttransfusionen? ________ Einzelheiten ________
Gonorrhöe: Ja ____ Nein ____ Jahr ____ Einzelheiten d. Behandlung ________
Syphilis: Ja ____ Nein ____ Jahr ____ Einzelheiten d. Behandlung ________
HerpesII: Ja ____ Nein ____ Jahr ____ Einzelheiten d. Behandlung ________
Pille: Ja ____ Nein ____ Art ________ Dauer d. Einnahme ________
In welchem Alter erstm. gen.? ________ Komplikationen o. Nebenwirkungen ________
Intrauterinpessar: Ja ____ Nein ____ Noch vorhanden? ____
Komplikationen o. Nebenwirkungen ________
Andere Verhütungsmethoden: ________ Wie lange angewandt? ________
Komplikationen o. Nebenwirkungen ________
Schwierigkeiten schwanger zu werden: Ja ____ Nein ____ Gründe falls bek. ________
Werden jetzt Medikamente eingen.? (Bezeichnung) ________
Datum d. letzten Abstrichs ________ Ergebnisse ________
Ernährung: vegetarisch ____ (Vollveg., Laktoveg., Fruchtrohköstlerin, makrobiotisch) seit wann? ________
nicht vegetarisch ____
Menstruationsgeschichte: Alter bei Beginn ____ Länge des Zyklus ____ Tage Blutung ____ Tage ____
schwach ____ durchschnittl. ____ stark ____ regelm. ____ unregelm. ____

VORHERIGE SCHWANGERSCHAFTEN

Anzahl ________
Lebendgeburten ________
Totgeburten ________
Fehlgeburten ________
Abtreibungen ________

Schwangerschaften, die mit Fehlgeburten oder mediz. Abort endeten

Jahr	Gestationslänge	Fehlgeburt oder Abort?	Komplikationen/ Bemerkungen

SCHWIERIGKEITEN BEI FRÜHEREN SCHWANGERSCHAFTEN

	Anzahl der Schwangerschaften	Welches Drittel	Einzelheiten	Medikamente oder Behandlung (alle eingen. Medikamente aufführen)
Gewichtszunahme über 25 Pfd.				
Morgenübelkeit (1. Drittel)				
Anhaltende Übelkeit (2. od. 3. Drittel)				
Wasserverhaltung				
Blaseninfektion				
Krampfadern				
Nierenbeschwerden				
Protein im Urin				
Zucker im Urin				
Präeklampsie				
Eklampsie				
Bluthochdruck				
Anämie				
Schmierblutung oder leichte Blutung				
Vorzeitiger Wehenbeginn				
Scheidenentzündungen				
Andere				

FRÜHERE GEBURTEN: Anzahl: _____ Zahl d. Frühgeburten: _____ Mehrlingsgeburten: _____ Noch lebend: _____

	Jahr	zu Hause, im Krankenhaus, anderswo	Geschlecht	Wochen der Schwangerschaft	Dauer der Wehen (in Std.)	Anästhesie	Art der Entbindung*	Lage**	noch lebend	Mutter: Anmerkungen/ Komplikationen verlängerte Austreibungs- oder Nachgeburtsphase, Blutungen, Hydramnion, Post partum - Schwäche, verl. Reißen der Eihäute Baby: Geburtsverletzungen, angeborene Schädigungen, Gelbsucht, Stillschwierigkeiten, Entwicklungsstörungen
1.										
2.										
3.										
4.										
5.										
6.										
7.										
8.										

* E = eingeleitet
K = Kaiserschnitt
V = vaginal

** Sch = Scheitellage
Be = Beckenendlage
G = Gesichtslage
St = Stirnlage
Q = Querlage

Geschichte seit der letzten Menstruation:

letzte Menstruation __________
sicher? ja __ nein __ normal? ja __ nein __
seitdem Blutungen? ja __ nein __ geröntgt? ja __ nein __
Ausschlag, Virusinfekt.? ja __ nein __ Ausfluß? ja __ nein __

Medikamentöse Behandlung __________
Anmerkungen __________

FAMILIENGESCHICHTE:

	Vater der Patientin	Mutter der Patientin	Geschwister d. Patientin	Verwandte väterlichers.	Verwandte mütterlichers.	Folgen und Einzelheiten
Allergien						
Krebs						
Angeb. Schädigung						
Diabetes (in welchem Alter festgest.)						
Epilepsie						
Bluthochdruck						
Herzleiden						
Nierenleiden						
TB						
Zwillinge						
Anderes						

GEBURTSH. GESCHICHTE D. MUTTER D. PAT.

Zahl d. Schwangerschaften__________ Zahl d. Geburten __________
Zahl d. Krankenhausgeburten__________ Zahl d. Hausgeburten______ andere ______
Zahl d. Schnittentbindungen __________ Zahl d. Steißgeburten ______
Schwangerschaftskomplikationen __________
Komplikationen bei Wehen o. Geburt (verl. Wehendauer, Blutungen etc.) __________
Zahl d. 3 Mon. oder länger gestillten Kinder ______ Schwierigkeiten __________
Einstellung zur Geburt (positiv, negativ, so - so) ______ Einzelheiten __________
Hormone eingen. während d. Schwangerschaften (Östrogen, Progesteron, Diethylstilböstrol, andere): Ja __ Nein __ Unbek. __
Hat sie Diethylstilböstrol eingen. als sie mit d. Pat. schwanger war? Ja ___ Nein ___ Unbek. ___

UNTERSUCHUNG:

Größe______ Gewicht vor d. Schwangerschaft ______ Temp., Puls, Atmung ______
Allgem. Aussehen __________
Herz-Augen-Hals-Nasen-Ohren __________
Knoten __________
Hals und Schilddrüse __________
Brustkorb und Lunge __________
Brust und Brustwarzen __________
Herz __________
Unterleib und Fundusstand __________
Gelenke und Gliedmaßen (Krampfadern und Ödeme) __________
Nervensystem __________
Haut __________

BECKENUNTERSUCHUNG:

Muschi ______ Beckendurchmesser ______ Incisura ischiadicamaj ______
Gebärmutterhals ______ Form/Kreuzbein ______ Sitzbeinstachel ______
Gebärmutter (Größe) ______ Steißbein ______ Abstand zw. d. Sitzbeinstacheln ______
Eierstöcke u. Eileiter ______ Schambogenwinkel ______ Größtes Baby ______
Mastdarm ______ Beurteilung __________
Untersucht von ______

NAME ______________________ ERRECHNETER TERMIN ________

LABORERGEBNISSE:

Blutgruppe___ Rh-Faktor___ Blutgruppe d. Vaters___

Hämatokrit		Antikörper	
Datum	Ergebnisse	Datum	Ergebnisse
3. Mon.		5. Mon.	
7. Mon.		6. Mon.	
		7. Mon.	
		8. Mon.	

	Datum	Ergebnisse
Urinanalyse		
T.P.S.H. (Syphilis)		
Röteln		
Gonorrhöe - Kultur		
Hämoglobin		
Abstrich		
Andere		

Roll-Test (28. - 30. Woche): negativ _____ positiv _____ (Blutdruck: Seite _____ Rücken _______)

VORGEBURTLICHE UNTERSUCHUNGEN:

Datum	Schwangerschtswochen	Gewicht	Fundus (cm)	Einstellung/Lage	Blutdruck	Urin alb.	Urin glu.	Herztöne des Feten	untersucht von	BEMERKUNGEN (Kopfschmerzen, Schwindelgefühle, Übelkeit, Erbrechen, Bluten, Fieber, Ödeme, Ernährung, Blasenbeschwerden, erste Kindsbewegung, Verstreichen des Nabels, Position)

ANMERKUNGEN:

DATUM	

GEBURTSPROTOKOLL

Name d. Eltern ____________________

Name d. Babys ____________ Datum ____________ Zeit ____________

Männl. ______ Weibl. ______ Mehrlingsgeburt ______ Hebamme ______ Helferin ______

Weitere Anwesende ____________________

Lebendgeburt ______ Totgeburt ______ Vater anwesend ______ Mondphase ______

Nr. d. Schwangerschaft ______ Anzahl vorh. Geburten ______ Anzahl d. Fehlgeburten o. Aborte ______

BABY

Apgar: 1 Min. ______ 5 Min. ______

Gewicht ______ Gestationswochen ______

Länge ______ Kopfumfang ______

Einstellung: ______

Kopf-Scheitel ______ Gesicht ______ Stirn ______

Steiß: unvollk. ______ Fuß ______ vollk. ______

Andere ______

Stellung: vorderes Hinterhaupt ______

Hinteres Hinterhaupt ______

Andere ______

Fruchtwasser (Menge) ______

Mekoniumverfärbung ______ Wann? ______

Atemschwierigkeiten ______

Herztöne: Bereich ______

Verlangsamung ______

Geburtsverletzungen ______

Angeb. Mißbildung ______

Nabelschnurgefäße ______

Medikamente ______

MUTTER

Schwangerschaftskomplikationen – Hydramnion, Toxikose, andere ______

Wichtige Laborergebnisse: Hämatokrit, Urinanalyse, T.P.S.H., Röteln, andere ______

Epis. ______ Riß ______ Grad ______ Stiche ______

Länge d. Geburtsarbeit (insges.) ______

1. Phase ______ 2. Phase ______ 3. Phase ______

Sturzgeburt ______

Blasensprung: ______

Datum und Zeit ______

Vorzeitig ______ 1. Phase ______ 2. Phase ______

Blase gesprengt ______ spontan geplatzt ______

Plazenta normal ______

Zervixrisse ______

Nachgeburtsblutungen ______

Zufuhr ______ Verlust ______

Medikamente: Pitocin-1 Amp. IM ______

Pitocin-1 Amp. I.V.-Tropf ______

Methergin-1 Amp. IM ______

Methergin-1q_h X ______

NOTIZEN ZU GEBURTSARBEIT UND ENTBINDUNG

Datum/Std.	Herztöne	Blutdruck/Puls	Muttermund	Position	Bemerkungen

POST PARTUM: Infektion ________ Blutung ________ RhoGam ________

6-Wchn.-Unters.: Allgem. Aussehen ☐

Perineum ☐

Zervix ☐

Uterus, Eileiter, Eierstöcke ☐

Abstrich ________ Hämatokrit ________ Urinanalyse ________

Baby ☐

Stillen: Ja ☐ Nein ☐

BEMERKUNGEN ________________

____

____

____

____

____

GEBURTSPROTOKOLL, Seite 2 unten, oberer Teil mit Linien für Bemerkungen versehen.

Formular zur Neugeborenen-Untersuchung, Seite 1 oben

NEUGEBORENEN – UNTERSUCHUNG

Name ________ Geburtsdatum/-stunde ________

Eltern ________ Hebamme ________

Allgemeines Aussehen

Haut

Kopf

Augen

Hals-Nasen-Ohren

Mund

Nacken

Brust & Lunge

Herz

Unterleib

Gelenke & Gliedmaßen

Nervensystem

Genitalien/Harnsystem

Kopfumfang

Körperlänge

Gewicht

F. STATISTIK FÜR 722 GEBURTEN DURCHGEFÜHRT VON DEN HEBAMMEN DER FARM vom 8.10.70 bis zum 31.8.77

Geburten insges.		722	
alleinstehende Mütter		78	11%
Nicht-Farmbewohner		415	57%
Erstgebärende		317	44%
Arzt bei der Hausgeburt anwesend, Hebamme entbindet		9	
Arzt entbindet zu Hause, im Krankenhaus oder der Farm-Entbindungsklinik (FEK)		39	5,4%
Hausgeburten		682	94%
entbunden in der FEK		12	1,6%
entbunden im Krankenhaus von Arzt oder Hebamme		28	4%
Scheitellage		700	
Gesicht oben		11	
Steißlage		19	
Gesichtslage		2	
Querlage		1	
Kaiserschnitt		9	1,2%
Zangengeburt		2	0,3%
eingeleitete Geburt		5	0,7%
Abgestorben im Uterus (Pitocin IV)	4		
Leichte Präeklampsie (Syntocynon-Spray in FEK)	1		
Wehenstillstand		0	
Kopf-Becken-Mißverhältnis		0	

Steißgeburten			
Hausgeburten	5		
FEK	4		
Krankenhaus	10		
Erstgebärende	9		
durch Kaiserschnitt	0		
mit Betäubung	1		
ohne Betäubung	18		
mit Dammschnitt	6		
ohne Dammschnitt	13		
äußere Wendung – aus Steiß- in Scheitellage	5		
Frühgeburten (mindestens 3 Wchn. zu früh)		34	4,7%
zu Hause	24		
FEK	7		
Krankenhaus	3		
3 bis 4 Wochen zu früh	22		
über 4 Wochen zu früh	12		
Gründe f. Hausgeburt durch Arzt		10	
Steißlage	7		
verlängerte Austreibungsphase	2		
andere*	1		
Gründe für Überweisung an FEK		11	
Steißlage	3		
Mehrlingsgeburt	2		
leichte Präeklampsie (Geburt eingel.)	1		
Verdacht auf Frühgeburt	5		

Gründe f. Überweisung ins Krankenhaus			28	
Querlage – 2 Mon. zu früh (Kaiserschnitt)		1		
Placenta praevia marginalis (Kaiserschnitt)		1		
Abruptio placentae (Kaiserschnitt)		2		
Nabelschnurvorfall (Kaiserschnitt)		1		
Nierenentzündung (Kaiserschnitt)		1		
frühere Gebärmutteroperation (Kaiserschnitt)		1		
wiederholter Kaiserschnitt		1		
Gefährdung des Feten (Kaiserschnitt**)		1		
Steißlage (Termingeburt)		6		
Steißlage (Frühgeburt)		4		
1 Mon. zu früh	3			
6 Wochen zu früh	1			
Frühgeburt (2 Mon.)		1		
verl. Austreibungsphase		1		
Anenzephalie		1		
Wunsch der Eltern		1		
andere*		1		
abgestorben im Uterus – Geburt eingel.		4		
Andere Komplikationen bei Hausgeburt			3	
Placenta praevia marginalis		1		
Vorzeitige Lösung d. Plazenta		2		
Tod der Mutter			0	
Komplikationen bei der Mutter			45	6,2%
zu Hause behandelt	35			
in FEK behandelt	2			
im Krankenhaus beh.	8			
Post-partum-Infektion		8		2,5%
Blutung ‡		18		
gestoppt m. Oxytocin	14			
Bluttransfusion nötig	4			
verzögerte Lösung d. Plazenta		5		
subkutane Pneumothorax		1		
umgestülpter Uterus		1		
schwerer Riß		2		
Schwangerschaftskomplikationen			5	
Präeklampsie		2		
Hydramnion		3		
Mekoniumverfärbung			19	2,6%
mit Komplikationen		9		
ohne Komplikationen		10		
Perinataler Tod, insges. §			15 ‡	20,8/oo
Todgeburten			7	9,7/oo
abgest. im Uterus				5,5/oo
Toxikose	*1*			
Plazentarinfarkt	1			
Nabelschnurunfälle	2			

Tod während Geburt	3		
Anenzephalie	1		
Nabelschnurvorfall	1		
vorz. Lösung der Plazenta	1		
Tod des Neugeborenen		8	11,1/oo
Frühgeburt (10 Wchn. zu früh)	1		
Atemnotsyndrom (Frühgeburt)	2		
Ursache unbek. (1 Mon. zu früh)	1		
tödl. angeb. Schädigung *(1 Anenzephalus, 2 unbek. aber wahrscheinl.)*	3		
Tod des Säuglings	1		

Komplikationen bei lebenden Neugeborenen		12
Atemnotsyndrom	5	
angeb. Schädigungen	5	
überz. Finger/Zehen	1	
Spina bifida	1	
polyzystische Niere	2	
Hasenscharte	1	
Geburtsverletzung (gebr. Arm)	1	
hämolytische Anämie *(ABO-Unverträglichkeit, Bluttransfusion nötig)*	1	

Durchschnittsgewicht		3200 g
größtes Baby		5060 g
kleinstes lebendes Baby		1190 g
älteste Mutter		40 Jahre
jüngste Mutter		16 Jahre
durchschnittl. Länge der Geburt		
Erstgebärende		12,56 Std.
zweites Kind oder mehr		6,89 Std.
längste Geburt		72 Std.
kürzeste Geburt		1 1/2 Min.
Apgar (aufgez. bei 229 Geburten)		
Apgar von 10/10	118	52%
Apgar von 10 nach 5 Min.	183	80%
Apgar von 7-10 nach 1 Min.	200	87%
kein Riß, kein Dammschnitt	384	53%
Dammschnitt	170	24%
Risse	168	23%
Frauen, die Kinder auf der Farm bekommen und sie dort gelassen haben	3	

* Kind von Hebamme Carol Nelson, entbunden von ihrem Arzt in Wisconsin.

** Wiederholter Kaiserschnitt. Der Arzt wollte eine vaginale Entbindung versuchen, aber die Herztöne verschlechterten sich.

+ Normale Termingeburt durch Hebamme. Der Arzt wollte, daß sie im Krankenhaus stattfindet, wegen bestimmter Medikamente, die er vorher gegeben hatte, um frühzeitige Wehen zu stoppen.

‡ Blutverlust von mehr als 500 cc.

§ Unsere Definition von perinataler Sterblichkeit umfaßt totgeborene Babys mit 28 oder mehr abgeschlossenen Gestationswochen sowie Babys, die in den ersten 28 Tagen sterben. Eine andere allgemein gebräuchliche Definition von perinataler Sterblichkeit – empfohlen vom Feten- und Neugeborenenkomitee der Amerikanischen Akademie für Pädiatrie, in *Standards and Recommendations for Hospital Care of Newborn Infants* 5. Auflage – umfaßt totgeborene Kinder mit 28 oder mehr abgeschlossenen Gestationswochen plus den Tod von lebend geborenen Kindern nach weniger als 7 Tagen. Diese Definition wurde wegen ihrer guten Verwendbarkeit für internationale Vergleiche ausgewählt. Nach dieser Definition hatten wir 14 perinatale Todesfälle, eine Quote von 19,4 auf 1000.

‡ Hierzu gehören auch die 28 Entbindungen, die die Hebammen als extreme Risikogeburten einstuften und die deshalb im Krankenhaus stattfanden. Die meisten Krankenhäuser und Kliniken würden die Fälle, die an andere Einrichtungen überwiesen wurden, nicht in ihrer Statistik aufführen. Von den 694 Kindern, die zu Hause oder in der Entbindungsklinik der Farm geboren wurden, waren 8 perinatale Todesfälle, eine Quote von 11,5 auf 1000 (1 Totgeburt und 7 Neugeborenentodesfälle, von denen 3 auf tödliche angeborene Schädigungen zurückzuführen waren.)

Hier einige Vergleichsstatistiken für perinatale Sterblichkeit, aus *Obstetrical and Gynecological Survey*, März 1977: Bronx Municipal Hospital Center, 1966: 36,3/1000; 1973: 21,7/1000; The Medical Center Hospital, Columbus, GA, 1970: 32/1000; 1972: 28/1000.

INDEX

Das andere Buch **papyrus extra**
papyrus-Verlag GmbH
2000 Hamburg 13

Astroenergetik Hans Hinrich Taeger

Jeder Tierkreiszeichentyp verfügt über ein nur ihm eigenes Potential zur geistigen Entwicklung. Durch Gegenüberstellung der einzelnen Tierkreiszeichen wird der Leser über diese Möglichkeiten unterrichtet. Eine zeitgemäße flüssige Sprache sowie Fallstudien aus den verschiedensten Bereichen erleichtern den Gebrauch dieses Buches. Es wurde vermieden, die bereits unzählige Male wiedergegebenen Horoskope berühmter oder berüchtigter Prominenz abzudrucken.
Hans Hinrich Taeger untersucht die Lebensläufe bekannter Persönlichkeiten (Sigmund Freud, Charles Manson, Timothy Leary, Ram Dass u.a.), um die Wirkungsweise der zwölf kosmischen Energien transparent zu machen.

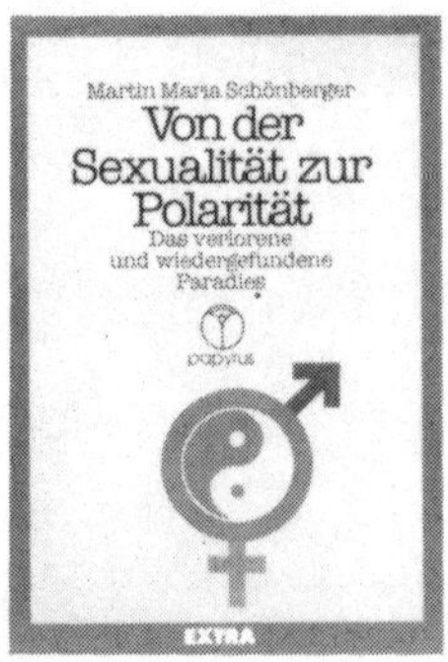

Von der Sexualität zur Polarität Martin Maria Schönberger

Martin Schönberger zeigt in diesem Buch die Ursachen der verschiedensten Störungen im Verhalten und Zusammenleben auf. Es gelingt dem Autor, die Wurzeln herauszukristallisieren, zu analysieren und Lösungsmöglichkeiten anzubieten. Schönberger geht in seiner Arbeit genauestens auf die sexuelle Problematik ein, stellt sie der Polarität gegenüber und entwickelt ein Bild des harmonischen Menschen, der die Sexualität in die Polarität integriert hat. Deutlich wird, daß es nicht um eine theoretische Abhandlung, sondern um die Weitergabe praktischer Erfahrungen geht. Martin Schönberger ist es gelungen, in Bereiche vorzudringen, die jenseits der Oberfläche liegen, sie transparent, erfahrbar und harmonisierbar zu machen.

106 Seiten, illustriert.

Das andere Buch **papyrus extra**

papyrus-Verlag GmbH
2000 Hamburg 13

Fruchtbarkeit selbst bestimmt Margaret Nofziger

"Fruchtbarkeit selbst bestimmt" soll allen Paaren mit verminderter Fruchtbarkeit zu ihrem Wunschkind verhelfen. Innerhalb des weiblichen Zyklus gibt es etwa vier fruchtbare Tage; ob es jedoch in diesen Tagen zu einer Befruchtung kommt, hängt von vielen verschiedenen Faktoren ab. Die beschriebenen Methoden ermöglichen die Bestimmung des relativ exakten Zeitpunktes für eine Empfängnis. Dieses Buch ist eine unschätzbare Hilfe, die Vorgänge im eigenen Körper zu verstehen und praktisch zu verarbeiten. Anschauliche Zeichnungen und Photos sowie Tabellen, die beispielhaft interpretiert werden, Fragen und Antworten, runden das Werk zu einem äußerst praktischen Handbuch ab.

112 Seiten, reich illustriert.

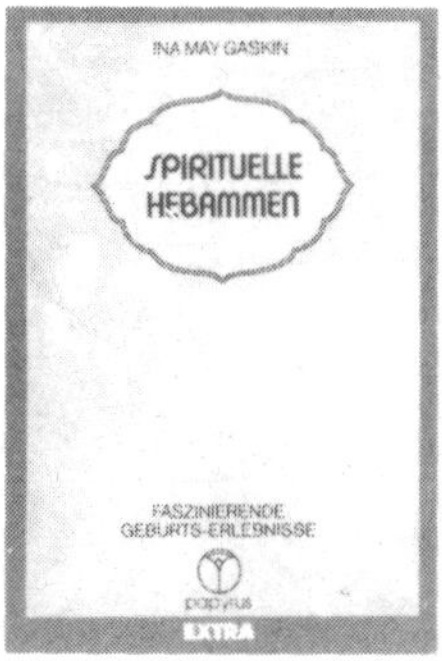

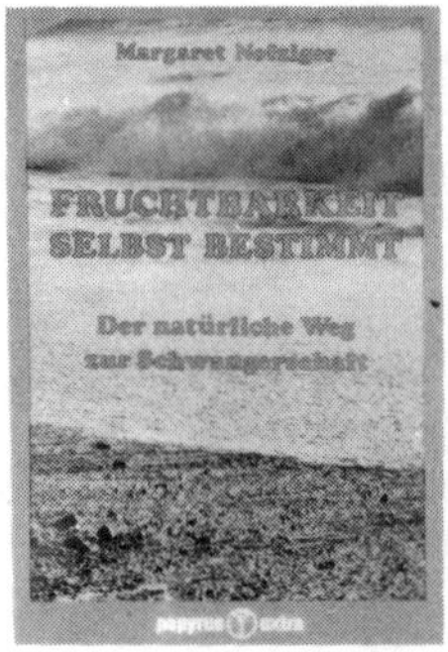

Spirituelle Hebammen Ina May Gaskin

Hunderten von kleinen Menschen haben die "Farm-Hebammen" den Weg von einem in den anderen Zustand des Daseins erleichtert. Im Kontrast zu schulmedizinisch-mechanischen Abläufen sehen die Hebammen der Farm in der Geburt ein geistiges Konzept, einen Vorgang, in den alle mittelbar und unmittelbar Beteiligten einbezogen werden.
Die in diesem Werk aufgezeichneten Berichte wurden von Menschen geschrieben, die auf der Tennessee-Farm Mütter und Väter wurden. Ihre Darstellungen sind ergreifend offen und eindringlich. Die Geschichten sind sehr persönlich, ja intim, sie sprechen von Mensch zu Mensch und lassen sich nicht besser mitteilen.

295 Seiten, zahlreiche Fotos und Illustrationen